Marina Mare

# Hungertochter, Himmelskind

AF666063

M Books

Marina Mare

# Hungertochter, Himmelskind

Ein Essstörungs-Roman

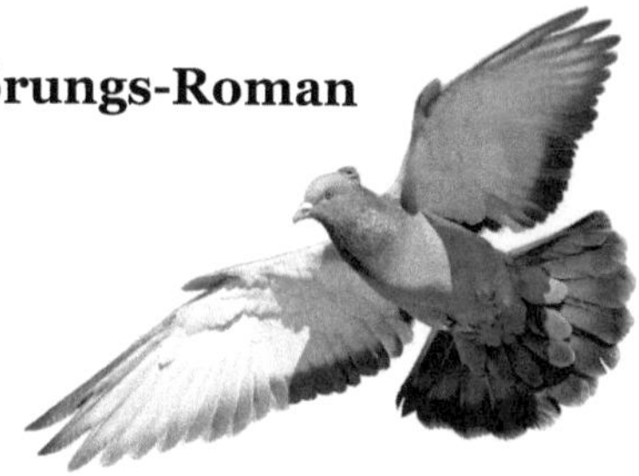

M Books

FSC
www.fsc.org
MIX
Papier aus verantwortungsvollen Quellen
Paper from responsible sources
FSC® C105338

**Impressum**

Bibliografische Information der Deutschen Nationalbibliothek: Die Deutsche Nationalbibliothek verzeichnet diese Publikation in der Deutschen Nationalbibliografie; detaillierte bibliografische Daten sind im Internet über http://dnb.dnb.de abrufbar.

Alle Rechte vorbehalten.
Das Werk, einschließlich seiner Teile, ist urheberrechtlich geschützt. Jeder Verwertung ist ohne Zustimmung des Verlages und des Autors unzulässig. Dies gilt insbesondere für die elektronische oder sonstige Vervielfältigung, Übersetzung, Verbreitung und öffentliche Zugänglichmachung. Nachdruck, auch auszugsweise, nicht gestattet.

**Erste Auflage November 2021**
**© 2021 Marina Mare**
Covergestaltung: Vera Cort
Coverfoto: Agenturfoto, mit Model gestellt.
Buchsatz: Werbetext Wuppertal
Lektorat: Lucien Deprijck

Herausgeber:
**ML Books**, Bad Aibling & Wuppertal
Herstellung und Verlag:
BoD – Books on Demand, Norderstedt
ISBN: 978-3-7557-3950-0

*Für Verena, Maren, Ines,*
*Roswitha & Nadine.*

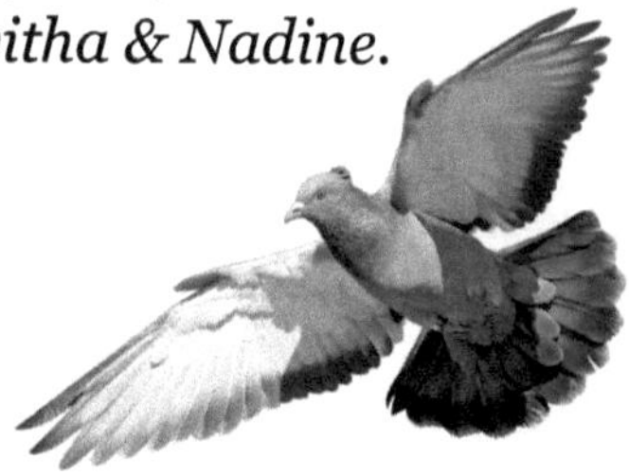

# Was bisher geschah …

Dieser Roman ist die Fortsetzung des Romans *Giertochter, Gespensterkind. Ein Binge-Eating-Roman.*

Nach der Trennung von ihrem Freund Patrick steht Lena plötzlich alleine da und versucht, die Leere mit Essen zu füllen. Sie betäubt sich mit Fressanfällen, ihr Kummer beult sich immer mehr nach außen, doch niemand versteht die Hilfeschreie ihres Körpers. Nicht einmal ihre selbst übergewichtige Mutter, von der sie immer wieder mit der toten Schwester verglichen und verbal verletzt wird.

Während die Mutter sie zu Diäten überreden will, erkennt Lena, dass sie unter Binge Eating leidet, einer Essstörung, die zwar häufig, aber im Bewusstsein der Öffentlichkeit kaum vertreten ist.

Diese Erkenntnis bringt jedoch keine Besserung, sondern Lena gerät nach einer unglücklichen Affäre immer tiefer in die Sucht, bis sie schließlich in der Silvesternacht Claudis halben Kühlschrank leert und auffliegt. Die Freundinnen trennen sich im Streit. Lena schwänzt die Uni und betäubt jedes Gefühl mit Essen.

Erst als ihr Cousin Achim sie in verzweifeltem Zustand nach einem Fressanfall erwischt, lässt sie ihn hinter ihre perfekte Fassade blicken und ihr wird bewusst, dass sie Hilfe braucht.

***Triggerwarnung***

*Das vorliegende Buch beschreibt eine behandlungsbedürftige Essstörung mit all ihren Tiefpunkten, Ursachen und Begleiterscheinungen, damit Menschen verstehen können.*

# Inhalt

# Vorspann

Lena saß in der Schwebebahn und ließ das vertraute Stadtbild an sich vorbeiziehen. Jetzt im Frühjahr fiel ihr besonders auf, wie grün diese Stadt war. Zwischen den Häusern, die sich eng an den Berg schmiegten, ragten Bäume hervor und die Höhen waren alle bewaldet. Unter ihr floss die Wupper gemächlich dahin und Fischreiher wateten im Wasser, ohne sich vom Rattern der Bahn beirren zu lassen. Auch Lena ließ sich nicht mehr beirren – sie mochte die Schwebebahn inzwischen, hatte sich an das Rattern und Schaukeln gewöhnt und wollte das schnelle Vorwärtskommen unabhängig von Ampeln und Verkehrsstaus nicht mehr missen.

Am Hauptbahnhof stieg sie aus, ihre Füße trugen sie die Treppe hinunter, sie lief unberührt an der Gruppe von Obdachlosen und Drogenabhängigen vorbei. Am Eingang zum Bahnhofstunnel standen die Zeugen Jehovas. Drei Frauen waren es heute, darunter auch ein junges Mädchen, die dort verharrten in ihren altmodischen Röcken und mahnend ihre »Wachttürme« hochhielten. Sie waren täglich hier und aus Lenas Bahnhofsbild nicht wegzudenken.

Lena lief weiter den Fußgängertunnel hinauf in Richtung der Gleise. Ein paar Läden hatten die Besitzer gewechselt, mitten im Tunnel befand sich neuerdings ein Bratwurststand und oben im Bahnhof gab es jetzt einen McDonald's. Sonst hatte sich nicht viel verändert, seit sie das erste Mal diesen Weg gegangen war. Die alte Türkin bot wie damals auf einer Decke ausgebreiteten Schmuck an. Heute hatte sie sich direkt neben dem Bratwurststand platziert und blickte dem orange gekleideten Mann mit dem Reinigungswagen hinterher, der eine nasse Wischspur auf den Bodenplatten vor ihr hinterließ.

Lena nahm die Rolltreppe zum Bahnhofsvorplatz. Sie mochte diese Rolltreppe, weil man von unten beim Hochfahren nur die Wolken sah und es so schien, als führe sie direkt in den Himmel. Erst auf den letzten Stufen kamen die Straße und das große Hotelgebäude zum Vorschein. Die Uhr auf dem Bahnhofsvorplatz zu ihrer Rechten bescheinigte ihr Pünktlichkeit.

Sie lief den Bürgersteig entlang, am Hotel und an der Eisdiele vorbei. Angst hatte sie nicht mehr vor diesem Weg, aber ein kleines bisschen Nervosität blieb wohl immer. Heute wollte sie das ansprechen, was ihr schon seit einiger Zeit durch den Kopf ging, deswegen verspürte sie doch eine leichte Aufregung, je mehr sie sich dem gekachelten Haus näherte. Das Wort auf dem Klingelknopf störte sie schon lange nicht mehr. Die Tür summte und ließ sich aufdrücken. Im Flur stand die Sekretärin, Lena sagte ihren Text auf.

»Ich habe einen Termin bei Frau ...«

Die Sekretärin unterbrach sie mit einem »Moment bitte«, ging in ihr Büro und telefonierte: »Die Frau Pfannkuch ist hier für Sie.«

Kurze Zeit später kam sie zurück. »Sie können direkt runtergehen.«

»Okay, danke.« Lena lief die Treppe hinunter. Die Tür ihrer Therapeutin stand bereits offen, diese kam ihr entgegen und gab ihr lächelnd die Hand.

Lena setzte sich auf den Stuhl am Fenster, an dem sie immer saß, schlug die Beine übereinander und legte ihre Hände in den Schoß. Die Therapeutin setzte sich ihr gegenüber. Der Anfang war immer das Schwierigste, fand Lena.

»Wie geht es Ihnen?«

»Gut«, sagte sie, »viel zu gut.« Sie machte eine kurze Pause. Vielleicht war es besser, gleich damit herauszurücken. »Ich wollte Ihnen etwas sagen.«

Die Therapeutin sah sie erwartungsvoll an.

Lena holte tief Luft. Ihr Blick glitt über den Beistelltisch mit dem Häkeldeckchen und dem bunten Kästchen, auf dem »Danke für Ihre Spende!« stand. Sie hatte nie etwas hineingeworfen. Vielleicht hätte sie es mal tun müssen, kam ihr in den Sinn, aber sie war nie dazu aufgefordert worden. Und sie hätte sich vielleicht gar nicht getraut, etwas zu machen, was nicht dem normalen Ablauf der Therapiestunden entsprach.

Handgeben, Hinsetzen, Reden, Vereinbarung eines neuen Termins, Aufstehen, Handgeben, Gehen – so war es immer und alles andere hätte diesen Ablauf nur gestört.

Sie wandte ihren Blick vom Kästchen ab und der Therapeutin zu.

»Ich ... also mir geht es ja in letzter Zeit wirklich gut und ich habe das Gefühl, dass ich gar nicht mehr so genau weiß, was ich Ihnen erzählen soll. Mit dem Essen ... das ist nicht mehr so ein Problem und in letzter Zeit habe ich Ihnen ja fast nur von normalen Alltagsproblemen erzählt. Also, was ich damit sagen will: Ich glaube, ich brauche das hier nicht mehr.«

Jetzt war es raus. Lena atmete auf.

»Das ist gut, dass Sie das sagen.« Die Therapeutin lächelte. »Wenn Sie das jetzt nicht gesagt hätten, hätte ich Ihnen das heute gesagt.«

Lena schluckte. Damit hatte sie nicht gerechnet. War sie der Therapeutin vielleicht schon auf die Nerven gegangen, weil sie gar keine richtigen Probleme mehr hatte?

Die Therapeutin wirkte nicht genervt. Sie blickte Lena unverbindlich-freundlich an wie immer. »Okay, dann ist das jetzt heute unsere letzte Stunde.«

Lena erschrak innerlich. Die letzte Stunde.

Klar, sie brauchte keine Therapie mehr, aber die Vorstellung, so gar nicht mehr hierherkommen zu dürfen, war trotzdem seltsam. Und wenn es ihr doch wieder schlechter ginge? Aber andererseits: Hatte sie in den vergangenen Wochen irgendetwas erzählt, was wirklich ernsthaft problematisch war? Nein, hatte sie nicht. Es lief plötzlich alles gut.

Ihr Leben war so ... normal geworden.

»Das war eine lange Zeit, die Sie bei mir waren, nicht?«

Lena nickte. Ja, drei Jahre waren eine lange Zeit und sie hatte viel Enttäuschung, Frust, Verzweiflung und Trauer bei dieser Frau abgeladen; aber ihr auch von den kleinen Erfolgen erzählt, von ihren Fortschritten. Hier hatte sie Mut geschöpft, ihre Ziele weiterzuverfolgen.

Nun war es vorbei. Das Ende stand da, so wie sie es erwartet hatte. Trotzdem fühlte es sich merkwürdig an, jetzt, wo der Moment gekommen war.

Lena konnte sich noch ganz genau an ihre erste Therapiestunde erinnern. Sie war aufgeregt und voller Angst gewesen. Doch irgendwann schien es ihr fast normal zu sein, zu einer Therapeutin zu gehen.

Es war so viel seit damals passiert.

So Schlimmes. So Schönes. So viel.

# 1. Die Spiegelwahrheit war nicht taktvoll

Geschafft! Lena atmete tief durch und Erleichterung machte sich in ihrem Körper breit. Sie hatte die letzte Prüfung hinter sich gebracht, vor wenigen Minuten in der Uni ihre Noten erfahren und nun ihr Vordiplom in der Tasche.

Der ganze Stress der letzten Wochen fiel von ihr ab, während sie die Straße entlang Richtung Innenstadt lief. Die untergehende Oktobersonne tauchte die Zweckbauten und den Asphalt in ein warmes Licht, während Lena eine Kurzmitteilung mit der freudigen Nachricht an ihre Mutter in ihr Handy tippte. Sie spürte plötzlich sehr viel Energie in sich, obwohl sie in den letzten Tagen nur wenig Schlaf gefunden hatte. Aber Erleichterung und Freude füllten ihren ganzen Körper und verdrängten die Müdigkeit.

Die Hälfte des Studiums war geschafft – obwohl es ihr am Anfang des Jahres noch so schlecht gegangen war, dass sie kaum das Haus verlassen hatte.

Und trotz allem hatte sie super Noten erhalten. Nun war sie im Hauptstudium. Und das musste gefeiert werden.

Lena wählte einen der vorderen Einträge in ihrem Handy. Bei ihrem Cousin Achim hatte sie sich in den letzten zwei Wochen gar nicht gemeldet, aber er würde bestimmt mit ihr zur Feier des Tages in die Kneipe gehen.

»Achim? Ich hab mein Vordiplom!«

»Herzlichen Glückwunsch.«

»Danke. Hast du vielleicht Lust, mit mir darauf anzustoßen? Ich lade dich ein.«

»Hm, normalerweise immer gerne. Aber ich habe morgen einen Unterrichtsbesuch und bin hier noch mitten in den Vorbereitungen. Tut mir leid, aber das geht echt nicht. Ein anderes Mal vielleicht.«

»Na ja, okay, macht nichts.«

Seufzend steckte Lena das Handy zurück in ihre Tasche. Wenn sie schon nicht mit Achim in die Kneipe ging, hätte sie wenigstens gerne eine Flasche Sekt gekauft und wäre damit zu ihrer Nachbarin Henrike gegangen, um mit ihr anzustoßen. Aber Henrike war für eine Woche mit ihrem Freund im Urlaub.

Und wer sollte sonst an einem Montagabend für sie Zeit haben? Zwar kannte sie inzwischen einige Leute in der Stadt, aber das waren alles keine so engen Freunde, dass man sie spontan hätte anrufen können. Von den meisten hatte sie nicht mal eine Telefonnummer.

Es war eine typische Situation, wie Lena sie schon so oft erlebt hatte, aber trotzdem traf es sie jedes Mal.

»Du hast keine Freunde«, pochte es in ihr. »Du hast keinen, der sich mit dir freut.«

Dann feiere ich eben alleine, kam es ihr in den Sinn. Sie würde ein bisschen durch die Stadt schlendern. Sich vielleicht etwas Schönes kaufen. Kein Essen und keine Klamotten natürlich, denn solche Einkäufe waren nicht zum Feiern, aber eine neue CD vielleicht oder ein Buch.

Sie durfte sich ihre gute Laune nicht davon verderben lassen, dass niemand für sie Zeit hatte, das hatte sie schon zu oft gemacht und sie wusste, wie das enden würde. Also schlenderte sie durch die Fußgängerzone, guckte in dieses Schaufenster und in jenes, hatte aber gar nicht so richtig Lust, in einen Laden hineinzugehen und etwas zu kaufen.

Sie spürte, wie Schwermut in ihr aufstieg und die Erleichterung über die bestandenen Prüfungen bedrohte.

Oder sollte sie sich doch etwas Schönes zum Anziehen kaufen? Um dann mal wieder feststellen zu müssen, dass ihr dicker Hintern nicht in die Hose passte oder ihre Speckrollen am Bauch sich in einem engen Oberteil zu sehr abzeichneten? Um sich von der hämischen Magerkeit der Schaufensterpuppen verspotten zu lassen? Nein, das war keine gute Idee.

Auf ein nettes Abendessen hätte sie Lust gehabt, denn zu Hause hatte sie nur Brot, aber der Gang in den Supermarkt erschien ihr auch zu gefährlich.

In solchen Momenten wünschte sie sich ihre Therapeutin herbei. »Und jetzt?«, hätte sie sie gerne gefragt. »Wie komme ich jetzt aus dieser Situation heraus, ohne zu fressen?«

»Hallo.«

Lena schrak aus ihren Gedanken hoch und drehte sich um. Hinter ihr stand Gertrud, die sie aus der Essstörungsgruppe der Frauenberatung kannte.

»Oh, hallo, wie geht's dir?«

Gertrud nickte zaghaft, als sei das eine Antwort auf die Frage. Lena fiel wieder einmal auf, wie dünn Gertrud war und wie alt sie wirkte. Bei ihrer ersten Begegnung hatte sie sie für über siebzig gehalten, dabei war sie erst fünfundfünfzig Jahre alt. Die Bulimie hatte sie schneller altern lassen, hatte ihr eine blasse, faltige Haut, eingefallene Wangen und glasige Augen beschert.

»Und was machst du in der Stadt?«

Gertrud blickte zu Boden. »Es ist doch Montag.«

»Ja, aber die Essstörungsgruppe ist doch erst wieder nächste Woche.«

»Ich weiß, aber ich bin jeden Montag hier. Mein Mann denkt doch, dass ich im Nähkurs von der VHS bin.«

»Was? Du treibst dich jeden Montag zwei Stunden in der Stadt herum und gibst vor zum Nähkurs zu gehen, damit du einmal im Monat unbemerkt zur Essstörungsgruppe gehen kannst?«

»Ja, das hab ich doch schon mal erzählt.«

»Aber ich wusste nicht, dass du deshalb jede Woche ... Ich dachte, du machst das nur, wenn die Essstörungsgruppe auch wirklich stattfindet?«

Gertrud schüttelte den Kopf.

»Und was machst du dann immer in den zwei Stunden?«

»Durch die Stadt schlendern, gucken – ich versuche irgendwie die Zeit herumzukriegen.«

Zwei Menschen, die beide gelangweilt durch die Stadt liefen und nichts mit sich anzufangen wussten – Lena glaubte nicht an Zufälle.

»Hast du vielleicht Lust, mit mir einen Kaffee trinken zu gehen?«

Gertrud schien überrascht. »Nein, nein, ich will dich nicht abhalten vom Einkaufen oder was du vorhast. Du musst jetzt nicht wegen mir ...«

Lena lächelte. »Nicht wegen dir, auch wegen mir. Ich habe vorhin erfahren, dass ich mein Vordiplom bestanden habe, aber habe niemanden, der mit mir feiert.«

»Oh, herzlichen Glückwunsch.«

»Danke. Also was meinst du? Setzen wir uns in ein Café?«

Gertrud nickte und über ihr Gesicht huschte ein Lächeln.

Eine Viertelstunde später saßen sie im *Café Engel*. Das ›*Engel*‹ war nur wenige Meter von der VHS entfernt, wo Gertruds Mann sie hinterher abholen würde. Früher war in dem alten Gründerzeitgebäude mit den hohen Decken mal eine Apotheke gewesen – die große, dunkle Holztheke erinnerte noch daran.

Sie hatten sich einen Tisch im Hinterraum gesucht, dort, wo sie nicht direkt im Blickfeld der hereinkommenden Gäste saßen. Lena hatte sich eine Cola light bestellt und Gertrud einen Pfefferminztee. Symptomatisch irgendwie, dass sie beide kalorienfreie Getränke bestellt hatten, dachte Lena. Sie beobachtete, wie Gertrud in ihrem Tee herumrührte, ohne Zucker hineingegeben zu haben.

Sie selbst nahm einen Schluck Cola light. »Darf ich dich fragen, wieso du die Essstörungsgruppe vor deinem Mann verheimlichst?«

»Er würde mich ausschimpfen und das nicht verstehen.«

»Aber er weiß doch von deiner Essstörung?«

»Nein, er denkt, ich habe chronische Magenprobleme.«

»Du hast ihm nie etwas gesagt?«

Gertrud schüttelte den Kopf.

»Weiß es sonst jemand?«

»Nur die aus der Gruppe.«

Lena konnte nicht glauben, dass man vierzig Jahre lang seine Bulimie verschweigen konnte. Vielleicht war Gertrud deshalb in der Gruppe immer so ruhig. Meistens hörte sie nur zu und hatte noch nie so richtig von sich selbst erzählt.

»Aber wenn du mal mit deinem Mann reden würdest? Das ist doch schrecklich, wenn man so gar keinen zum Reden hat.«

Gertrud umfasste mit den Händen ihr Teeglas. »Du kennst meinen Mann nicht. Er würde das nicht hören wollen.«

»Aber ihm kann das doch nicht egal sein, ich meine, wenn er dich liebt ...«

»Mein Mann liebt mich nicht.«

»Was?«

Gertrud hielt einen Moment inne und nahm einen Schluck Tee, bevor sie leise weitersprach. »Er hat mich nur geheiratet, weil seine Eltern das von ihm erwartet haben. Das hat er mir damals zwei Tage vor unserer Hochzeit gesagt. Ich dachte, dass wir uns vielleicht aneinander gewöhnen und uns irgendwann lieben würden. Aber er liebt mich bis heute nicht.«

Lena schluckte. »Das ist ja schrecklich. Liebst du ihn denn?«

Gertrud schüttelte den Kopf. »Früher vielleicht, aber vermutlich habe ich mir das auch eingeredet. Ich war schon sehr alt für damalige Verhältnisse und war froh, dass mich überhaupt jemand zur Frau wollte. Oh Gott, warum erzähle ich dir das alles? Tut mir leid.«

»Hey, das ist doch in Ordnung. Ich wollte dir mit meinen Fragen auch nicht zu nahe treten. Aber jetzt verstehe ich, warum du dir einen Nähkurs ausgedacht hast.«

Gertrud starrte auf die Maserung der Tischoberfläche. Dann klammerte sie sich an ihr Teeglas. »Im Sommer war ich nicht bei der Gruppe, weil die Volkshochschule da ja auch Pause hatte. Manchmal kaufe ich in der Stadt irgendeine Tischdecke, schneide das Etikett ab und sage meinem Mann, dass ich die im Kurs genäht habe. Verrückt, oder?«

Lena nickte. Das musste ja schrecklich sein, mit einem Mann zusammenzuleben, der einen von Anfang an nicht geliebt hat.

»Entschuldige bitte, wenn ich zu indiskret bin – aber hast du schon mal darüber nachgedacht, dich von ihm zu trennen?«

»Das geht nicht. Ich war ja nie richtig berufstätig, habe nicht einmal eine abgeschlossene Ausbildung.«

»Aber wenn du dir einen Anwalt nehmen ...«

»Das geht auf gar keinen Fall!« Gertrud war richtig energisch geworden und Lena sah sie erschrocken an.

»Tut mir leid. Ich wollte dir nicht zu nahe treten. Ich finde es nur so schade, dass du niemanden zum Reden hast.«

Gertrud rührte in ihrem Tee. »Schon gut. Kannst du denn mit jemandem über die Essstörung reden?«

»Ich habe ja seit einem halben Jahr eine Therapeutin. Ansonsten weiß mein Cousin davon, aber seit ich in Therapie bin, versuche ich meistens, ihn mit meinen Problemen in Ruhe zu lassen. Der Rest meiner Familie kann oder will das nicht verstehen. Die sehen nur, dass ich immer dicker werde. Also versuche ich es auch nicht mehr.«

Gertrud rührte weiter in ihrem Tee und schob sich dann einen Löffel voll in den Mund, als ob sie eine Suppe essen würde. »Und hilft dir die Therapie?«

Lena nahm einen Schluck Cola light, schmeckte kühl den Süßstoff, spürte die Kohlensäure und das Aroma der Zitronenscheibe. »Na ja, was heißt helfen? Schon. Ich verkrieche mich nicht mehr nur in meiner Wohnung und habe mir wieder Aktivitäten gesucht, die mir Spaß machen. Ich fresse auch nicht mehr ganz so viel. Aber zugenommen habe ich trotzdem weiter.«

»Du wirkst immer so selbstbewusst. Auch in der Gruppe. Das hab ich vom ersten Tag an gedacht, als ich dich gesehen habe.«

Lena versuchte ein Lächeln. »Irgendwie muss man die Rundungen ja überspielen. Ich bin inzwischen übergewichtig und ich gefalle mir so wirklich überhaupt nicht. Aber durch meine Therapeutin ist mir auch etwas klar geworden: Früher habe ich immer gedacht, dass ich erst abnehmen muss und dann automatisch glücklich werde. Inzwischen denke ich eben, dass es umgekehrt ist: Erst muss ich mein Leben in den Griff kriegen und glücklich werden – dann nehme ich vielleicht von alleine ab.«

»Das ist bestimmt eine gute Einstellung. Und worüber redest du so mit der Therapeutin?«

»Ach, über alles eigentlich. Übers Essen natürlich auch, aber meine Therapeutin sagt, dass das Essen ja nur ein Symptom sei, und deshalb sprechen wir mehr über die Situationen, in denen der Drang zu fressen stark wird.«

Sie schwiegen. Lena musste immer noch an Gertruds Mann denken. Sie hätte dieser Frau so gerne irgendwie geholfen.

»Jetzt haben wir noch gar nicht auf deine Prüfung angestoßen«, sagte Gertrud und hob ihr Glas mit einer letzten Pfütze Pfefferminztee.

Lena lachte und stieß mit ihrem Cola-light-Rest-Glas vorsichtig an Gertruds Teeglas.

»Auf dein Vordiplom!«

»Danke.«

Sie leerten ihre Gläser.

»Ich danke dir, Lena. Ich habe mich lange nicht so gut unterhalten.«

»Dafür brauchst du dich doch nicht zu bedanken.«

Gertrud blickte auf ihre Armbanduhr. »Ich zahle besser schon, damit ich pünktlich an der VHS bin.«

Lena nickte und als ein paar Minuten später der Kellner mit der Rechnung kam und sie ihre Getränke zahlten, überlegte sie die ganze Zeit, ob sie sich trauen sollte zu fragen. Eigentlich fand sie ihre Idee gut, aber sie wollte Gertrud nicht überrumpeln.

Die nahm ihre Handtasche. »Ich danke dir sehr für dieses Treffen.«

»Ich hab grad gedacht, also, wenn du jeden Montag in der Stadt sein musst ... Ich habe montagabends nichts vor. Wenn du willst, können wir uns ja noch mal an einem Montag treffen. Nächste Woche ist ja die Gruppe, aber danach den Montag vielleicht.«

»Das würdest du tun? Gerne, aber ich will dir keine Umstände machen.«

»Ich fände es echt schön.«

»Wirklich? Dann machen wir das.«

»Wir können uns ja wieder hier im *›Engel‹* treffen. Aber nächste Woche sehen wir uns ja sowieso erst einmal in der Frauenberatung.«

Gertrud nickte. »So, ich muss mich beeilen. Tschüss Lena – und danke.«

Lena blickte ihr hinterher. Dann stand sie selbst auf und verließ das Lokal. Sie mochte Gertrud. Warum, wusste sie selbst nicht so genau. Denn diese Frau hätte ihre Mutter sein können. Dabei fiel ihr ein, dass sie ganz vergessen hatte, Gertrud nach Kindern zu fragen. Beim nächsten Mal vielleicht.

Das neue Semester begann und Lena packte ihr Leben voll. Denn je mehr Termine sie hatte, so dachte sie sich, desto weniger Zeit bliebe der Gier, die sie noch vor einem halben Jahr täglich dazu gebracht hatte, sich so viel Essen einzuverleiben, dass sie regelmäßig bewegungsunfähig auf ihrem Bett lag und sich nur noch in den Schlaf flüchten wollte.

Der Stundenplan in der Uni war straff und sie hatte zwei Nachmittage pro Woche einen Aushilfsjob in einem Architekturbüro in Erkrath angenommen, der ihr Spaß machte und auch endlich wieder etwas Geld einbrachte. Einmal pro Woche ging sie in der Mittagspause schnell von der Uni zur Therapiestunde in die Drogenberatung. Montagabends ging sie zur Essstörungsgruppe oder traf sich mit Gertrud im *Café Engel*. Dienstagabends belegte sie einen Standardtanzkurs an der Uni. Mittwochabends ging sie manchmal auf einen Tee zu ihrer Nachbarin Henrike hinüber.

Henrike studierte Sicherheitstechnik und so hatte Lena jemanden gefunden, mit dem sie sich über Gebäudeplanung und Haustechnik unterhalten konnte. Leider gehörte Henrike zu den Menschen, die lieber zu Hause herumsaßen, als in eine Kneipe zu gehen, und die Wochenenden waren ohnehin für ihre Fernbeziehung reserviert.

Donnerstagabends und freitagabends verbrachte Lena mit ihren Architekturentwürfen und ab und zu mit Achim. Manchmal auch mit der Gier. An den Wochenenden, denen die Struktur des Alltags fehlte, bestimmte die Gier noch viel zu oft ihr Leben. Dann suchte sie ihre Küche nach Essen ab und wenn sie nichts fand, ging sie in den Supermarkt, kaufte sich süße und fette Lebensmittel, schleppte sie nach Hause und verleibte sie sich ein. Die Fressanfälle waren ein süßer Rausch, doch der hielt nie lange an. Viel zu schnell wurde er von Bauchschmerzen und Selbstvorwürfen verdrängt. Sie fühlte sich mit ihrem unstillbaren Hunger als Versagerin. Dann lag sie auf dem Bett, neben sich ihren alten Känguru-Teddy mit seinem abgenutzten Fell, dem roten Ohr und und dem kleinen roten Cordteddy in der Bauchtasche, aber nicht einmal Kändy konnte ihr den Selbsthass nehmen.

Doch das zeigte sie niemandem. Auch Achim nicht. Schließlich hatte sie nun eine Therapeutin, die dafür zuständig war. Lena panzerte sich nach außen mit Selbstbewusstsein. Denn indem sie selbstbewusst schien, nahmen ihr die meisten Menschen ab, dass es ihr gut ging.

Den Tanzkurs hatte sie in der Hoffnung belegt, vielleicht etwas mehr Kontakt zu Studenten aus anderen Fachbereichen zu bekommen. Beschert hatte er ihr einen trotteligen Geschichtsstudenten als Tanzpartner, der zwar nett war, aber nicht tanzen konnte und sich lieber von ihr führen ließ. Er hieß Björn und anstatt sich auf die Schritte zu konzentrieren, konzentrierte er sich viel zu oft auf Lena. Sie dagegen schielte etwas neidisch zu den Studentinnen hinüber, die die besseren Tänzer erwischt hatten und auch die attraktiveren.

An einem Montag im November versuchte Lena, Björn den Rhythmus des Fox-Trott begreiflich zu machen. Wenn sie sich von ihm führen ließ, ging er jedes Mal gegen den Takt los. Also übernahm sie die Führung. Der Tag war nicht schön gewesen und der Abend hatte schon mit einem Fressanfall begonnen. Und weil sie Björn nicht ansehen mochte, die Bewunderung für sie in seinem Blick nicht wahrnehmen wollte, zog die Spiegelwand des Tanzsaals ihre Aufmerksamkeit auf sich.

Hinter der Spiegelwand schien ein zweiter Raum zu sein, in dem die Menschen ebenfalls Fox-Trott tanzten. Eine zweite Lena, ein zweiter Björn.

Nein, das war nicht sie, die dort tanzte.

Das durfte sie nicht sein. Dieser dicke Hintern, der mit Björn durch den Raum foxtrottete. Dieser füllige Bauch. Ihr Profil, ihr Doppelkinn. Sie war so fett. Und daneben wirbelte der schlanke Tanzlehrer mit seiner Partnerin durch den Spiegel. In stolzer Haltung, mit Leichtigkeit und komplizierten Figuren. Andere Paare tanzten eher unbeholfen durch den Spiegel, aber sie waren wenigstens schlank dabei. Dieser fette Bauch, dieser fette Hintern, diese ganze fette Lena, das war das, wie andere Leute sie täglich sahen. Ihr wurde übel.

Spiegelwahrheit tanzte durch den Raum.

Björn grinste. Das war nicht sie, das konnte sie nicht sein. Sie, Lena, war doch immer schlank gewesen. Wer hatte ihr diesen dicken Bauch vor den Körper geschnallt und woher kamen dieser dicke Hintern, die dicken Beine? Lena und Björn drehten sich und mit jeder Drehung tauchte diese dicke Figur von Neuem im Spiegel auf. Immer wieder mit einem weiteren verachtenswerten Detail.

Sie schämte sich. Sie schämte sich vor dem Tanzlehrer, vor seiner Tanzpartnerin, vor den anderen. Nur vor Björn schämte sie sich nicht, denn der lächelte sie immer noch selig an, während sie energisch versuchte, seinen Körper im Takt zu führen.

Am liebsten wäre sie gegen den Spiegel gerannt, hätte ihn in tausend Stücke zerschlagen. Am liebsten wäre sie aus ihrem Körper geflohen, aus dieser dicken Hülle, die gar nicht zu ihr passte. Am liebsten wäre sie unsichtbar geworden, hätte sich in Luft aufgelöst.

Sie konnte zwar tanzen, aber mit diesem unförmigen Körper würde es nie gut aussehen. Weder im Spiegel noch in diesem Tanzsaal. Eins, zwei, drei-vier, eins, zwei, drei-vier. Die Spiegelwahrheit war nicht taktvoll. Sie war hart, traf Lena mit voller Wucht und Selbsthass fraß sich durch die Fettschichten ihres Körpers.

»Manchmal wünschte ich, es hätte damals mit dem Kotzen geklappt, dann wäre ich jetzt nicht so dick.«

»So etwas darfst du nicht sagen.« Gertrud sah sie aus glasig-traurigen Augen an.

Lena bewegte einen Bierdeckel in ihren Händen. Sie brauchte etwas zum Festhalten. »Ich weiß, dass Bulimie auch keine Lösung gewesen wäre. Aber ich halte das nicht aus, so dick zu sein. Ich halte meinen eigenen Körper nicht aus.«

Gertrud nickte. »Das Gefühl kenne ich.«

»Aber bei Magersucht und Bulimie ist es ja meist nur das eingebildete Dicksein. Ich bin wirklich dick und deshalb halte ich meinen Körper nicht aus. Und die anderen Menschen halten ihn auch nicht aus, das sehe ich an ihren Blicken, sie sagen es nur nicht.«

»Aber so dick bist du doch nun auch nicht.«

Lena seufzte. Ihr BMI war noch nicht über dreißig, aber kurz davor. Und bei dem Gedanken an die vielen Kilos, die sie in eineinhalb Jahren zugenommen hatte, wurde ihr ganz anders. Sie war auf dem besten Weg zum krankhaften Übergewicht. Da half keine Beschwichtigung.

*Sie – war – dick.*

»Du würdest meinen Körper doch auch nicht haben wollen.«

»Ich würde am liebsten gar keinen Körper haben wollen«, sagte Gertrud leise.

Sie schwiegen. Die Montagabende im *Café Engel* waren etwas, worauf Lena sich freute, auch wenn es ihnen beiden nicht gut ging. Der Altersunterschied zwischen ihnen war groß, aber das spielte überhaupt keine Rolle. Sie hatten beide ein Problem mit dem Essen und das schweißte zusammen. Die Essstörungsgespräche überwanden jede Altersgrenze, so wie auch die Essstörung selbst vor keinem Alter haltmachte.

Gertrud nippte an ihrem Tee. »Wieso kannst du eigentlich nicht erbrechen?«

Lena zuckte mit den Schultern. »Ich weiß es nicht, ich habe es mehrmals versucht. Es ging nicht. Ich hab mir sogar selbst einen Löffel in den Hals gesteckt, aber es klappt einfach nicht. Irgendwie habe ich Hemmungen.«

»Trinkst du denn viel?«

»Nee, ich trinke total wenig. Ich esse eigentlich nur.«

»Du musst viel trinken, dann geht es leichter.« Erschrocken hielt Gertrud sich die Hand vor den Mund. »Entschuldige bitte, ich hätte dir das nicht sagen dürfen, Lena. Bitte mach das jetzt nicht nach.«

»Du meinst, ich hätte einfach nur mehr trinken müssen? Auf die Idee bin ich noch nie gekommen.«

Gertrud nickte. »Lena, wenn du das jetzt ausprobierst, fühle ich mich auf ewig schuldig. Tu es nicht, es ist schrecklich. Und beim Abnehmen hilft es auch nur bedingt. Lass es bitte.«

Lena konnte es kaum glauben. Sie hätte einfach trinken müssen? Was wäre gewesen, wenn sie das damals nach der Trennung von Patrick schon gewusst hätte? Wenn sie einfach mehr getrunken hätte, anstatt ihren Durst mit Obst zu löschen? Hätte sie dann jetzt Bulimie? Wäre nicht so dick, hätte dafür aber ständig Halsschmerzen, magensäureverätzte Zähne und Hamsterbacken vom Kotzen? Wären die letzten eineinhalb Jahre mit diesem Wissen anders verlaufen? Sie konnte nicht glauben, dass die simple Lösung ein paar Gläser Wasser gewesen wären. Wieso war sie nicht selbst darauf gekommen? – Zum Glück war sie nicht selbst darauf gekommen!

»Keine Angst. Jetzt versuche ich es auch nicht mehr. Ich sehe ja in der Essstörungsgruppe, dass es den Bulimikern auch nicht besser geht als mir.«

Gertrud atmete auf. »Es ist alles nicht gut. Du musst lernen, andere Wege zu finden und die Probleme nicht über das Essen auszutragen.«

»Und was ist mit dir?«

»Ich mache das schon zu lange. Ich glaube nicht, dass ich da noch zurückkann. Aber du, du bist noch so jung.«

»Sie ist etwas jünger als ich, hat die gleichen Fächer und irgendwie passt es einfach«, sagte Achim am Telefon.

»Das freut mich für dich, wirklich.«

»Das hätte ich auch nicht gedacht, dass ich ausgerechnet im Studienseminar eine neue Freundin finde. Ist schon witzig irgendwie. Aber wie geht es dir?«

Lena schluckte. »Och, gut soweit. Der Job in Erkrath ist ganz nett, die Kollegen auch. Und ich mache ja jetzt einen Tanzkurs.«

»Und die Uni, hast du inzwischen etwas mehr Kontakt zu deinen Kommilitonen?«

»Nein, nicht so richtig.«

»Hm, schade. Und was macht deine Therapie?«

»Achim, frag mich doch bitte nicht so aus! Nein, ich bin meine Essstörung noch nicht los. Ja, ich gehe noch zur Therapie.«

»Ich frage ja nur, weil ... Ich hab dich ja in letzter Zeit etwas vernachlässigt, das Referendariat ist einfach superstressig und dann kam noch das mit Yvonne dazwischen. Aber wenn du magst – ich hätte Donnerstagabend noch frei.«

»Lieb von dir, Achim. Aber ich bin Donnerstagabend schon mit Henrike verabredet. Mach dir mal keinen Kopf um mich und genieß erst einmal deine neue Liebe.«

»Meinst du wirklich?«

»Klar, wenn ich es doch sage.«

Der Dezember kam, Achim genoss seine neue Liebe, Björn genoss die Tanzstunden mit Lena, Henrike genoss die Wochenenden mit ihrem Freund, Lenas Kommilitoninnen genossen ihre Kneipen- und Discobesuche, Claudi genoss den Adventskalender, den ihr Olli gebastelt hatte und von dem sie Lena am Telefon vorschwärmte, ihre Großmutter genoss das Plätzchenbacken, ihre Mutter genoss das Glühweintrinken mit Freundinnen auf dem Weihnachtsmarkt und ihr Vater genoss die Ruhe, mit der er sich seiner Modelleisenbahn widmen konnte, während die Mutter auf dem Weihnachtsmarkt war.

Lena genoss die viele Schokolade nicht.

Es war, als würde sich alles wiederholen. Sie fraß und fraß und das Einzige, was sie ein bisschen genießen konnte, war, dass ihr wenigstens die Therapeutin einmal in der Woche zuhörte.

»Was ist mit Ihrer Mutter?«, fragte die Therapeutin.

Lena konnte sie nicht ansehen. Sie versuchte immer an der Therapeutin vorbeizugucken oder ihr Blick verfing sich in dem Häkeldeckchen und der Primel auf dem Beistelltisch.

»Sie ist so herrisch. Selbst am Telefon habe ich das Gefühl, dass sie durch die Leitung hindurch mein Gewicht kontrollieren will. Dabei hatte sie ihr eigenes Gewicht nie richtig im Griff. Dafür meint sie, den Rest der Familie kontrollieren zu müssen.«

»Und Ihr Vater?«

Lena blickte in ihren Schoß. Ihre Oberschenkel hatte sie übereinandergeschlagen. Die Hose saß eng.

»Ich glaube, mein Vater hat manchmal gerne jemanden, der ihm sagt, wo es langgeht. Dann muss er nicht selbst entscheiden. Er nimmt die herrische Art meiner Mutter so hin und wenn es ihm zu viel wird, zieht er sich zurück.«

»Und Ihr Bruder?«

»Der ist jetzt schon lange in Amerika. Ich glaube, den interessiert die Familie nicht mehr wirklich. Er hat seinen Aufenthalt ja auch verlängert. Aber Weihnachten kommt er wieder.«

Lena musste an Holger denken. Sie war gespannt auf ihr Wiedersehen. Ein bisschen Angst hatte sie auch, denn aus der schlanken, glücklichen Abiturientin-Schwester war eine dicke, unglückliche Studentin-Schwester geworden. Würde Holger etwas sagen? Oder lieber wie der Vater solchen Themen aus dem Weg gehen?

»Und welche Rolle spielen Sie dabei?«

»Was meinen Sie damit?«

»Ihre Eltern sind in Bielefeld, Sie wohnen seit zwei Jahren hier. Wo sehen Sie sich?«

»Eigentlich führe ich hier mein Leben und außer meinem Cousin weiß niemand wirklich, was das für ein Leben ist. Aber durch die Telefonate mit meiner Mutter und mit meiner Cousine ist es doch immer noch ein bisschen so, als würde meine Familie gar nicht weit weg sein. Ich bin mit meinen Gedanken oft da. Claudi erzählt mir immer von meinen Großeltern und dann bekomme ich ein schlechtes Gewissen, weil ich sie so selten besuche. Und meine Mutter macht mir auch oft Vorwürfe, dass ich nicht häufiger nach Bielefeld komme.«

»Und Ihr Vater?«

»Mit dem telefoniere ich nicht. Der ist nicht so gesprächig am Telefon.«

Lena suchte sich eine Stelle im Teppich, die sie fixieren konnte. Wenn sie der Therapeutin in die Augen sah, hatte sie das Gefühl, ihr noch tiefere Einblicke in ihr Leben zu geben, als sie es ohnehin schon tat. Und das wollte sie nicht.

»Das heißt, Sie nehmen sehr viel teil an dem, was bei Ihrer Verwandtschaft passiert. Aber Ihre Familie halten Sie vollkommen aus Ihrem Leben hier heraus, lassen Sie an einer Oberfläche abprallen?«

»Ja, so könnte man das sehen.«

»Wie finden Sie das?«

»Ich weiß nicht.«

»Finden Sie, dass das vom Gleichgewicht her stimmt?«

»Nein, eigentlich nicht. Ich höre mir die Sorgen meiner Mutter an und nehme aus der Ferne an ihrem Leben teil, doch sie weiß von mir außer den Uninoten nur wenig. Aber sie will das ja auch gar nicht wissen.«

»Meinen Sie nicht, dass sie sich Gedanken um Sie macht?«

»Nur darum, dass ich dick werden könnte. Bin ich ja schon.«

»Dass Sie mit Ihrer Mutter reden, wäre eine Möglichkeit. Dass Sie sich selbst mehr abgrenzen und die Probleme ihrer Mutter nicht so an sich herankommen lassen, eine andere.«

Lena zuckte mit den Schultern. Es war schließlich ihre Mutter. Da konnte sie ja nicht einfach sagen, dass sie deren Sorgen nicht interessierten. Und mehr von sich erzählen wollte sie auch nicht. Schließlich wollte sie niemanden damit belasten. Es reichte schon, dass sie die Therapeutin wöchentlich zutextete.

»Was machen Sie denn für sich?«

»Wie ... für mich?«

»Nehmen Sie sich mal Zeit dazu, sich um sich selbst zu kümmern?«

»Ja, klar. Ich nehme mir Zeit für meine Architekturpläne. Und den Tanzkurs mache ich ja auch.«

»Entspannen Sie denn mal? Können Sie zwischendurch abschalten?«

»Nee, das ist mir aber auch nicht so wichtig. Ich bin schon glücklich, wenn ich meine Architekturmodelle bauen kann.«

»Tun Sie denn körperlich etwas für sich? Zum Beispiel in die Badewanne, Schwimmengehen, sich von oben bis unten eincremen und den Körper verwöhnen?«

»Eine Badewanne hab ich nicht, ins Schwimmbad gehe ich nicht wegen meiner Figur und stundenlang Körperpflege zu betreiben halte ich für Zeitverschwendung.«

»Vielleicht sollten Sie das trotzdem mal versuchen.«

Diesen fetten Körper auch noch eincremen? Ihm etwas Gutes tun, so als hätte er das verdient? Lena dachte nicht im Traum daran, ihm mehr Aufmerksamkeit zu schenken. Waschen war nötig, aber Eincremen nicht.

Sie wollte sich nicht mit dem Ergebnis ihres Suchtverhaltens auseinandersetzen. Es reichte, wenn sie einmal in der Woche beim Tanzen der Spiegelwahrheit begegnete.

Am Nachmittag saß Lena zuhause an ihrem Schreibtisch und fertigte ein paar Entwurfsskizzen für eine neue Uniaufgabe. Durchs Fenster fiel das letzte Tageslicht, ihr Bleistift flog über das Papier und sie fragte sich, warum man sich in eine (bei ihr ohnehin nicht vorhandene) Badewanne legen oder am ganzen Körper eincremen sollte, wenn man sich so wundervoll in Gebäudewelten vertiefen konnte. Vertiefen war der richtige Ausdruck, denn gerade zeichnete sie Fundament und Kellergeschoss. Vielleicht wusste die Therapeutin nicht, was für ein wohliges Gefühl es war, seine Ideen auf Papier zu Wirklichkeit werden zu lassen. Sie liebte das und sie wollte das immer tun.

Manchmal sah sie aus dem Fenster, das hinter dem Schreibtisch auf den Hinterhof und die Dächer der Hinterhäuser wies. Das alte Gründerzeithaus, in dem sie wohnte, fügte sich in eine Häuserzeile aus ebenso alten Häusern. Und diese Häuserzeile wiederum war Teil eines Karrees, das aus weiteren alten, aber auch aus 50er- und 60er-Jahre-Häusern bestand, vermutlich dort, wo im letzten Krieg Bomben gefallen waren. Das große Rechteck in der Mitte all dieser Bauten bot Hinterhöfe und Gärten, Hinterhäuser und gegenüber kleinere Sheddachhallen. Im Sommer brachten die Bäume aus den Gärten viel Grün, das einen kaum glauben ließ, mitten in einer Großstadt zu sein, aber im Winter dominierten die grauen Dächer und der Asphalt der Hinterhöfe.

Als sie an diesem Tag ihren Blick von ihren Skizzen hob und aus dem Fenster schweifen lassen wollte, saß dort plötzlich eine Taube. Einfach so. Sie hockte auf ihrer Fensterbank und schien Lena zu beobachten. Noch nie hatte sich dort eine Taube niedergelassen, es gab eigentlich auch keinen Grund, denn Futter fand sie hier nicht. Lena betrachtete ihren dunklen Kopf, die wachen Augen, den türkisen Schimmer am Hals und ihr graues Gefieder. Ein hübsches Tier war das und das schien die Taube in diesem Moment auch zu wissen, sie schritt auf der Fensterbank hin und her. Vorsichtig stand Lena auf und nahm ein neues Blatt Papier – jetzt sah sie, dass der Taube rechts zwei der vier Zehen fehlten. Trotzdem lahmte sie fast unmerklich. Lena legte das Blatt auf den Schreibtisch und skizzierte die Taube, die jetzt wieder ruhig blieb und ihr Modell stand. Mit ihrer stolzen Haltung überspielte sie ihre körperliche Beeinträchtigung komplett – ein bewundernswerter Vogel.

Die Skizze wurde gut, sie war heute richtig in Zeichenlaune. Anschließend hatte sie das Gefühl, sich bei der Taube bedanken zu müssen, stand vorsichtig auf und holte etwas Brot aus der Küche, das sie zerbröselte. Als sie wieder ins Zimmer kam, war die Taube jedoch verschwunden. Lena öffnete das Fenster und sah mehrere Tauben auf den Dächern der Hinterhäuser. Ob ihre dabei war? Auf die Entfernung konnte sie nicht erkennen, ob eine mit nur zwei Zehen am rechten Fuß dabei war. Da das Brot nun ohnehin zerbröselt war, legte sie es auf ihre Fensterbank – vielleicht würde die Taube ihre Gage später abholen.

Am Abend aquarellierte sie die Taubenzeichnung und hängte sie über ihren Schreibtisch. Und während sie in der Küche Abendbrot aß, holte sich diese Taube oder eine andere die Krumen, denn sie waren später verschwunden.

Gertrud war viel zu bescheiden und nahm sich selbst zu unwichtig, fand Lena. Bei fast jedem Treffen schien sie sich vergewissern zu wollen, dass sie ihr auch nicht auf die Nerven ging. Dabei mochte Lena sie immer mehr. Aus der so alt wirkenden, kranken Frau, die sie im Frühjahr bei der Essstörungsgruppe kennengelernt hatte, war eine Freundin geworden, eine heimliche zwar, aber eine, mit der man über vieles reden konnte. Auch wenn Lena immer etwas mehr erzählte und Gertrud oft zurückhaltend und schweigsam erlebte.

Aber sie mochte die vorsichtige Art, mit der Gertrud ihren Tee löffelte, sie mochte ihren scheuen und doch so warmherzigen Blick hinter der Brille und sie mochte Gertruds magere Zerbrechlichkeit, die so anders war als ihre eigene Fettleibigkeit. Sie mochte ihre altmodische Art, sich zu kleiden – wäre Gertrud ein Wohnzimmer gewesen, hätte man ihre Kleidung als Eiche rustikal bezeichnen können. Sie mochte es, wenn Gertrud lachte und man ihre schlechten Zähne und die Goldkronen sah, bevor sie schnell verschämt die Hand vor ihren Mund hielt. Sie mochte die leise Vehemenz, mit der Gertrud ihr manchmal die Meinung sagte, obwohl sie selbst ihr Leben nicht in den Griff bekam. Und sie mochte diese stille Verbundenheit, die zwischen ihnen lag, obwohl ihre Leben so unterschiedlich waren.

Gertrud hatte zwei Söhne, die etwas älter waren als Lena, und sie erzählte gerne von ihnen. Von ihrem Mann erzählte sie fast nie. Sie blendete ihn aus, diesen Menschen, mit dem sie nicht zusammenleben wollte und es doch schon so lange tat. Dem sie den Haushalt machte, den sie bekochte, dem sie seine Sachen hinterhertrug und von dessen alter Mutter sie sich beschimpfen ließ. Bei Lena zog sich immer alles in der Magengegend zusammen, wenn Gertrud doch mal in einem Nebensatz ein Detail ihrer Ehe herausrutschte.

Am Montag nach dem dritten Advent hatte sie etwas für die Freundin in ihrer Tasche. Sie wollte, sie musste dieser Frau doch irgendwie helfen. Lena ertrug es nicht, dass Gertrud ihr Unglück einfach so hinnahm. Es war nie zu spät, um etwas zu ändern.

Gertrud löffelte wie immer ihren Pfefferminztee und Lena wartete auf eine passende Gelegenheit.

»Wie feierst du Weihnachten? Kommen deine Söhne?«

Gertrud leckte den Löffel ab und legte ihn auf die Untertasse. »Am Vierundzwanzigsten sind beide bei ihren Freundinnen. Sie kommen erst am ersten Weihnachtstag. Heiligabend bin ich mit meinem Mann und meiner Schwiegermutter alleine. Und du?«

»Ich fahre zu meiner Familie. Wahrscheinlich gehen wir in die Kirche, danach gibt es Essen und Bescherung. Mein Bruder kommt am 23. Dezember aus Amerika zurück, darauf freue ich mich. Ansonsten graut es mir jetzt schon vor dem ganzen Essen. Wie läuft das bei euch ab?«

Gertrud seufzte. »Ich würde gerne in den Gottesdienst, aber ich muss ja das Abendessen machen. Mein Mann und meine Schwiegermutter gehen dann alleine. Kirche ist ihnen nicht wichtig, aber sie machen das wegen der Leute. Danach gibt es Braten und meine Schwiegermutter wird wie jedes Jahr schimpfen, dass ich eine schlechte Köchin bin und meinen Mann auf ihre Seite ziehen. Dieses Jahr sind ja nicht mal meine Söhne da. Und dann sitzen wir da, schenken uns was, weil man das eben so macht, aber in Wirklichkeit will niemand von uns dem anderen eine Freude machen. Dann werden die beiden über die Leute in der Kirche schimpfen und ich werde dasitzen und schweigen.«

»Warum tust du dir das an?«

Gertrud zuckte mit den Schultern. »Na ja, so schlimm ist es auch nicht, ich koche schließlich gerne. Und am ersten Weihnachtstag kommen immerhin meine Söhne hinzu.«

»Ich finde sehr wohl, dass das schlimm ist.«

»Manche Sachen sind eben so, wie sie sind.«

»Und manche Sachen kann man ändern. Bitte, Gertrud, überleg dir das noch mal mit der Scheidung. Ich habe dir hier eine Liste von Anwälten mitgebracht und die Nummer von der Familienberatungsstelle.«

Gertrud sprang auf. »Was mischst du dich da ein? Pack das Zeug da weg!«

Lena schob die Liste und den Prospekt noch ein Stückchen weiter zu der Freundin. Wenn sie doch nur einmal etwas annehmen würde.

Gertrud starrte auf den Tisch. »Du verstehst überhaupt nichts!«

Sie sah Lena nicht an, nahm ihre Tasche und ihre Jacke und rannte aus dem Café.

Was war in sie gefahren?

Lena blickte ihr hinterher. Nicht mal ihren Tee bezahlt hatte sie. Was sollte das? So kannte sie Gertrud gar nicht. Sollte sie ihr folgen? An der Volkshochschule auf sie warten? Irgendwann würde Gertrud zur VHS gehen müssen, weil ihr Mann sie dort abholte. Oder sollte sie einfach abwarten, ob die Freundin wiederkäme, und ansonsten am nächsten Montag auf sie warten? Leider besaß Gertrud kein Handy und Lena wusste weder ihren Nachnamen noch ihre Festnetztelefonnummer. Sie selbst hatte ihr ihre Adresse und Telefonnummer gegeben, aber Gertrud hatte Angst gehabt wegen ihres Mannes.

Sie kam nicht zurück. Lena seufzte. Was hatte sie falsch gemacht? Sie hatte ihr doch nur helfen wollen.

Lena hörte die ganze Woche nichts von Gertrud. Kein Anruf. Nichts. Vielleicht war es auch verrückt von ihr gewesen, sich jede Woche mit einer fast fremden Frau zu treffen, von der sie nicht mal den kompletten Namen kannte. Aber was sollte daran verrückt sein? Sie hatten beide ein Problem mit dem Essen, waren beide einsam – wieso sollte man sich da nicht austauschen?

Es war eine Vertrautheit zwischen ihnen entstanden, in der Gertruds Nachname und Adresse unwichtig schienen.

Und wenn die Freundin sie getäuscht hatte? Nein, das glaubte sie nicht. Gertrud war jemand, der nicht lügen konnte, da war Lena sich sicher. Notlügen vielleicht, aber sich komplett zu verstellen? Das traute sie ihr einfach nicht zu.

Am vierten Advent traf sie sich mit Achim auf dem Weihnachtsmarkt zum Glühweintrinken.

Sie erzählte ihm nicht von Gertrud. Nicht einmal ihrer Therapeutin hatte sie von Gertrud erzählt. Sie hatte Angst, dass die Therapeutin ihr diese Treffen verbieten könnte, dass sie es nicht guthieß, wenn sie sich privat mit einer anderen Betroffenen austauschte, ihr versuchte zu helfen, anstatt sich um sich selbst zu kümmern. Vielleicht hätte sie es der Therapeutin erzählen sollen. Aber sie hatten auch so genug Gesprächsstoff. Und je häufiger man etwas verschwieg, desto einfacher wurde es, darüber immer Schweigen zu bewahren.

Lena hatte ihre Weihnachtsmiene aufgesetzt, trank mit Achim Glühwein und dachte an Gertrud. Die Weihnachtsbeleuchtung strahlte in der Dämmerung, die meisten

Schaufenster erstrahlten heller und auch der Glühwein ließ den einen oder anderen strahlen. Achim sah glücklich aus. Sie erzählte ihm aus der Uni, vom Tanzkurs, von ihrem Job. Dann sprachen sie über Holgers Heimkehr und über die Weihnachtstage.

»Warst du wirklich seit September kein einziges Mal in Bielefeld?«

»Nein, gar nicht. Du doch auch nicht, oder?«

Achim schüttelte den Kopf. »Hast du denn Angst?«

»Du meinst, weil ich wieder zugenommen habe?«

»Hast du?«

»Ja. Natürlich wird Mama das auffallen und mir graut es davor. Zumal Holger mich noch gar nicht so gesehen hat. Aber was soll ich machen? Ich kann ja schlecht alleine hier feiern, damit meine Familie mich nicht sieht.«

Achim nickte. Plötzlich hielten ihm zwei Handschuhe von hinten die Augen zu. Achim drehte sich um.

»Yvonne?« Er küsste die Frau, zu der die Handschuhe gehörten, dann schob er sie vor sich.

»Lena, das ist Yvonne, meine Freundin. Yvonne, das ist meine Cousine Lena.«

Yvonne reichte ihr lächelnd ihre Handschuhhand. Sie hatte ein hübsches Gesicht und unter ihrer Wollmütze lugten ein paar Locken hervor. Sie hätte mit ihren weißen Zähnen und der warmen Kleidung in eine Tchibo-Werbung für winterliche Wochenangebote gepasst.

»Schön, dich kennenzulernen.«

Lena erwiderte den Handdruck. »Ja«, sagte sie nur und ließ sich dann von Yvonne in einen höflichen Smalltalk verwickeln.

Sie zog ihre Mundwinkel nach oben. Vielleicht sah das aus wie Lächeln. Es war ihr nicht wichtig, es war ihr verdammt noch mal nicht wichtig. Weihnachtsmusik dröhnte hämisch aus den Lautsprechern. Sie musste an Gertrud denken. Achims Freundin war ihr egal.

Der nächste Tag war ein Montag und Montage waren Gertrud-Tage. Waren sie das noch? Würde es dieser Montag vor Weihnachten sein? Lena hoffte es. Sie wollte nicht nach Bielefeld fahren, ohne sich mit der Freundin ausgesprochen zu haben. Zuerst überlegte sie, Gertrud an der VHS aufzulauern und sie zur Rede zu stellen, falls sie nicht ins Café ginge. Aber dann setzte Lena sich einfach ins *Café Engel* – in den hinteren Bereich, wo sie immer saßen – und wartete. Und hoffte. Und fragte sich zum hundertsten Mal, was eine Woche zuvor in Gertrud gefahren war. Und bestellte schon mal eine Cola light. Und spielte nervös mit dem Bierdeckel.

Gertrud kam.

Etwas verspätet, aber sie kam. Ihr Gruß war kleinlaut und ihre Stimme noch zurückhaltender als sonst. Sie sah Lena nicht an, als sie sich ihr gegenübersetzte.

»Es tut mir leid, dass ich letzte Woche so rasch aufgebrochen bin.«

Sie holte aus ihrer Handtasche ihr Portemonnaie und nahm ein paar Münzen heraus. »Hier, für den Tee letzten Montag.«

Lena nahm das Geld entgegen. »Wenigstens bist du heute wieder da. Ich hab mir Gedanken gemacht.«

Gertrud blickte in ihren Schoß. »Es tut mir wirklich leid. Ich wollte nicht, dass ... Es war dumm von mir.«

»Schon gut. Jetzt bist du ja da.«

Warum? Das hätte sie die Freundin am liebsten gefragt. Warum überhaupt? Aber sie wollte sie nicht bedrängen.

Der Kellner kam und Gertrud bestellte einen Glühwein. Lena blickte sie erstaunt an. Keinen Pfefferminztee? Sondern ein Getränk mit Alkohol und Kalorien? Das hatte Gertrud noch nie getrunken. Aber sie sagte nichts. Sie schwiegen beide. Lena war nicht mehr böse auf Gertrud. Aber es war klar, dass der Grund für Gertruds Verhalten fehlte. Ihre Erwartung, ihn zu erfahren, vermischte sich mit Gertruds Zurückhaltung zu einem langen Schweigen.

Einem Schweigen, das nur von dem Kellner unterbrochen wurde, der den Glühwein brachte. Gertrud legte ihre Hände um das Glas, aus dem es dampfte.

Sie lächelte. »Ich werde meinem Mann sagen, dass wir mit dem Nähkurs auf dem Weihnachtsmarkt einen Glühwein getrunken haben.«

Lena nickte.

Gertruds Gesicht wurde ernst. »Ich würde es dir gerne erklären, aber ich weiß nicht, ob ich das kann.«

Lena wusste nicht, was sie sagen sollte. Sie wollte keinen Druck auf Gertrud ausüben und gleichzeitig wollte sie gerne wissen, was sie am Montag zuvor falsch gemacht hatte.

»Ich hätte dich vielleicht auch nicht so bedrängen sollen mit meinen Prospekten. Mir tut es auch leid.«

»Nein, nein, es liegt nicht an dir. Das darfst du nicht denken.« Gertrud nahm einen Schluck von ihrem Glühwein und verzog danach den Mund, als würde ihr der Alkohol gar nicht schmecken. Ihre blassen Hände mit den schmalen Fingern umfassten das Glas enger. Rechts trug sie ihren Ehering, golden und abgenutzt. Gertrud war kein Mensch, der rebellierte. Wenn man es von ihr erwartete, dann setzte sie auch den Ring eines Mannes auf, der sie nicht liebte. Das Verbundenheitszeichen einer unglücklichen Ehe. Das Symbol ihrer Unfreiheit. Lena wurde bei diesem Gedanken schon wieder ganz anders im Magen, aber sie wusste auch, dass Gertrud in einer anderen Zeit aufgewachsen war. Dass sie sich voller Demut ihrem Schicksal fügte, anstatt mit Kraft und Selbstbewusstsein ihr Leben in die Hand zu nehmen.

Da war es wieder, dachte Lena. Bei anderen störte sie dieses Auf-der-Stelle-Treten immer und sie wünschte sich, dass diese ihr Leben endlich in die Hand nahmen. Dabei hätte sie das genauso gut auf sich selbst übertragen können.

Aber sie war ja noch jung, für sie schienen solche Dinge nicht zu gelten, denn wenn sie erst mal Architektin wäre und vielleicht wieder eine Beziehung hätte, dann, ja dann würde ihr Leben sowieso besser. Davon war sie überzeugt.

Gertrud nahm einen großen Schluck Glühwein. Sie sah Lena kurz an, dann starrte sie in ihr Glas. Ihre Hände zitterten. Sie stellte das Glas ab und legte ihre Hände in den Schoß, wo Lena sie nicht mehr sehen konnte.

»Ich habe damals nach der Schule eine Lehre zur Rechtsanwaltsgehilfin gemacht«, sagte sie leise. »Eigentlich hat es mir gefallen. Ich war ordentlich und gewissenhaft, ich mochte es, Akten herauszusuchen und Briefe zu tippen.« Gertrud atmete tief durch. Dann wandte sie ihren Kopf zur Hintertür. »Tut mir leid, ich muss gerade mal auf die Toilette.«

Lena nickte, nahm einen Schluck von ihrer Cola light und blickte Gertrud hinterher. Was immer die Freundin ihr erzählen wollte, sie merkte, wie schwer ihr das fiel. Und Lena konnte das verstehen. Sie hatte Gertrud auch nicht von der Sache mit Lorenz erzählt. Von ihrer Familie nur manchmal. Und von Sarah sowieso nicht. Patrick hatte sie nur kurz erwähnt.

»Tschuldigung, da bin ich wieder.« Gertrud setzte sich zurück an den Tisch, rückte nervös hin und her, als ob sie die richtige Sitzposition noch nicht gefunden hätte, und klammerte sich dann wieder an ihr Glas. Sie sah aus, als bräuchte sie ein viel größeres Glas mit viel mehr Glühwein, um sich daran festzuhalten.

»Es war eine große Kanzlei von einem angesehenen Anwalt. Wenn du deine Ausbildung dort machst, hast du eine gute Referenz, hatte meine Mutter gesagt. Ich war fleißig und Überstunden machte ich gerne. Oft suchte ich noch Akten zusammen, wenn die anderen schon längst nach Hause gegangen waren. Einmal sollte ich aus dem Archiv im Keller eine Akte suchen. Es war schon nach Feierabend und die Kanzlei war leer, nur der Anwalt arbeitete noch.«

Gertrud löste das Glühweinglas aus ihrer Umklammerung. Es schien, als wüsste sie nicht, wohin mit ihren

Händen, als wäre kein Gegenstand in der Lage, ihr den Halt zu geben, den sie brauchte. Sie sah Lena nicht an.

»Ich brachte ihm die Akte. Er starrte mich so seltsam an, ich blieb stehen, weil ich dachte, er hätte noch eine Anweisung für mich. Dann stand er auf, ging zur Tür, verschloss sie von innen und dann ...«

Lena schluckte. Sie stellte sich die junge Gertrud vor. Brav und anständig in einem Rock bis über die Knie und einer hochgeschlossenen Bluse, die Haare mit einer Spange nach hinten gesteckt.

»Hat er dich ...?«

Gertrud nickte beschämt. »Ja, hat er.« Ihre Stimme wurde immer leiser, war nur noch ein Hauch. »Fünf Stunden lang.«

Fünf Stunden? Lena musste sich beherrschen, um nicht loszuheulen. Sie hätte Gertrud gerne in den Arm genommen, aber sie traute sich nicht.

»Oh Gott, ich hätte dir das nicht erzählen dürfen. Ich hätte dich damit nicht belasten dürfen.«

Lena versuchte ein Lächeln. »Doch. Jetzt verstehe ich. Da bin ich ja mit meiner Anwaltsliste richtig ins Fettnäpfchen getreten. Hätte ich das gewusst ...«

»Ich wollte eigentlich auch nicht wegrennen, aber es war so ein Reflex.«

Lena nickte. »Und dann hat er dich gehen lassen?« Sie blickte vorsichtig zu Gertrud. »Du musst nicht weitererzählen, nur wenn du magst.«

Gertrud nahm den restlichen Schluck Glühwein aus ihrem Glas. Nun saß sie da, ohne Glühwein, mit einem leeren Glas, und hätten ihre Hände sich nicht an der Tischkante festgehalten, wäre der Eindruck entstanden, dass sie kurz davor war, hinter dem Tisch zu versinken.

»Er hat mich gehen lassen, als sei nichts gewesen. ›Kommen Sie morgen früh pünktlich‹, hat er gesagt, ›Sie wissen ja, wer nicht pünktlich und zuverlässig ist, verliert seine Lehrstelle.‹ Ich bin auf die Straße gerannt und hab sogar meine Jacke vergessen.«

Gertruds Finger krampften sich an die Tischplatte, als wolle sie durch das Holz hindurchgreifen.

»Es war spät, als ich nach Hause kam. Meine Mutter hatte sich schon Sorgen gemacht. Ich bin in Tränen ausgebrochen und habe ihr erzählt, was er mit mir gemacht hat. Sie hat sofort unseren Hausarzt angerufen und wir sind noch am Abend zu ihm gefahren. Er hat es meiner Mutter bestätigt.«

»Habt ihr ihn angezeigt?«

Traurig schüttelte Gertrud den Kopf. »Er sei der mächtigste Anwalt der Stadt, hat der Arzt meiner Mutter gesagt. Da hätten wir keine Chance. Und wir sollten auch bedenken, dass es meinem Ansehen schaden würde, wenn sich das herumspräche.«

»Ihr habt gar nichts unternommen?«

»Nein. Was sollten wir denn tun gegen einen Anwalt wie ihn? Als wir vom Arzt kamen, war mir so schlecht, da habe ich mich erbrochen. Von da an wurde mir nach jedem Essen so schlecht, dass ich mich übergeben musste. Meine Mutter und ich redeten nie wieder über den Vorfall. Die Lehre brach ich ab und konnte bei einer Tante im Blumengeschäft aushelfen.«

»So ein widerliches Schwein!« Lena hatte schon vom Zuhören so eine Wut im Bauch, wie groß musste Gertruds Wut dann erst sein?

»Deshalb hab ich keine Ausbildung. Zu einem Anwalt wollte ich nicht mehr. Also band ich Blumensträuße und Gestecke und versuchte zu vergessen. Als ich dann viele Jahre später meinen Mann kennenlernte, wusste ich, dass ich ihn heiraten musste. Wer hätte mich sonst noch genommen?«

»Weiß dein Mann ...?«

Gertrud schüttelte den Kopf. »Aber meine Söhne, die habe ich so erzogen, dass sie respektvoll mit anderen Menschen umgehen. Die werden einer Frau so etwas nie antun. Das war das Einzige, was ich tun konnte.«

Lena nickte nur. Sie wünschte sich Märchengerechtigkeit herbei. Sie wünschte sich, dass der Anwalt mit Pech überschüttet würde, dass ihm der Bauch aufgeschnitten und mit Steinen gefüllt würde, die ihn in einem Brunnen ertrinken ließen. Sie wünschte ihm glühende Pantoffeln an die Füße, einen Bottich voller Kröten und Schlangen an den Hals, seinen Körper in den heißen Backofen einer Hexe.

Und sie wünschte Gertrud ein Haselbäumchen, sie wünschte ihr kleine weiße Kieselsteinchen, die ihr den Weg aus dem Dunkel heraus zeigen würden, sie wünschte ihr Siebenmeilenstiefel, um die Zeit aufholen zu können. Sie wünschte ihr Tränen, die ihr das Augenlicht wiedergäben, wünschte ihr Schuhe, die nur an ihre Füße passten, wünschte ihr Goldregen und alle Königssöhne dieser Welt.

Aber das Leben war kein Märchen. Das *Café Engel* war kein Schloss. Und Gertrud war keine Märchenfigur. Die leeren Gläser auf dem Tablett des Kellners klapperten. Hier herrschte eine andere Gerechtigkeit.

Ja, das Leben war verdammt noch mal kein Märchen.

Traurig nahm sie Gertruds Geschichte mit in die Weihnachtsfeiertage. Sie konnte es drehen und wenden, wie sie es wollte – es war einfach nicht gerecht.

Gertruds Geschichte beschämte sie.

Denn Lena hatte plötzlich das Gefühl, grundlos unglücklich zu sein. Was hatte sie denn schon für einen Grund? Eine zerbrochene Beziehung, eine missglückte Affäre, ein paar Unstimmigkeiten mit ihren Eltern, keine richtigen Freunde und etwas Einsamkeit. Aber was war das schon gegen das große Bündel, das Gertrud zu tragen hatte? Gegen ihr zerstörtes Leben, ihre unglückliche Ehe?

Nichts war das und sie beschloss, über die Weihnachtstage etwas dankbarer zu sein und sich der Sucht nicht ganz so sehr hinzugeben.

Lena fuhr gemeinsam mit Achim am Vormittag des 24. Dezember mit dem Zug nach Bielefeld. Sie hatte sich neu eingekleidet, aber keine Klamotten dieser Welt konnten verbergen, dass sie seit dem Sommer wieder zugenommen hatte.

Holger holte sie vom Bahnhof ab. Er sah gut aus, wie er dort stand in seiner alten Lederjacke, aber mit einer neuen, kürzeren Frisur. Natürlich musste ihm auffallen, dass Achim noch genauso aussah wie vor seinem Amerika-Aufenthalt, seine kleine Schwester sich figürlich aber sehr verändert hatte. Er strahlte und nahm Lena in den Arm. Fremd fühlte er sich an und doch auch vertraut.

»Auf euch beide habe ich mich ja am meisten gefreut. Wie geht es euch?«

Lena nickte und Achim erzählte von Yvonne. Sie fuhren mit dem Auto das kurze Stück in die Siedlung der Eltern. Die Mutter stand schon mit einem Weihnachtslächeln in der Tür. Achim verabschiedete sich ins Nebenhaus und Lena ließ sich von ihrem Bruder das Gepäck ins Haus tragen, während die Mutter sie in ihre Arme schloss.

Sie will nur mein Fett ertasten, schoss es ihr durch den Kopf.

»Du bist ja schon wieder dicker geworden, wann nimmst du endlich mal ab?«, sagte sie zu Lena, als Holger außer Hörweite war.

Lena sagte nichts, ging an ihrer Mutter vorbei ins Haus und wenn es noch ein Stückchen imaginäre Nabelschnur zwischen ihnen gegeben hatte, dann war sie in diesem Moment durchtrennt worden. Es war ihr egal. Sie brauchte keine Mutter, die sie mit Ratschlägen nährte, keine, die sie mit Vorwürfen zustopfte und mit skeptischen Blicken versorgte.

Sie ging zu ihrem Vater. *Oh du fröhliche …* Wenigstens er schien es zu sein – fröhlich – und seine Weihnachtsmiene war nicht gestellt. Vielleicht freute er sich schon auf das Modelleisenbahnzubehör, das er sich gewünscht hatte, und erweiterte gedanklich schon seine Miniaturwelt.

Lena ging nach oben in ihr altes Zimmer, das jetzt der Fitnessraum der Mutter war mit einem ungenutzten Stepper, Hanteln, die im Regal zustaubten, und einer Gymnastikmatte auf dem Boden. Sie stellte ihr Gepäck neben die Schlafcouch, ging hinüber in Holgers altes Zimmer, das nun Gästezimmer war, und lehnte sich in den Türrahmen.

»Und, im neuen Jahr geht die Jobsuche los?«

Holger nickte. »Ja, aber ich glaube, erst einmal die Wohnungssuche. Ich weiß zwar noch nicht, wo ich einen Job finden werde, aber hier halte ich es doch nicht mehrere Wochen aus.«

Lena grinste.

»Grins nicht so, du scheinst dich hier ja auch eher rar gemacht zu haben, wie ich gehört habe. Und wie läuft es in Wuppertal? Ist ja witzig, dass Achim auch dorthin gekommen ist. Vielleicht finde ich da ja auch nen Job.«

»Nee, lass mal. Einer aus der Familie in meiner Stadt reicht.«

»Sei doch nicht gleich so biestig, war doch nur ein Spaß.«

»Ich weiß.«

»Und sonst?«

»Was sonst?«

»Was machen die Männer?«

»Nichts. Und wie sind die amerikanischen Frauen?«

»War keine dabei, die ich hätte mitnehmen wollen.«

Lena zog die Mundwinkel hoch und musterte ihren Bruder. Er hatte sich nicht großartig verändert, vielleicht war er äußerlich dem Vater noch ähnlicher geworden. Gut sah er aus und so, als sei er gespannt darauf, was das neue Leben in Deutschland ihm bringen würde.

»Ich hatte übrigens gestern schon die erste Auseinandersetzung mit unserer Frau Mutter, nachdem ich ihr gesagt habe, dass ich heute nicht mit in die Kirche gehe.«

»Na super, das kann ja heiter werden.«

Später trafen sich beide Familien vor dem Haus, um gemeinsam zum Gottesdienst zu gehen. Nur Holger fehlte. »Dann deckst du in der Zeit eben den Tisch«, hatte die Mutter gesagt.

Sie ging mit der Tante vorweg, die Väter und Achim hinterher und Lena ging neben Claudi. Sie hatten sich seit dem Sommer nicht mehr gesehen, sie begrüßten sich herzlich, aber zwischen ihnen war auch ein Band durchtrennt und mühselig wieder geflickt worden – es war nicht mehr dasselbe wie früher.

Claudi sagte nichts zu Lenas Figur. Wahrscheinlich fand sie es logisch, dass ihre Cousine, wenn sie häufiger Kühlschränke leerte wie bei ihr damals, dick wurde. Was früher ihre Lieblingsthemen gewesen waren – Körper, Figur, Sport, Klamotten – blendeten sie jetzt einfach aus. Gingen nebeneinander her, bezogen Achim, der vor ihnen lief, in ihr Gespräch mit ein und Lena fand die Anwesenheit von Achim beruhigend, weil sie wusste, dass er mit ihr ein Geheimnis teilte und es bei ihm sicher war.

Der Gottesdienst half mit den tausend Mal gehörten Liedern und der altbekannten Geschichte der Weihnachtsstimmung etwas nach, und als sie aus der Kirche kamen und durch die Dunkelheit gingen, hatten sie alle ihre Weihnachtsmienen aufgesetzt. Vielleicht war sie jetzt sogar bei der Mutter echt.

»Letztes Jahr um diese Zeit waren wir auf Gran Canaria«, sagte die Tante und die Mutter und Claudi stiegen sofort in die Urlaubserinnerungen mit ein. Einen Moment lang musste Lena an Gertrud denken und daran, dass ihr Mann und die Schwiegermutter vielleicht auch gerade aus der Kirche kämen, aber dann schob sie den Gedanken schnell beiseite.

Vor dem Haus trennten sich ihre Wege.

Jede Familie ging durch ihre eigene Tür in ihren eigenen Heiligabend.

Holger hatte das Essen, das die Mutter vorbereitet hatte, bereits in den Ofen geschoben. Der Tisch war gedeckt, festlich sogar mit Kerzen und Weihnachtsservietten, er hatte sich richtig Mühe gegeben, aber Lena sah es sofort, erschrak und blickte zu ihrer Mutter hinüber.

Die schien es auch sofort wahrgenommen zu haben, Lena merkte, wie sie innerlich bebte. »Holger! Wieso hast du nicht für Sarah gedeckt? Und wo um alles in der Welt ist Sarahs Stuhl?«

Es standen nur vier Stühle am Tisch, nur vier Gedecke darauf und Lena starrte auf ihren Bruder, der das alles nicht sonderlich ernst zu nehmen schien.

»Ich dachte, nach über zwanzig Jahren könnte man mit dem ganzen Quatsch mal aufhören.«

Die Mutter schnappte nach Luft. Dann schrie sie. »Was bildest du dir ein? Du kannst doch nicht einfach deiner Schwester das Gedeck ... Also das ist ja so was von unverschämt. Und respektlos Sarah gegenüber. Du solltest dich schämen!«

Der Vater schlich sich in die obere Etage, als hätte er dort etwas Wichtiges zu tun. Lena wusste, dass er weder Streit noch den Namen seiner ersten Tochter ertragen konnte.

Holger schrie zurück. »Dann deck eben selbst! Ich kann so einen Quatsch nicht und einen Teller für eine Schwester hinstellen, die nicht mehr lebt.«

»Früher konntest du das auch!«

»Ja, aber jetzt bin ich erwachsen und darf das albern finden!«

»Ach, albern findest du das? Sag mal, hat Amerika dich total verdorben? Und so was haben wir finanziert, meine Güte!«

Lena stand da zwischen Bruder und Mutter und war hin- und hergerissen.

Natürlich hatte Holger recht, es war albern, das fand sie auch. Aber er missachtete gerade mit voller Absicht die familieninternen Harmonieregeln und das an Weihnachten! Sie konnte ihn verstehen, aber musste das jetzt sein? Hatte er seine Pubertät nicht schon gehabt?

Sie blickte zu dem *Gespenst Sarah*, das wie immer eingerahmt auf dem Kamin thronte. Alles nur wegen dir! Immer nur du, du, du! Kannst du nicht endlich wirklich mal tot sein?

Hinter ihr auf der Anrichte standen die Süßen Teller für Holger und für sie. Der Bruder und die Mutter stritten. Lena steckte sich ein Zuckerplätzchen in den Mund.

»Kannst du vielleicht auch mal was dazu sagen, anstatt hier schon wieder zu fressen?«, fuhr die Mutter sie an. »Holger verhöhnt deine Schwester, du wirst immer fetter, womit habe ich das bloß verdient?«

Lena zuckte zusammen. Sie traute sich gar nicht weiterzukauen. Der Zuckerplätzchenmatsch blieb zäh und sperrig auf ihrer Zunge.

»Und wieso darfst du Lena beleidigen und so abwertend über sie reden, aber ich soll für meine tote Schwester Geschirr auf den Tisch stellen?«, schrie Holger.

Lena würgte das Zuckerplätzchen hinunter. Der Vater ließ sich nicht blicken. Feigling, dachte sie.

»Undankbare Kinder!«, schnaubte die Mutter.

Nun konnte Lena sich nicht mehr beherrschen. »Was hab ich dir denn jetzt getan?«

»Guck dich doch mal an, wie du aussiehst! Die Leute in der Kirche haben auch schon geguckt. Du musst endlich mal abnehmen, das geht so nicht weiter.«

»Du hast überhaupt keine Ahnung, kannst du mich nicht einfach mit dem Thema in Ruhe lassen?« Irgendwann wirst du schon sehen, dachte Lena, irgendwann wirst du erfahren, dass deine Tochter eine Essstörung hat und du ihr Unrecht getan hast.

Holger starrte abwechselnd seine Schwester und seine Mutter an. »Was geht denn bei euch ab? Ihr seid beide keine Models, aber müsst ihr euch deswegen so fertigmachen?«

»Halt du dich da raus, das ist Frauensache!« Die Mutter bebte.

»Ach ja? Tischdecken ist auch Frauensache. Aber wenn du so weitermachst, kannst du Weihnachten mit deiner blöden Sarah alleine feiern!«

Die Mutter bekam glasige Augen, drehte sich um, knallte die Tür und lief nach oben.

Lena blickte ihr hinterher, dann zu ihrem Bruder.

Holger zuckte mit den Schultern. »Ist doch wahr!«

»Ja«, sagte sie, »aber es ist Weihnachten.«

»Na und?«

Lena schob sich ein Zuckerplätzchen in den Mund. Sie fand ja, dass Holger recht hatte. Aber er konnte doch nicht einfach so mir nichts, dir nichts aus Amerika wiederkommen und der Mutter ihre Rituale nehmen.

Sie saßen da und schwiegen. Dann kam der Vater herunter. »Entschuldigt euch bitte bei eurer Mutter, so ist das doch kein Weihnachten.«

Lena stand wie mechanisch auf, ging in die Küche, holte ein Gedeck für Sarah und stellte es auf den Tisch. Sie rückte Sarahs Stuhl wieder heran und faltete eine Serviette für ihre Schwester.

»Verräterin!«, zischte Holger.

Sie ging hoch zu ihrer Mutter, die im Schlafzimmer auf dem Bett saß und ihre Wimperntusche über das ganze Gesicht verheult hatte.

Lena war nicht nach Weinen zumute, sie fühlte nichts, nur eine Wut im Bauch, von der sie wusste, wie sie sie später besänftigen würde.

»Wir haben Sarahs Stuhl und ihren Teller wieder hingestellt.«

Die Mutter schluchzte. »Du bist wenigstens nicht so biestig wie dein Bruder. Und das mit dem Gewicht kriegen wir auch noch hin.«

Lena schluckte, wenngleich sie wusste, dass das der Versöhnungssatz sein sollte.

Ihre Mutter stand auf und kam mit hinunter. Holger holte das Essen aus dem Ofen – die Mutter nahm das als vorläufige Friedensgeste, zumindest blieb das Thema Sarah für den Rest des Abends tabu.

Der Vater hatte Weihnachtsmusik aufgelegt. *Ihr Kinderlein kommet.* Sie aßen schweigend. Sarah stierte vom Kamin. Lena warf ihr einen bösen Blick zu.

Am nächsten Tag ging Lenas Familie mit dem aufgesetztesten aller Weihnachtslächeln ins Nachbarhaus hinüber. Tante Sylvia hatte Gänsebraten gemacht und eine lange Tafel gedeckt. Claudis Freund Olli war gekommen und Achims Freundin Yvonne auch.

Und dann saßen sie alle zusammen da, die glückliche Familie mit Schwiegersohn und Schwiegertochter in spe und die unglückliche Familie ohne Schwiegerkinder, aber dafür mit einer toten Tochter.

Später nahm Achim Lena beiseite. »Man hat euch gestern gehört, was war denn los?«

Sie versuchte zu lächeln. »Sarah«, sagte sie ruhig, »Sarah hat es mal wieder geschafft.«

# 2. Das Gespenst Sarah oder Du hast das damals ja nicht mitgekriegt

»Ich möchte über meine Schwester reden.«

Lena hatte es viel Anstrengung gekostet, nach einem Dreivierteljahr Therapie diesen Wunsch zu äußern. Sie hatten über vieles gesprochen, am Anfang viel über Patrick, dann über die Freundschaft mit Claudi, über die Uni, über ihren Perfektionismus, über Auslösemomente für ihr Essverhalten, über die Funktion der Fettschicht.

Aber nie über ihre Schwester. Draußen drängte sich die Januarkälte an die Fenster, aber sie saß hier drin, im Warmen, bei ihrer Therapeutin, und wollte endlich über das *Gespenst Sarah* reden.

»Ich hasse sie. Obwohl sie eigentlich gar nichts dafür kann. Ich hasse sie trotzdem.«

»Was ist das für ein Hass? Versuchen Sie mal, ihn zu beschreiben.«

»Ich weiß es nicht, sie drängt sich in mein Leben und ich finde, dass sie nicht das Recht dazu hat. Vielleicht ist es auch Eifersucht. Früher habe ich oft gedacht, meine Mutter würde Sarah mehr lieben als mich. Ich hasse sie, weil sie so präsent ist. Ich verstehe nicht, wieso jemand so präsent sein kann, obwohl er nicht mehr lebt.«

»Können Sie sich daran erinnern, wann und wie Sie das erste Mal von Ihrer Schwester erfahren haben?«

Lena schüttelte den Kopf. »Nein. Sie war einfach schon immer da. Ich bin ja quasi mit ihr aufgewachsen, auch wenn sie vor meiner Geburt gestorben ist. Aber ich bin mit ihrem Foto aufgewachsen, mit dem leeren Stuhl, mit den Friedhofsgängen. Meine Mutter hat mir erzählt, Sarah sei ein Engel und würde über unsere Familie wachen. Für mich war sie nie ein Engel, für mich war sie immer ein Gespenst. Weil sie nicht da war und doch irgendwie präsent. Früher habe ich mich vor ihr gefürchtet.«

»Haben Sie Ihrer Mutter damals gesagt, dass Sie Angst vor Ihrer Schwester haben?«

»Nein. Für meine Mutter war Sarah doch so wichtig. Ich habe mich nicht getraut, etwas gegen sie zu sagen.«

»Sie hätten ja nichts gegen ihre Schwester gesagt. Sie hätten ja nur ein Gefühl, ihre Angst, geäußert.«

»Mag sein. Aber ich bin nie darauf gekommen. Und weiß auch nicht, ob meine Mutter das als Gefühlsäußerung verstanden hätte oder vielleicht doch als Beleidigung Sarah gegenüber. Sie war da sehr empfindlich.«

Die Therapeutin richtete sich auf und fixierte sie mit ihren schmalen, aber wachen Augen. Lena suchte sich einen Punkt hinter ihr an der Wand, um diesem Blick zu entgehen.

»Es ist zweifelsohne schwierig für eine Familie, den so frühen Tod eines Kindes zu verkraften. Und Ihren Eltern stand gewiss das Recht der Trauer zu. Aber was war mit Ihren Rechten? Mit Ihren Bedürfnissen? Wo blieben die?«

Lena schluckte. Was sollte das? Das klang ja so, als ob sie aus einer schlechten Familie käme. Das war ja nun überhaupt nicht der Fall. Sie wollte sich keine schlechten Eltern einreden lassen.

»Meine Eltern haben uns immer alles ermöglicht. Eigentlich war meine Kindheit sehr schön, da kann ich mich wirklich nicht beklagen. Wir waren im Grunde genommen eine sehr normale, glückliche Familie. Nur meine Eltern waren eben manchmal etwas traurig.«

»Das möchte ich Ihnen ja gar nicht absprechen. Ihre Eltern werden auch alles nur nach bestem Wissen und Gewissen gemacht haben. Trotzdem hatten Sie als zweite Tochter neben der verstorbenen Tochter ebenfalls Bedürfnisse.«

Lena spürte etwas in ihrem Bauch, das sie nicht einordnen konnte. Es fühlte sich nicht gut an.

»Claudi war ja wie eine Schwester für mich. Und mein Onkel und meine Tante nebenan ... Wir waren doch eine große Familie und irgendwo wurde man immer aufgefangen.«

Die Therapeutin nickte.

»Vielleicht überlegen Sie sich bis zum nächsten Mal, was Sie sich von Ihren Eltern neben materiellen Dingen gewünscht hätten.«

Lena schluckte, nickte aber. Da wollte ihr jemand ihr heiles Familienbild, ihre glückliche Kindheit streitig machen. Wozu? Sie war schließlich nicht geschlagen, misshandelt oder verwahrlost worden. Sie waren doch fast eine ganz normale Familie. Auch, wenn sie sich in letzter Zeit manchmal nicht so gut mit ihren Eltern verstanden hatte. Und ja, sie hatte damals deren Trauer um Sarah mitbekommen. Aber sonst war doch alles in Ordnung gewesen oder nicht?

Sie wollte nicht, dass die Therapeutin ihren Eltern die Schuld für ihre Essstörung gab. Patrick war der Auslöser gewesen, er war schuld.

Die Woche danach plemperte vorüber. Lena bereute, dass sie in der Therapie das Thema Sarah angesprochen hatte.

Denn nun waren ihre Gedanken an Sarah nicht mehr nur unterschwellig, sondern es war, als hätte sie eine Kiste geöffnet und plötzlich stünde die tote Schwester in voller Präsenz vor ihr. Manchmal überlegte sie, wie es gewesen wäre, wenn sie Sarah kennengelernt hätte und sie richtige Schwestern gewesen wären. Aber sie wusste, dass sie nie hätten Schwestern sein können. Denn wenn Sarah nicht gestorben wäre, hätten die Eltern kein drittes Kind mehr bekommen.

Sie war nicht als Schwester für Sarah geboren worden, sondern als Ersatz.

Wenn sie solche Gedanken hatte, überlegte sie, ob die Therapeutin vielleicht recht hatte damit, dass nicht alles nur toll gewesen war in ihrer Familie. Natürlich war es in keiner Familie nur toll. Aber ihre Eltern hatten sich doch bemüht. Trotz ihrer Trauer. Ja, sie hatte sich manchmal ungerecht behandelt gefühlt. Aber welches Kind tat das nicht? Und wie oft dagegen hatte sie sich gut behandelt gefühlt? Meistens doch.

Das Thema nagte an Lena.

Es war wirklich, als hätte sie eine Kiste geöffnet, die sich nun nicht mehr schließen ließ. Wie ein großer grauer Berg stand das Thema da und aus ihrem Unvermögen mit dieser Situation umzugehen, kam das Gefürchtete zurück.

Sie fraß wieder. Täglich.

Manchmal den ganzen Tag über ständig und viel zu viel, an anderen Tagen aß sie in der Uni normale Mahlzeiten, um dann abends mit einer prall gefüllten Lebensmitteltasche nach Hause zu kommen und über das Essen herzufallen. Da war dieser quälende Hunger, der regelmäßig in ihr rebellierte.

Satt fühlte sie sich nie. Die Gier triumphierte.

Gleichzeitig funktionierte ihre Fassade so gut wie selten zuvor. Sie grinste.

Sie tanzte mit Björn und grinste. Sie trank Tee mit Henrike und grinste. Sie meldete sich in der Uni und grinste. Sie arbeitete im Architekturbüro und grinste. Sie traf sich mit Achim und grinste. Alles war nur noch ein einziges Grinsen. Mir geht es doch gut, was habt Ihr denn?

Nur vor Gertrud grinste sie nicht.

Ihre Mutter rief an und fragte, wie es ihr gehe. Lena grinste. Die Mutter hatte die Großeltern besucht und die kannten über die Gemeinde einen Architekten in Detmold. Vielleicht könne Lena in den Semesterferien in dessen Architekturbüro mal ein Praktikum machen. Der würde sehr viel Wert auf ökologisches Bauen legen. Das wäre doch etwas für ihre Tochter.

Lena staunte. Keine Frage nach ihrem Essen. Kein Kommentar zu ihrer Figur an Weihnachten. Kein Jammern, keine Vorwürfe, sondern einfach nur ein Angebot.

»Ja«, sagte sie, »das klingt gut. Sehr gut.«

Nach dem Telefonat heulte sie. Es schluchzte aus ihr heraus, ohne dass sie es stoppen konnte. Sie war überwältigt, drückte den Känguru-Teddy fest an sich und ihre Tränen benetzten sein abgenutztes Fell und den kleinen roten Teddy in seinem Beutel. Ihre Mutter machte sich Gedanken um ihren Wunsch Architektin zu werden. Es gab noch ein anderes Thema als ihre Figur.

Sie war noch Tochter, war noch Mensch und ihre Eltern machten sich Gedanken um sie und ihre Wünsche.

Plötzlich wurde ihr bewusst, dass sie der Mutter nicht gleichgültig war. Und dann merkte sie, wie sehr sie ihre Mutter doch eigentlich liebte und wie sehr sie sich ein Telefonat wie dieses gewünscht hatte. Das Gefühl der Zuneigung war stark, auch wenn zuvor viel an Unstimmigkeiten, Wut und manchmal beinahe Hass zwischen ihnen gewesen war. Es war so stark, dass es ihr zu viel wurde, und deshalb heulte sie Tränen, die nass waren und echt.

»Ich will Ihnen ja auch gar nicht die Zuneigung zu Ihrer Mutter absprechen. Es geht mir nur darum, herauszufinden, was Ihnen damals gefehlt hat und was das heute für Sie bedeutet. Und für Ihr Essverhalten.«

Lena seufzte. Manchmal hätte sie die weißen Wände in dem Raum der Therapeutin gerne angemalt. Sie waren so kahl und hielten die Gedanken fest, erlaubten ihnen nicht, in eine andere Welt zu schweifen.

»Ich habe das Gefühl, ich mache sie schlecht.«

»Wen machen Sie schlecht?«

»Meine Mutter.«

»Es geht doch aber gar nicht um Ihre Mutter. Hier geht es in erster Linie um Sie und um Ihre Gefühle. Und bei all dem, was Sie erzählen, gehen wir doch nicht davon aus, dass Ihre Eltern das mit Absicht gemacht haben. Alle Eltern machen Fehler, das ist ganz normal. Aber darum soll es auch nicht gehen, sondern ganz allein um Sie.«

Lena zuckte mit den Schultern.

Man trug keine Familienunstimmigkeiten nach außen. Unter keinen Umständen. Nie. Man ließ sich nicht hängen. Nach außen musste immer ein bestimmtes Bild gewahrt werden, dann wurde man nicht angreifbar. Weder als Familie noch als Einzelperson.

Aber war die Therapeutin außen? In gewisser Weise schon, aber sie unterlag der Schweigepflicht und niemand außer Achim, Gertrud und den Frauen aus der Essstörungsgruppe wussten, dass Lena zu ihr ging. Wem also sollte es schaden, wenn sie erzählte, worüber sie die letzten Tage nachgedacht hatte?

Sie holte tief Luft, suchte sich einen Punkt, an dem sie Halt finden, den sie fixieren konnte, und diesmal war es der Beistelltisch. Sie sah die Therapeutin nicht an.

»Meine Mutter hatte eine Kiste. Sie hat sie immer noch. Mit den Sachen von Sarah. Ihre Kleidung, die sie zuletzt angehabt hat, ihr Lieblingskuscheltier, ihr Geburtsbändchen, Fotos – ich weiß nicht genau, was noch alles darin ist. Ich durfte sie nicht anfassen. Sie war für meine Mutter wie ein Schatz. Ihr Heiligtum. Als ich klein war, hat sie manchmal stundenlang auf diese Kiste gestarrt. Ich weiß nicht, ob es wirklich Stunden waren, aber so kam es mir vor.

Ich habe mir manchmal gewünscht, dass meine Mutter auch so eine Kiste von mir hätte – mit meinem roten Lieblingspullover, meinem Känguru-Teddy, meinen Legosteinen. Ich habe mir vorgestellt, wie meine Mutter über dieser Kiste sitzen und sich an mich erinnern würde.«

Lena machte eine Pause, blickte kurz zu der Therapeutin und dann auf die Hände in ihrem Schoß.

»Einmal – das war aber dumm von mir – habe ich mein Fahrrad genommen und bin weggefahren. Ich dachte mir, ich haue einfach mal ab und gucke, ob meine Eltern sich Sorgen machen. Ich habe mich auf eine Bank in den Park gesetzt und gewartet. Dort habe ich mir ausgemalt, wie meine Mutter die Polizei riefe und alle nach mir suchen würden.

Ich habe mich gefragt, wie viele Tage ich wegbleiben müsste, damit meine Mutter eine Kiste packt mit Sachen von mir zur Erinnerung. In meinen Rucksack hatte ich Brote gepackt, zwei Trinkpäckchen und eine kleine Decke, falls es kalt würde. Sogar an eine Taschenlampe hatte ich gedacht. Aber nicht daran, dass es anfangen könnte zu regnen. Das hat es dann aber und es wurde sehr ungemütlich im Park. Da habe ich mir überlegt, dass das doch keine gute Idee war mit dem Abhauen, und bin zurückgefahren.

Meine Mutter hat mir die Tür geöffnet, aber in den Arm genommen hat sie mich nicht. Sie wollte wissen, ob ich schön mit Claudi gespielt hätte. Ich habe genickt. Daraufhin meinte sie, wir sollten nicht immer im Regen spielen, ich sei ja ganz nass. Sie hat ein Handtuch geholt, meine Haare trocken gerubbelt und ich habe es genossen und ihr nie erzählt, dass sie beinahe eine Vermisstenanzeige hätte aufgeben müssen.«

Der Brief der Mutter kam an einem Samstag Ende Januar. Er enthielt einen kurzen Gruß und Fotos von Weihnachten. Familienmomente. Fassadenfotos mit Weihnachtsmienen. Auf manchen Fotos lächelten sie sogar, als wäre es das besinnliche Fest gewesen, auf das sie sich alle gefreut hatten. Als hätte es keinen Streit gegeben, kein Gedeck zu wenig oder zu viel und keine verheulte Wimperntusche. Als wäre die Familie durch Holgers Rückkehr endlich wieder vereint, als wären die Fotos Zeugnisse eines langersehnten Wiedersehens.

Aber das künstliche Lächeln, diese Pseudofröhlichkeit, die gestellte Harmonie – das war Lena egal. Ihr Entsetzen über die Fotos rührte woanders her.

Das war sie? Sie wusste ja, dass sie dick war, aber war sie wirklich so fett? Dieses dicke Kinn, der Bauch, die

Oberschenkel, dieser weite Pullover, der trotzdem viel zu eng zu sitzen schien – das sollte sie sein? Obwohl sie sich doch selbst immer noch wie Lena fühlte, aber nicht wie jemand, der so dick aussah. Diesen Körper, diesen fetten, unförmigen Körper, den sie auf den Fotos sah, konnte sie einfach nicht mit sich in Einklang bringen.

Das war nicht sie. Das war ... das war sie doch. Sie sah schrecklich aus. Schrecklich fett. Wie sollten andere Menschen sie in diesem Zustand mögen, wenn sie sich doch selbst verabscheute, ja, noch nicht einmal glauben konnte, dass das tatsächlich ihr Körper sein sollte, der dort auf den Fotos abgebildet war?

Was hatte die Gier bloß aus ihr gemacht?

Was hatte sie selbst sich angetan? Das, was sie dort sah, das war keine Schutzschicht, die sie vor der Umwelt bewahrte, nein, das war eine Schutzschicht, die sie von ihr selbst entfernte.

Sie starrte die Fotos an, diese Schicht an ihrem Körper, die dort nicht hingehörte, die sie dick machte, nein, fett.

Zwei Tage später traf sich die Essstörungsgruppe. Lena saß neben Gertrud und es tat immer gut, jemanden neben sich sitzen zu haben, mit dem man vertraut war. Aber es fiel ihr auch sonst nicht mehr schwer, dort hinzugehen. Nur manchmal hatte sie Angst, dass neue Frauen auftauchten, die sie kannte. Doch wäre das schlimm gewesen? Schließlich würde man dann im gleichen Boot sitzen. Und wieso hätte man sich dort draußen in der Welt gegenseitig verraten sollen? Bisher war jedoch niemand gekommen, den Lena kannte, und da sie ohnehin nicht zu vielen Menschen in der Stadt Kontakt hatte, war die Wahrscheinlichkeit auch sehr gering.

An diesem Montag waren neben Gertrud und ihr noch zwei Neue da und Angelika, die fast immer kam. Die beiden Neuen waren magersüchtig und Lena konnte nicht anders, als sie die ganze Zeit anzustarren.

Sie beneidete sie um ihre hohlen Wangen, die die Wangenknochen hervorstechen ließen, um ihre Augen, die wie aus Höhlen blickten, um ihren dünnen Körper, um ihre Zerbrechlichkeit und das Mitgefühl, das sie allein durch ihre Figur auslösten. Sie wusste, dass es bescheuert war und dass die mageren Körper nicht nur auf Zuwendung, sondern auch auf Abscheu stießen.

Trotzdem fand sie, dass diese ausgehungerten Leiber so viel mehr den Schrei nach Hilfe ausdrückten als ihre Fettschicht.

Und heimlich bewunderte sie die beiden sogar, dass sie ihren Körper so weit gebracht hatten. Dass sie ihn im Griff hatten, während sich ihr eigener über die gefühlte Körpergrenze hinaus bordete.

»Ich habe eigentlich nie Hunger«, sagte die eine, die Katrin hieß. »Das Hungergefühl ist bei mir vollkommen weggegangen.«

Mia, die andere, nickte. »Ich spüre auch keinen Hunger. Selbst wenn ich weiß, dass mein Magen ganz leer ist, bemerke ich das nicht. Ich versuche trotzdem zu essen, aber es ist schwer ohne Appetit.«

Die Beraterin blickte in die Runde. »Wie ist es bei den anderen?«

»Ich habe immer Hunger und könnte immer essen«, sagte Angelika.

»Mir wird komisch, wenn ich nur an Essen denke.« Gertruds Stimme war leise. »Ich weiß gar nicht, ob ich in meinem Magen überhaupt noch etwas spüre nach all den Jahren.«

»Und du, Lena?«

Sie überlegte. »Eigentlich habe ich auch nie ein Hungergefühl. Ich kann mich nicht erinnern, wann ich das letzte Mal richtig Hunger gehabt habe. Ich esse einfach immer, aber körperlich notwendig ist das eigentlich nie, denn ich esse ja, bevor das Hungergefühl überhaupt auftreten könnte.«

Katrin sah Lena ungläubig an. »Aber wie kann man denn essen, wenn man überhaupt keinen Hunger verspürt? Das kann ich gar nicht nachvollziehen.«

Lena zuckte mit den Schultern. Sie musterte Katrin und Mia. Waren die zwei wirklich zu dünn? Eigentlich fand sie diese Frauen schön. Ihre Gedanken verfingen sich in der Magerkeit der beiden, sie dachte daran, wie dünn sie selbst früher gewesen war, hörte den anderen gar nicht mehr zu, nur ein paar Minuten später hallte ein Satz in ihr nach, den die Beraterin zu Mia gesagt hatte: »Es hängt auch oft mit der Kindheit zusammen.«

»Du hast das damals ja nicht mitgekriegt, du bist die Einzige aus unserer Familie, die es guthat.«

Die Worte der Mutter trafen Lena wie eine Faust in den Bauch. Es war Sarahs Geburtstag und warum sie nach Bielefeld gekommen war, wusste sie selbst nicht. Sie hatte nicht nein sagen können, hatte gedacht, ihre Eltern bräuchten sie vielleicht an diesem Tag, wenigstens die eine Tochter. Holger war nicht gekommen. Er wohnte zurzeit bei einem Freund.

Die Worte der Mutter pochten in ihrem Magen.

Sie hatte ja nichts mitbekommen. Sie hatte es ja gut. Alle anderen in ihrer Familie waren es wert, bemitleidet zu werden, schließlich hatten sie ihr Kind beziehungsweise ihre Schwester verloren. Aber Lena ... Die Mutter blickte sie an, als gäbe es eine Gnade der späten Geburt. Als wäre die Trauer der Familie mit Lenas Geburt abgeschlossen gewesen. Als hätte sie nie etwas davon mitgekriegt.

Lena lächelte. Warum hatte sie sich das angetan? Warum war sie ausgerechnet an diesem Tag nach Bielefeld gekommen? Sie, die doch nichts, aber auch rein gar nichts mit dieser Schwester zu tun hatte. Und ein Recht aufs Unglücklichsein hatte sie sowieso nicht. Das stand nur ihrer Mutter zu, die es an diesem Tag ausgiebig zelebrierte.

Lena hätte es auch gerne zelebriert. Sie hatte am Morgen auf der Digitalwaage der Eltern gestanden und dort eine Zahl erblickt, die sie nie zuvor in diesem Zusammenhang gesehen hatte und die sie schockierte.

Jetzt reicht es, hatte sie gedacht, so wie sie es schon tausendmal zuvor gedacht hatte.

Schluss mit der Fresserei!

Das hatte sie sich schon hundertmal vorgenommen. Keine Zahl, keine enge Hose und keine bösen Kommentare hatten sie bisher davon abhalten können, mit dem guten Vorsatz zu brechen. Aber diese Zahl war unerträglich.

Sie musste an die beiden Magersüchtigen aus der Essstörungsgruppe denken und wie schön sie sie gefunden hatte. Sie wollte auch so dünn sein. Alles war besser als dieser fette Körper, der nicht nur sie selbst, sondern auch ihre Umwelt anwiderte. Sie hatte keine Lust mehr, von ihrer Familie nicht akzeptiert zu werden und sich dauernd anhören zu müssen, dass sie abnehmen solle.

Dann würde sie jetzt eben abnehmen. Und zwar richtig. Dann würden sie schon alle sehen, was sie davon hatten. Dann fiele sie jetzt eben einfach von der einen Essstörung in die andere. Sie wusste nicht, ob das so leicht war, aber ihr reichte es. Es nahm sie ja doch niemand ernst.

Außerdem hatte sie gar keine Lust mehr aufs Essen. Seit die beiden Magersüchtigen von dem fehlenden Hungergefühl gesprochen hatten ... Sie hatte in der vergangenen Woche überhaupt keinen Appetit gehabt, aber sich trotzdem alles einverleibt.

Wieso aß sie, wenn sie eigentlich gar keinen Hunger hatte? Dann brauchte sie im Grunde genommen auch nichts mehr zu essen.

Das Einzige, worauf sie momentan Lust hatte, waren Erdnüsse in Schokolade gehüllt. Davon wurde ihr nämlich nach einer 400-Gramm-Tüte so schlecht, dass sie danach gar keinen Drang mehr nach anderer Nahrung hatte. Sie hatte das Essen der Mutter verweigert, hatte gesagt, dass sie an so einem Trauertag nichts hinunterbekäme. Daraufhin war der Satz der Mutter gefallen, der noch immer in Lena nachhallte: »Du hast das damals ja nicht mitgekriegt, du bist die Einzige aus unserer Familie, die es gut hat.«

Sie aß die Mahlzeit der Mutter nicht, blieb stattdessen heimlich bei ihrer Tüte Erdnüsse. Wahrscheinlich würde sie davon auch nicht abnehmen, vermutlich deckte diese Tüte schon ihren Tagesbedarf an Kalorien. Egal. Sie wollte nichts anderes essen. Und am nächsten Tag auch nicht. Es fühlte sich ekelig an, nur Schokoerdnüsse zu sich zu nehmen. Aber es war günstig und würde auch ihrem Konto guttun.

In der Essstörungsgruppe hatte eine der beiden Magersüchtigen erzählt, dass sie manchmal zwar essen, aber die Lebensmittel nur kauen und sofort wieder ausspucken würde. Eigentlich war das gar nicht so eine schlechte Idee. Aber auch irgendwie ekelhaft. Fast so wie kotzen. Da würde Lena lieber erst gar nicht so viel in ihren Magen lassen. Sie würde kaum noch etwas essen und das jetzt auch durchhalten.

Sie brauchte nichts. Wenn sie doch sowieso keinen richtigen Hunger hatte. Und wenn sie doch sowieso die Einzige aus der Familie war, die es gut hatte.

Vielleicht klappte es ja. Sie hatte schließlich genug Reserven, wozu musste sie da noch großartig essen? Am besten würde sie nur so viel zu sich nehmen, dass sie nicht umkippte.

Lena, du spinnst, sagte eine innere Stimme. Du bist adipös und nicht anorektisch. Aber Essen ekelt mich an, antwortete Lena der Stimme. Sie wollte das nicht mehr. Essen machte doch alles nur noch schlimmer. Ihre plötzlichen Gedanken ans Hungern kamen ihr vollkommen verrückt vor, aber es schien ihr mit einem Mal machbar.

Lena schaffte es. Sie fuhr noch am Abend zurück nach Wuppertal, ohne das Essen der Mutter angerührt zu haben. Sie hatte der Mutter die Hand auf die Schulter gelegt, sie getröstet, sogar zum Friedhof war sie mitgekommen, aber sie spürte nichts dabei. Indem sie das Essen nicht annahm, hatte sie das Gefühl, auch sonst nichts in sich hineinzulassen.

Nur Schokoerdnüsse.

Am nächsten Tag aß sie wieder nur eine Packung. Im Grunde genommen war es leicht. Sie wurde von der Mutter mit ihrer Figur nicht akzeptiert und Claudi hatte ihre Essstörung nicht ernstgenommen. Also würde sie jetzt einfach immer weniger essen, dann würde sie dünn für ihre Mutter, hätte eine nachvollziehbare Essstörung für Claudi und einen Beweis für sich selbst.

Als Erstes befreite sie ihre Waage aus dem Kleiderschrank-Exil. Sie zeigte zwei Kilo weniger als die am Tag zuvor bei den Eltern. Auch wenn das an den unterschiedlichen Waagen liegen konnte – es machte ihr Mut.

Am dritten Tag aß sie nur noch zweihundert Gramm Erdnüsse in Schokolade. Man konnte sich die Erdnüsse wunderbar über den ganzen Tag aufteilen. Jede Viertelstunde durfte man eine essen, damit kam man gut über den Tag. Lena genoss das Gefühl, stark zu sein und nur diese eine Packung zu sich zu nehmen.

Ab dem vierten Tag gab es keine ungesunden Süßigkeiten mehr. Nur Magerquark mit etwas Obst und Knäckebrot. Ihr Magen rebellierte.

Sie genoss seinen lauten Protest – wie lange hatte sie keinen richtigen Hunger mehr verspürt – und irgendwann wurde sein Protest leiser.

Lena rief sich die altbekannte Kalorientabelle ins Gedächtnis, aber solche Diäten wie früher wollte sie nicht mehr machen. Sie wollte jetzt hungern, bewusst hungern. Gesund würde das nicht mehr werden, denn sie würde kaum noch Vitamine und Nährstoffe zu sich nehmen, aber das war ihr egal. Sie hatte plötzlich den Gedanken, nie wieder viel essen zu können.

Es war, als hätte sich bei ihr ein Schalter umgelegt.

Als ob ihre Essstörung jetzt wirklich einfach in die entgegengesetzte Richtung laufen könnte. Aber das machte ja nichts, fand sie. Eine Essstörung hatte sie sowieso und das Abnehmen konnte bei ihrer Figur schließlich nur gut für sie sein. Ihr ganzes Fett gab ihr geradezu die Lizenz zum Hungern.

Lena hatte das Gefühl, sich bewusst für das Hungern entschieden zu haben, endlich würde sie keine zweitrangige Essstörung mehr haben, sondern eine, die akzeptierter war und dem Schönheitsideal näherkäme.

War es wirklich bewusst? Konnte man mal eben so von einer Essstörung auf eine andere umsteigen wie von einem Zug in den nächsten? Sie wusste es nicht. Die Gedanken an ihr Essen, die Kalorien und die Zahl auf der Waage forderten, dass Lena sich mit ihnen beschäftigte. Und sie gehorchte. Aber nicht so, wie sie immer der Gier gehorcht hatte. Ihr Gehorsam hatte ein Ziel. Sie wollte endlich ihren armen Körper von der aufsässigen Fettschicht befreien. Und sie fand, dass sie jedes Recht der Welt dazu hatte.

Die Tage vergingen und Lena war selbst erstaunt, dass es funktionierte. Ihr Magen war leer und sie konnte ihr Leben mit den Gedanken ans Nicht-Essen ausfüllen.

Sie hatte ihn gefunden, endlich hatte sie ihn gefunden: den Zustand, der keinen Platz ließ für Gedanken an Sarah.

# 3. Das Loch fühlt sich gut an

Lena lief. Die Stadt flog ihr entgegen. Mittelrisalite, Segmentgiebel, Pilaster – alles strömte auf sie zu. Sie durchlief Gründerzeitfassadentunnel mit Himmeldecken. Aufwendige Kranzgesimse, Balusterbrüstungen, Volutenkonsolen – die ganze architektonische Vielfalt sauste an ihr vorbei und Altbaufenster spiegelten sekundenkurz ihre Silhouette.

Sie lief, fühlte sich leicht. Ihr Magen war fast leer, aber der Gedanke an den Apfel und die heiße Trinkschokolade, die sie zu sich genommen hatte, trieb sie. Sie lief jetzt immer. Manchmal durch die Nordstadt und manchmal durch das große Villenviertel hinauf in den Wald. Sie musste laufen. Ihr Stoffwechsel durfte nicht auf Sparflamme schalten. Und auch das bisschen Essen musste sie abtrainieren. Schließlich sollte die Fettschicht so schnell wie möglich von ihrem Körper abfallen.

Regionale Architekturgeschichte flog an ihr vorbei und Lena lief von ganz alleine. Irgendetwas in ihr trieb sie. Sie war oft unruhig, seit sie so wenig aß. Abends im Bett war sie hellwach und brauchte lange, bis sie einschlafen konnte. Morgens kam sie hingegen nicht aus den Federn und wenn sie dann aufstand, war ihr manchmal etwas schwindelig. Sie fror oft, aber das Laufen half dagegen. Und Sport war schließlich gesund.

Lena genoss den leeren Magen, dieses Loch in ihrem Bauch. Alles war besser als das Fressen und die anschließende Scham. Das Hungern fühlte sich heilig an. Sie war eine Heilige, die schwerelos durch die Straßen lief.

Viel hatte sie noch nicht abgenommen. Und noch sah man es ihr wahrscheinlich nicht an. Aber alleine das Gefühl, stärker zu sein als der Drang zu essen, gab ihr eine Leichtigkeit, die sie nie wieder missen wollte.

»Haben Sie schon einmal darüber nachgedacht, sich mit ihrer Schwester zu versöhnen, symbolisch, vielleicht durch ein Ritual?«

Sarah, Sarah, sie konnte sich gar nicht richtig auf Sarah konzentrieren. Da war das Loch in ihrem Bauch und sie musste ihm ihre Aufmerksamkeit schenken, es bändigen, damit sie nicht irgendwelchen Genüssen verfiele.

Die Therapeutin ahnte nichts. Sie sprachen ohnehin nicht über das Essen, sondern nur über Sarah. Natürlich hätte sie es der Therapeutin sagen müssen, hätte ihr erzählen müssen von dem Loch in ihrem Magen und dem Schalter, der sich bei ihr umgelegt hatte oder den sie selbst umgelegt hatte – wie auch immer.

Aber sie wollte sich das nicht kaputtmachen lassen. Sie wollte sich das Hungern nicht so schnell wieder nehmen lassen. Ein anderes Mal würde sie es vielleicht beichten. Aber nicht jetzt.

»Ich mag keine Rituale«, sagte Lena und genoss die Leere, die sich in ihr ausbreitete und die selbst das Thema Sarah leer und bedeutungslos werden ließ.

»Du musst damit aufhören.« In Gertruds trübem Blick lag ein Flehen. »Bitte. Solange du noch kannst.«

»Nein, ich werde damit nicht aufhören. Es ist viel besser als das Fressen. Es fühlt sich gut an.«

Gertrud blickte traurig auf ihr Teeglas. »Es wird sich aber nicht ewig gut anfühlen.«

Lena lächelte. Sie fand es rührend, wie die Freundin sich um sie sorgte. Dabei hätte Gertrud sich lieber mal um sich selbst sorgen sollen. Sie wirkte seit Anfang des Jahres sehr niedergeschlagen. Viel erzählte sie nicht von sich, aber Lena erahnte auch so, dass es ihr nicht gut ging, dass sie oft düstere Gedanken hatte und ihr der Strohhalm fehlte, an den sie sich klammern konnte. Lena hoffte, an den Montagabenden Gertrud wenigstens ein bisschen Strohhalm sein zu können.

»Aber ich habe Übergewicht. Da ist das Hungern doch wirklich nichts Schlimmes. Wenn ich jetzt untergewichtig wäre, okay, dann wäre es vielleicht gefährlich, aber mir kann es doch nun wirklich nicht schaden. Jeder Arzt würde mir erzählen, dass ich abnehmen muss.«

»Aber du könntest doch auch gesund …«

»Wenn ich gesund abnehmen könnte, hätte ich das doch schon längst gemacht in den letzten zwei Jahren. Nein, ich hungere jetzt und wenn ich mein Normalgewicht wiederhabe, dann höre ich auf, ganz einfach.«

Vielleicht mache ich auch noch ein bisschen weiter, dachte Lena. Sie würde so lange hungern, bis sich der letzte Doppelkinn-Rest verflüchtigt und ihre Wangenknochen sichtbar gemacht hätte.

Die Tage begannen mit der Waage, manchmal endeten sie auch mit ihr und an den Wochenenden konnte Lena es manchmal nicht lassen, sich auch mittags zu wiegen. Wenn das Gewicht nicht nach unten ging, geriet sie in Panik. Auf der anderen Seite der Zahl auf der Waage lauerte die Gier und Lena wollte ihr nie wieder in die Hände fallen.

Sie joggte schon vor der Uni. Der Antrieb in ihr, dieser Drang sich zu bewegen funktionierte – solange ihr Magen leer war und sie sich die Folgen von Bewegungsmangel genug vergegenwärtigte. Sie musste ihr Fett loswerden. Sie musste es ablaufen, viele Häuserfassaden entlang. Bis es in ihr pochte, ihr ganzer Körper ein einziges Pochen war und sie außer Puste. Würde sie mehr trainieren, könnte sie noch weiter laufen. Und schneller den Berg hoch. An den großzügigen Villen vorbei mit ihren verwunschenen Gärten, die Straße hinauf in den Wald bis zu dem alten Turm und dann viele Runden um den Sportplatz. Die Häuser mussten schneller an ihr vorbeifliegen, ihre Beine mussten sich noch kraftvoller vom Boden abdrücken, sie musste mehr Kalorien verbrauchen, mehr Fett verbrennen, sie musste leichter werden, dann könnte sie auch noch schneller laufen, sie musste die Stadt hinter sich lassen, sie musste fliegen.

Nach dem Joggen trank sie einen Liter Leitungswasser. Das füllte den Magen ganz gut. Sie vermischte es mit einer Vitaminbrausetablette. Ein zarter Orangengeschmack mit sieben Kalorien. Das gönnte sie sich. Eine Tasse Kaffee mit Süßstoff. Zum Wachwerden. Der Kaffee durfte nicht zu stark sein, sonst vertrug sie ihn nicht auf nüchternen Magen.

Seit drei Wochen hungerte sie jetzt und es kam ihr vor wie eine Ewigkeit. Sie konnte sich kaum mehr vorstellen, wie es gewesen war, so viel Essen in sich hineinzustopfen. Sie wollte auch nie wieder erfahren müssen, wie so etwas war.

Nie wieder.

Wenn sie mit dem nahrungsleeren Wasserbauch zur Uni fuhr, fühlte sie sich gut. Die anderen Menschen konnten ihr nichts anhaben. Selbst wenn sie dicht gedrängt mit ihnen in der Schwebebahn stand. Menschenmengen machten ihr nichts aus, wenn sie sich selbst so wunderbar leer fühlte. Und wenn sie dann Menschen sah, die in der Öffentlichkeit aßen – so wie sie es selbst zuvor auch oft getan hatte – dann fühlte sie sich stark und überlegen mit ihrem Loch im Bauch.

In der Uni konzentrierte sie sich darauf, das Hungergefühl hinauszuschieben, bis das Seminar begann. Dann schenkte sie ihre Aufmerksamkeit der Architektur, dachte sich in Grundrisse und Modelle hinein und versuchte ihren Magen mit Formeln, Entwurfsgedanken und einem weiteren Liter Wasser zu besänftigen.

»Kommst du mit in die Mensa?«, fragten die anderen am Mittag.

Lena lächelte. »Ich muss heute nach Erkrath zum Arbeiten und werde dort essen.«

In der S-Bahn nach Erkrath aß sie einen Apfel. Aber nicht so gedankenlos hinunterschlingend wie früher. Nein. Jeden kleinen Bissen kaute sie so lange wie möglich, versuchte, den Fruchtgeschmack voll auszukosten und nach jedem Hinunterschlucken eine Pause zu machen. Als sie den Apfel gegessen und einen halben Liter Cola light hinterhergeschüttet hatte, fühlte sie sich voll.

Im Architekturbüro gab eine Kollegin Kuchen aus. Russischen Zupfkuchen. Wahrscheinlich die Backmischung mit ekelhaft viel Butter und Kakao.

Lena lächelte. »Vielen Dank, aber ich war gerade in der Mensa.«

Als sie später die Einzelteile für einen Modellentwurf mit Sprühkleber zusammenfügte, wurde ihr von den Dämpfen etwas übel. Aber sie durfte nichts essen, es war noch zu früh. Sie trank noch mehr Wasser, dann steckte sie sich ein zuckerfreies Kaugummi in den Mund und sog den Pfefferminzgeschmack in sich. Ihr Magen knurrte. Sie durfte das Kaugummi nicht zu lange kauen, das regte den Appetit an.

Nach der Arbeit ging sie durch die Fußgängerzone zum Bahnhof. Ihr Magen rebellierte bei jedem Bäcker und jedem Supermarkt. Vor einer Bäckerei blieb Lena stehen, sah sich durch das Schaufenster die Auslagen an, vergegenwärtigte sich die Kalorien, die vielen Kalorien. Und das Fett. Wie das alles in ihrem Bauch drücken und ihr Magenschmerzen bereiten würde. Wie ein einziges Plunderteilchen die Gier zurückholen könnte. Jeder Bissen ein riskantes Unterfangen. Sie hatte das Gefühl nichts runterkriegen zu können und ging weiter.

Als sie um neunzehn Uhr nach Hause kam, hatte das Loch von ihrem Magen aus ihren ganzen Körper erfasst. Alles in ihr sehnte sich nach Essen und gleichzeitig war sie voller Stolz: eine Vitamintablette, einen Apfel, ein Kaugummi – sie wurde immer besser. Nun durfte sie sich ein Abendessen erlauben. Sie ließ sich Zeit mit der Zubereitung. Je länger sie das Essen hinauszögerte, desto länger würde es vorhalten. 250 Gramm Magerquark verrührte sie mit ganz viel Zimt. Nur Zimt, kein Zucker. Sie schnitt eine Banane hinein, eine kleine aber nur. Und dann aß sie ihre

Quarkspeise langsam über den Abend verteilt. Das langsame Essen war so viel besser als das fressanfallartige Herunterschlingen.

Alles war so viel besser ohne die Gier.

Auch wenn es einiger Anstrengung bedurfte, sie fernzuhalten und den lauernden Genüssen nicht zu verfallen. Aber diese Anstrengung war es wert.

Abends war das Frieren am schlimmsten. Wenn Lena tagsüber fror, versuchte sie sich in Bewegung zu halten, aber wenn sie abends in ihrer Wohnung saß, dann kroch die Februarkälte in ihren Körper und keine Heizung der Welt vermochte es, sie zu wärmen. Dabei war ihre Fettschicht doch eigentlich dick genug. Da sie sowieso nie einschlafen konnte, blieb sie lange auf. Baute Modelle für die Uni, plante ihr Traumhaus um, zeichnete und trank zwischendurch wärmenden Tee. Ab und zu schrieb sie Briefe an ihre Mutter, Claudi oder die Großeltern, schrieb von der Uni, von der Arbeit, von ihrem Tanzkurs – die anderen sollten wissen, dass es ihr gut ging.

Wenn sie sich dann später im Bett wälzte und sie das Loch in ihrem Magen vom Schlafen abhielt, fragte sie sich manchmal, warum sie sich in dieses unsinnige Hungern flüchtete. Sie musste ja doch zugeben, dass es anstrengend war, das flehende Loch leer zu lassen. Was tat sie eigentlich? War das wirklich eine rationale Entscheidung gewesen?

Manchmal überlegte sie, am nächsten Tag einfach in die Mensa zu gehen. Aber das konnte sie nicht mehr so leicht – ihr wurde schon bei dem Gedanken daran schlecht. Und sie wollte es auch gar nicht.

Sie wollte sich beweisen, dass sie kein Essen brauchte.

Würde sie mit dem Hungern aufhören, wäre sie wieder die dicke Lena. Sie war auch so noch die Dicke, aber sie war auf dem besten Weg, es bald nicht mehr zu sein. Auch wenn es gegen alle Vernunft war – sie musste weiterhungern. Und so wenig hatte sie doch gar nicht gegessen, oder? Sie presste die Wärmflasche fest an ihren Bauch. Eine menschengroße Wärmflasche hätte sie gebraucht: gegen das Zittern in ihrem Körper, gegen die Kälte. Aber das Frieren war egal. Sie musste es ignorieren. Denn wenn sie jetzt wieder essen würde, ginge es ihr noch schlechter, da war sie sich sicher.

Manchmal ging sie zum Bäcker und kaufte sich ein Brötchen. Dann bewahrte sie es bis zu Hause auf, dort stellte sie sich ans Fenster und teilte es schwesterlich mit den Tauben. Seit dem Erlebnis mit dem hübschen Vogel an ihrem Fenster, hatte sie öfter mal an die Tiere gedacht und ihnen ein paar Krumen hinausgeworfen. Schließlich waren es Stadttauben, die nicht viel hatten. Mit ihnen teilte sie gerne und betrachtete dabei die hübschen Tiere mit ihren rotbraunen Augen und dem schimmernden Gefieder. Meistens warf sie ihnen mehr Krumen auf das Dach des Hinterhauses, als sie sich selbst zugedachte. Aber das machte nichts. Das Füttern der Tauben löste in ihr so ein warmes Gefühl aus, dass sie sich zufrieden und satt vorkam.

Die Semesterferien kamen und ihr bot sich die Möglichkeit, in dem Erkrather Architekturbüro ein paar Stunden zusätzlich zu arbeiten, jetzt, wo sie zeitlich flexibler war. Ansonsten ließ die vorlesungsfreie Zeit die Tage strukturloser werden.

Lena gab ihnen eine neue Struktur. Eine, die von ihrem leeren Magen bestimmt war, von dessen Aufrechterhaltung und von Strategien, den Hunger zu beherrschen. Sie füllte die Freiräume mit Kontrolle. Es durfte ihr nicht mehr entgleiten. Nie mehr.

Sie fühlte sich stark.

»Auch wenn Frauen mit Essstörungen diese Frage nicht mögen, aber mir kommt es so vor, als hätten Sie ein bisschen abgenommen, kann das sein?«

Lena schluckte. Das Loch drückte gegen ihre Magenwand. Sie blickte der Therapeutin direkt in die Augen. Und lächelte.

»Schon möglich. Ich habe in letzter Zeit nicht mehr so viele Fressanfälle. Und der Stress kommt natürlich auch dazu.«

›Wie kannst du deiner Therapeutin so ins Gesicht lügen?‹, fragte das Gewissen.

›Wieso? Das war doch keine Lüge‹, sagte das Loch, ›es stimmt doch. Gut hast du das gemacht, Lena, es ist besser, wenn ich dein Geheimnis bleibe. Die Therapeutin wird dir das Loch sonst kaputtmachen. Sie wird es dir stopfen, dich mästen. Sie wird dich zurück in die Arme der Gier jagen. Und das willst du doch nicht, oder?‹

Nein, sie wollte die Gier nicht zurück. Auch wenn das Hungern ihre ganze Aufmerksamkeit forderte, auch wenn es anstrengend war, jeden Tag weniger Kalorien zu sich zu nehmen, als man durch das Joggen verbrauchte, auch wenn die Euphorie, die der leere Magen anfangs ausgelöst hatte, sich langsam wandelte, wenn aus der stolzen Leere ein trauriges Loch geworden war – sie musste weiterhungern.

Die Therapeutin äußerte sich lobend zu den Fressanfällen, die nicht mehr so häufig auftraten. Blickte auf das vergangene Jahr und darauf, was Lena schon alles erreicht hatte.

Lena schämte sich für ihre Verlogenheit. Und plötzlich bekam sie Angst. Was wäre, wenn die Therapeutin zu der Auffassung käme, dass Lena sie nicht mehr brauchte? Was, wenn sie nicht mehr kommen dürfte? Nur, weil sie nicht die Wahrheit sagte, weil sie nicht erzählte, dass sie zu hungern begonnen hatte?

Sie wollte nicht, dass diese Frau, an deren ruhiges Zuhören sie sich so sehr gewöhnt hatte, sie verließ. Sie wollte, dass diese Frau, die eigentlich eine Fremde war und aus deren Privatleben sie nicht das Geringste wusste, ihr weiter die Meinung sagte und ihr Tipps gab – auch wenn sie es oft nicht schaffte, diese umzusetzen.

Sie hätte es ihr sagen müssen. Sie hätte ihr das Hungern beichten müssen.

›Nächstes Mal!‹, schrie das Loch.

›Nächstes Mal‹, dachte Lena. Vielleicht könnte sie bis dahin noch etwas mehr abnehmen.

Der März kam und mit ihm ein weiterer Montagabend mit Gertrud. Sie bestellten Cola light und Pfefferminztee wie immer. Lena hatte für einen Moment überlegt, ob nicht ein Wasser für sie noch besser sei als eine Cola light. Aber dann hatte sie sich wenigstens das bisschen Geschmack gönnen wollen, weil sie schließlich zu Hause schon fast nur Leitungswasser trank.

Gertrud saß zusammengefallen auf ihrem Stuhl. Lena merkte, wie sie sich bemühte, Haltung zu bewahren, adrett und beherrscht im Café zu sitzen, aber es gelang ihr nicht. »Ich hätte heute beinahe nicht kommen können.«

»Wieso nicht?«

»Letzte Woche ... Ich war im *Tannenhof.*« Gertrud war mit jedem Wort leiser geworden. Zum Schluss hatte sie beinahe geflüstert.

»Oh.« Lena schluckte. Der *Tannenhof*, das war die Psychiatrie der Nachbarstadt. Die Einrichtung, über die sie hier schon viele Scherze gehört hatte. Ihre Kommilitoninnen machten sich über den *Tannenhof* ebenso lustig wie Bäckereiverkäuferinnen hinter vorgehaltener Hand, wenn ein Kunde mal etwas verwirrt war. Menschen, die anderen etwas seltsam erschienen, wurden verbal schnell in den *Tannenhof* geschickt. *Tannenhof* war ein Synonym für verrückt. Wer durchdrehte oder versuchte sich umzubringen, wurde aus der Stadt hinausgeschickt und zwei Kilometer hinter der Stadtgrenze im *Tannenhof* untergebracht.

»Was ist passiert?«

Der Kellner servierte die Getränke. Gertrud nahm ihren Tee dankbar entgegen, als habe sie nur darauf gewartet, etwas vor sich stehen zu haben, womit sie sich beschäftigen konnte. Sie gab Zucker in den Tee und verrührte ihn.

»Es war letzten Dienstag.« Sie sah Lena nicht an, sondern fixierte ihr Teeglas. »Mein Mann war nicht zu Hause und da hat meine Schwiegermutter mir mal wieder gesagt, was sie von mir hält. Sie ist bösartig, diese Frau. Richtig bösartig, das kannst du dir nicht vorstellen. Dass ich ein Nichtsnutz sei, hat sie gesagt, und ihren Sohn nicht glücklich mache. Wie froh ich sein könne, dass mein Mann mich noch nicht rausgeschmissen habe, dass ich ihr Haus und alles noch genießen dürfe. Eigentlich hätte ihr Sohn sich schon längst ... einen Anwalt ... nehmen müssen und dann hätte ich ja gar keine Chance mehr, aber ihr Sohn sei ja viel zu anständig, als dass er sich von mir scheiden ließe. Dabei habe doch jeder Verständnis, wenn er sich von so einer Schmarotzer-Frau wie mir trennen würde, das sei schon vor Jahren fällig gewesen. Hätte sie damals schon gewusst, was für eine nichtsnutzige Hausfrau ich sei, hätte sie der Hochzeit niemals zugestimmt.«

»So etwas wirft sie dir an den Kopf? Das ist ja unverschämt. Wieso hast du sie nicht rausgeschmissen? Wieso lässt du dir das überhaupt gefallen?«

»Wie soll ich sie rausschmeißen? Es ist ja ihr Haus.« Gertrud hatte aufgehört zu rühren und begann nun, ihren Tee zu löffeln. »Sie ist dann gegangen und ich war alleine. Und da habe ich gedacht, dass ich das nicht mehr aushalte. Sie wollte mich schließlich schon immer loswerden. Also sollte sie es haben.«

»Was hast du gemacht?«

»Tabletten. Und Alkohol. Dabei trinke ich sonst nie. Leider haben sie mich gefunden und ins Krankenhaus gebracht.«

»Na, Gott sei Dank.«

Gertrud zuckte mit den Schultern. »Eine Nacht im Krankenhaus, dann kam ich in den *Tannenhof*. Mir war alles egal. Ich hätte dableiben können. Alles schien mir besser, als zu meiner Schwiegermutter zurückzumüssen. Ich dachte auch, dass ich so schnell nicht wieder hinauskäme, dass sie froh sein würden, mich los zu sein.

Aber am Freitag kam mein Mann, hat einen Zettel unterschrieben und mich mitgenommen. Am Wochenende sind meine Söhne zum Essen gekommen. Wir haben ihnen nichts davon erzählt. Ich bin nach Hause gekommen und wir haben einfach nicht mehr über das Thema gesprochen. Als wäre nichts passiert. Ist vielleicht auch besser so.«

»Aber ihr könnt das doch nicht totschweigen. Vielleicht könntest du doch mal eine Therapie ...«

»Ich habe eine Überweisung bekommen zum Psychiater. Aber ich weiß noch nicht, ob ich dort hingehe. Wer weiß, was der mir für Medikamente verschreibt.«

Lena seufzte. Das Loch in ihrem Magen fühlte sich nach Gertruds Beichte an, als habe man es für immer versiegelt. Als müsse das Loch immer ein Loch bleiben und Nahrung davon ferngehalten werden.

»Wieso hast du mich nicht angerufen? Du hast doch meine Nummer.«

»Würdest du jemanden anrufen, wenn du einen Fressanfall hast? Wenn der Drang schon richtig stark ist?«

Lena schüttelte den Kopf. »Aber das ist ja auch etwas anderes.«

Sie schwiegen. Lena hätte Gertrud am liebsten geschüttelt. Vielleicht hätte sie sie anschreien müssen. Geh von deinem Mann weg, verlass ihn!

»Aber ihr könnt doch nicht einfach so tun, als sei nichts gewesen.«

Gertrud blickte kurz auf und versuchte ein Lächeln.

»Vielleicht ist es das Beste so.«

»Das kann doch alles nicht funktionieren. Wenn es dir noch mal so schlecht geht – bitte versuch mich anzurufen. Du kannst auch jederzeit ein paar Tage bei mir wohnen. Irgendwie gibt es immer eine Lösung.«

Gertrud hatte wieder begonnen, ihren restlichen Tee durch endloses Umrühren zu malträtieren. Dann hielt sie inne.

»Hungerst du noch?«

»Ja, schon.« Wieso lenkte Gertrud von sich selbst ab? Wen interessierte jetzt ihre Hungerei?

»Und? Fühlt es sich noch toll an?«

Lena schluckte. »Nein, ehrlich gesagt ist es ziemlich anstrengend. Man muss sehr wachsam sein, um die Kontrolle nicht wieder zu verlieren, aber es tut auch gut.«

»Du verrennst dich da in etwas. Du fügst deinem Körper genauso Schaden zu wie jeder andere, der hungert.«

»Na ja, aber bei mir ist es ja nicht gefährlich. An manchen Tagen esse ich ja auch etwas mehr.«

»Was verstehst du unter mehr?«

»Wenn ich nur 200 bis 400 Kalorien esse, bin ich stolz. Unter 500 Kalorien ist es auch noch okay. Aber an manchen Tagen musste ich jetzt schon 700 oder 800 Kalorien essen, weil ich mich so schlapp gefühlt habe. Da hatte ich hinterher ein total schlechtes Gewissen.«

»Und dann machst du noch Sport? Willst du dich total kaputtmachen? Du verbrauchst doch bestimmt schon ohne Sport über 2000 Kalorien.«

Was sollte das? Wieso wollte Gertrud ihr das Hungern verleiden? So etwas konnte doch nur von jemandem kommen, der nicht wusste, wie schlimm es war, zu fressen. Überhaupt wollte Gertrud wahrscheinlich nur von sich selbst und ihrer verfahrenen Situation ablenken.

Lena leerte ihr Glas, fischte die halbe Zitronenscheibe heraus und lutschte das Fleisch von der Schale ab. Sie verzog das Gesicht. »Ich weiß ja, dass es gesündere Methoden gibt, abzunehmen. Letzte Woche habe ich mir zwischendurch auch vorgenommen, etwas mehr zu essen. Ich bin sogar in die Mensa gegangen, obwohl Semesterferien sind und ich nicht hätte gehen müssen. Eigentlich wollte ich mir ein Essen gönnen. Aber dann stand ich da und es gab die Frühlingsrollen, die ich immer gerne mochte, aber ich konnte mich einfach nicht überwinden eine zu nehmen. Es ging nicht. Ich habe dann ein kleines Schälchen Möhrensalat und ein kleines Schälchen Obstsalat auf mein Tablett gestellt. Hinterher habe ich mich so voll gefühlt, als hätte ich drei Schweinshaxen gegessen.«

Gertrud schüttelte den Kopf und seufzte. »Du bist da wirklich schon hineingeraten. Das, was du da tust, das ist magersüchtiges Verhalten.«

Lena grinste. »Guck mich doch mal an. Magersucht sieht ja wohl anders aus.«

»Wow, du hast aber abgenommen! Toll sieht das aus!«

Lena zuckte mit den Schultern, als sei ihr das selbst noch gar nicht aufgefallen. Sieben Komma acht Kilo hatte sie inzwischen abgenommen. Das letzte Mal, als sie ihr aktuelles Gewicht gehabt hatte, war die Mutter entsetzt gewesen und hatte sie eine dicke Tochter geschimpft. Na ja, da wusste sie auch noch nicht, wie hoch Lenas Gewicht noch gehen konnte ... Offensichtlich kam es immer auf die Tendenz an.

»Doch, klar hast du abgenommen, das sehe ich ja wohl.« Die Mutter schloss sie in ihre Arme.

Lena schluckte. »Herzlichen Glückwunsch erst mal.«

Die Mutter seufzte. »Man wird ja eigentlich nicht so gerne ans Älterwerden erinnert. Aber gefeiert werden muss trotzdem.«

Gefeiert wurde dann auch. An der langen Tafel im Wohnzimmer mit Holger, Onkel Jürgen, Tante Sylvia und Claudi, außerdem zwei Freundinnen der Mutter und einer Nachbarin. Achim war im Referendariatsstress und in Wuppertal geblieben.

Sie stießen auf den Geburtstag der Mutter an und auf Holgers neuen Job in Frankfurt. Alle freuten sich, dass er so schnell etwas gefunden hatte, nur der Mutter wohnte ihr Sohn bald viel zu weit weg von Bielefeld. Lena wusste, dass Holger sich überhaupt nicht in der Umgebung von

Bielefeld beworben hatte, weil er keinen Wert darauf legte, in der Nähe seiner Eltern zu wohnen. Aber das musste man der Mutter ja nicht auf die Nase binden.

Alle am Tisch registrierten Lenas Figur, ihre Blicke schätzten ab, wie viele Kilos es sein mochten, sie malten ihr den Wunsch auf den Körper, dass die Tendenz nach unten anhalten möge.

Aber ihr konnte das nichts anhaben. Genauso wenig wie Sarahs Stieren vom Kamin. Niemand konnte ihr etwas anhaben. Das Loch im Bauch machte sie unangreifbar, die Leere gab ihr auf eine seltsame Art und Weise Halt.

Zum Mittagessen aß sie ein kleines Stück Putenbrust, zwei Kartoffeln, Gemüse, alles ohne Soße. Eigentlich aß sie nur die Hälfte davon. Der Rest verschwand unbemerkt in ihrer Serviette, die wiederum in ihrer Handtasche verschwand und später im Müll. Lena hätte nicht gedacht, dass andere Menschen so dumm sein konnten, aber sie merkten es tatsächlich nicht. Sie unterhielt sich die ganze Zeit während des Essens, sie lächelte, sie sprach absichtlich mit vollem Mund, damit die anderen sahen, dass sie aß. Klar mussten ihre Mutter, die Tante und Claudi registriert haben, dass ihre Portion klein war und sie keine Soße genommen hatte. Aber das Rotkehlchen vor dem Fenster bescherte Lena dann einen unbeobachteten Moment und in der anschließenden Diskussion, ob man Vögel im Winter und auch noch bis in den März hinein füttern solle oder nicht, achtete niemand mehr auf ihren Teller und die Portion, die sich innerhalb weniger Sekunden auf unerklärliche Weise minimiert hatte.

Beim Kaffeetrinken konnte sie dem Stück Obstkuchen zwar schlecht entkommen, aber Lena hielt es einfach wie ihre Tante, zelebrierte den Verzehr dieses einen Stücks eine kleine Ewigkeit lang und übertraf die Tante sogar noch in ihrem hinauszögernden Verzehrtempo.

Die Leere verkraftete das Essen gut. Schließlich hatte Lena sie am Tag zuvor ganz Leere sein lassen und sie wusste auch schon, wie sie das Festessen und den Kuchen in den nächsten Tagen ausgleichen würde.

Sie fühlte sich gut. Nein, sie fühlte sich nicht nur gut, sie fühlte sich überlegen mit ihrem Loch, das niemand sah und das sie am nächsten Tag wieder joggend durch das Villenviertel in den Wald hinauftragen würde.

Ihre Familie, die Bekannten – man konnte ihnen so leicht etwas vorspielen. Sie war die Schauspielerin und ihre Bühne war der Tisch. Auch das Tomatenbrot am Abend (ohne Butter natürlich) trug dazu bei, der Familie eine zwar bewusste, aber doch recht normale Ernährung vorzuspielen. Es war so leicht. Am nächsten Morgen würde sie einfach lange schlafen, das Frühstück verpassen und vor dem Mittagessen zurückfahren.

Das Loch triumphierte und gratulierte Lena zu dieser grandiosen Vorstellung.

# 4. Bitte pass auf dich auf

»Ich muss Ihnen etwas sagen.«

Lena hatte die Beine übereinandergeschlagen. Ihr Blick fixierte die Schuhspitze ihres Spielbeines.

»Ja?«

Die Therapeutin klang ruhig. Ein bisschen erstaunt. Gespannt vielleicht. Das Loch klang böse. Es rumorte, es drückte, als wolle es nicht verraten werden. *Petze, Petze ging in' Garten, wollt' ein Stückchen Käse haben, Käse, Käse gab es nich', Petze, Petze ärgert sich.* Lena atmete tief durch. Sie atmete die Luft bis in das Loch. Das Loch mochte Luft. Lieber als Essen. Die Therapeutin wartete.

»Ich ...« Sie biss sich auf ihre Unterlippe. Und räusperte sich. Musste das sein? Das klang so wichtigtuerisch, dabei war es wohl die Luft, die nervös aus ihrem Magen ...

Die Therapeutin wartete.

»Ich ... Ich habe Ihnen nicht erzählt, dass ich mich ab und zu mit einer anderen Frau aus der Essstörungsgruppe treffe. Sie heißt Gertrud.«

Das Loch grinste. *Okay, keine Petze, ich nehme alles zurück.*

»Nein, das haben Sie nicht erzählt.« Die Therapeutin zog verwundert die Augenbrauen hoch. »Warum nicht? Finden Sie das schlimm?«

Lena zuckte mit den Schultern. »Es hat sich bisher nicht ergeben. Und ich dachte, weil es Gertrud schlechter geht als mir, fänden Sie das vielleicht nicht gut für mich.«

»Finden Sie es denn gut für sich?«

»Eigentlich schon, Gertrud ist so etwas wie eine Freundin geworden. Obwohl sie vom Alter her meine Mutter sein könnte.«

»Aber?«

»Wieso aber?«

»Nach einem Eigentlich kommt meistens ein Aber.«

Lena verspürte plötzlich das dringende Bedürfnis nach einer Toilette. »Das stimmt. Gertrud geht es in letzter Zeit sehr schlecht und das zieht mich runter. Denn sie will sich nicht helfen lassen. Und das ist so schwer zu ertragen.«

Plötzlich strömte es aus ihr heraus. Gertruds traurige Ehe, ihr Suizidversuch, ihre Angst vor Anwälten. Bröckchenweise platzte es aus ihr hervor, fügte sich zu größeren Stücken und zu einer Geschichte. Gertruds Geschichte.

Erst jetzt merkte sie, wie sehr es sie belastet hatte, mit niemandem über die Freundin zu sprechen. Gertrud hatte Lena ihr Geheimnis aufgeladen und ihre Probleme. Vielleicht war es zu schwer gewesen für sie, die momentan genug mit sich selbst zu tun hatte. Denn jetzt merkte sie auf einmal, wie erleichternd es war, ihre Therapeutin an Gertruds Problemen teilhaben zu lassen, ihr schweres Wissen mit einem anderen Menschen zu teilen. Sie hatte immer nur gedacht, dass es für Gertrud sehr belastend sein musste, so alleine mit ihren ganzen Problemen zu sein. Dass es sie selbst auch belastete, war ihr gar nicht aufgefallen.

»Ihr Mitgefühl in Ehren, Lena, aber Sie sind nicht die barmherzige Samariterin. Sie können sich nicht auch noch die Probleme von anderen aufhalsen, Sie haben selbst genug.«

Lena erschrak. Wusste die Therapeutin vielleicht? Nein, sie konnte ja gar nicht wissen, dass sie hungerte. Aber wieso meinte sie, Lena hätte selbst genug Probleme, wo sie sie doch neulich noch wegen der nachlassenden Fressanfälle gelobt hatte? Wegen einer toten Schwester oder ein bisschen Stress mit den Eltern etwa? Waren das Probleme? Ihr schienen sie weit weg. Sie hatte keine Zeit, sich mit solchen Dingen auseinanderzusetzen. Das Loch brauchte ihre ganze Aufmerksamkeit, denn die Gier konnte überall lauern und Lena musste sich ihre Leere bewahren. Da blieb keine Zeit, um über anderes nachzudenken.

»Was soll ich denn machen? Seelenruhig zusehen, wie Gertrud sich umbringt?«

»Das Problem ist ...« Die Therapeutin machte eine kurze Pause. »Sie können einem Menschen nur dann helfen, wenn er sich helfen lassen will.«

»Das ist es ja. Ich kann sie nicht überreden, dass sie sich Hilfe holt.«

»Genau das ist der Punkt. Sie können ihr vorschlagen sich Hilfe zu holen, sie können ihr auch unsere Telefonnummer geben, ihr anbieten, hier mal zur Beratung zu kommen oder sich an eine andere Stelle zu wenden. Sie können ihr das auch mehrmals vorschlagen. Aber wenn sie selbst das nicht will, dann können Sie ihr nicht helfen. Dann müssen Sie sich abgrenzen und auf sich selbst achtgeben.«

Lenas Augen glänzten. Irgendwo dahinter waren die Tränen, aber ihre Augen wurden nicht einmal richtig feucht. Sie konnte nicht weinen. Und hätte es sich auch nie verziehen, wenn sie vor ihrer Therapeutin geweint hätte. Das wäre ihr viel zu peinlich gewesen.

»Aber sie ist meine Freundin, verstehen Sie das nicht?«

»Doch, ich verstehe das schon.« Sie hielt einen Moment inne. »Aber Hilfe annehmen muss sie nun mal alleine. Und wenn sie, wie Sie sagen, nur montagabends in die Stadt kommt, da haben auch keine Beratungsstellen mehr auf. Sie könnten vielleicht mal mit der Beraterin der Gruppe in der Frauenberatung sprechen. Vielleicht kommt die an sie heran, die kennt sie schließlich schon länger. Unter gewissen Umständen kann man jemanden, der suizidal ist, natürlich auch zwangseinweisen, die Frage ist nur, ob demjenigen damit geholfen ist.«

»Mit der Beraterin aus der Essstörungsgruppe könnte ich zwar reden, aber ich habe auch Angst, dass Gertrud sich dann hintergangen fühlt. Ich bin doch ihre einzige Vertraute und ich will das nicht gefährden, denn dann hätte sie ja gar keinen mehr.«

»Lena, Sie halsen sich da eine Verantwortung auf, die kann kein Mensch tragen. Sie haben selbst Probleme, Sie können sich nicht vollkommen für diese Frau aufopfern.«

»So ist es ja gar nicht. Das ist auch gegenseitig. Gertrud hilft mir auch und sagt mir mal gehörig die Meinung, wenn sie findet, dass mein Verhalten symptomatisch ist.«

»Ja wunderbar, jeder macht sich Sorgen um den anderen und keiner kümmert sich um sich selbst?«

Lena zuckte mit den Schultern. Ja, so war es wohl.

»Es ist ja schön, dass Sie sich umeinander sorgen, aber Sie sind beide in erster Linie für sich selbst verantwortlich. Es scheint ja auch erst einmal einfacher zu sein, sich mit den Problemen anderer auseinanderzusetzen anstatt mit den eigenen. Aber so kommen Sie beide nicht weiter. Ich kann und will Ihnen nicht verbieten, diese Freundin zu treffen, aber Sie müssen ihr klarmachen, dass sie nicht alles bei Ihnen abladen kann, dass sie sich selbst Hilfe holen muss.«

Lena seufzte innerlich. Wie um alles in der Welt sollte sie Gertrud dazu bringen, sich Hilfe zu holen? Ohne ihr zu nahe zu treten, sie zu verletzen? Sie hatte es doch schon so oft versucht. In ihrem Magen rumorte es.

Vielleicht hätte sie doch besser das Loch verpetzen sollen. Das wäre einfacher gewesen.

Eine Jeans, die ihr zuletzt zu eng gewesen war, passte wieder. Ihr Lieblingsshirt spannte nicht mehr. Und ihre Winterjacke ging wieder zu, ohne dass sie sich vorkam wie eine Presswurst. Es fühlte sich richtig an. Auch wenn sie sich an manchen Tagen zu schwach fühlte, um zu joggen, und ihre Faulheit verfluchte. Auch wenn sie ständig wachsam sein musste, um die Kontrolle nicht zu verlieren. Es war anstrengend, aber die Vorstellung ging weiter.

Sie lud Henrike zum Tee ein, sie ging mit Achim und Yvonne ins *Luisen-Café*, sie tanzte mit Björn durch die Spiegel und dachte an die Kalorien, die sie durch das Tanzen verbrannte.

Das Loch applaudierte.

Und ihre Schauspielkunst wurde immer besser. Ihr Lieblingsstück hieß ›Heile Welt‹. Selbst Achim klopfte ihr auf die Schulter und sagte: »Offensichtlich geht es dir besser, das freut mich.« Lena lächelte.

Dicksein war die Lizenz zum Hungern.

Es war egal, auf welche Weise sie abnahm, ob sie sich damit quälte, ob es ihr gut oder schlecht ging. Sie konnte sich verhalten wie eine Magersüchtige, sie konnte ihren Körper quälen, malträtieren – solange ihr Gewicht in die richtige Richtung ginge, würde man ihr dafür auf die Schultern klopfen.

Es funktionierte. Lena funktionierte. Ihr Essen, ihre Arbeit – sie hatte alles unter Kontrolle. Das Leben war eine Bühne und sie trug eine Maske. Sie war die Regisseurin dieses Stücks und hatte die Fäden in der Hand. Der Applaus war ihr sicher. Nur zeitweise empfand sie das ganze Theater als unheimlich anstrengend.

Manchmal stand sie einfach am Fenster und sah den Tauben zu. Sie hatte inzwischen gelesen, dass Brot zu viele Kohlenhydrate und zu viel Salz für Tauben enthielt, deshalb kaufte sie ihnen jetzt Samen und Körner. Ab und zu landeten ein paar Sonnenblumenkerne oder Dinkelkörner in ihrem eigenen Mund, wenn sie das Hungern sonst gar nicht aushielt, aber dann machte sie sich klar, dass die Stadttauben viel weniger Essen als sie hatten, und gab dann doch wieder das meiste den Vögeln.

Sie liebte es, ihre Landeanflüge auf die Dächer zu beobachten, ihr Tummeln um die Körner, ihr Picken und hinterher ihr zufriedenes Schwingen in die Lüfte.

Ab und zu hatte sie Angst, dass Nachbarn sich beschweren würden, aber die Fenster der gegenüberliegenden Häuser waren recht weit weg und auch die Nachbarhäuser verfügten kaum über Balkone, die einen längeren Blick auf die Szenerie ermöglicht hätten. In vielen der

Gründerzeithäuser waren die repräsentativen Wohnräume zur Straßenseite gelegen, nach hinten raus befanden sich eher Schlafräume oder das nachträglich eingebaute Badezimmer. In den Gärten zwischen den Hinterhäusern war im Sommer zwar manchmal etwas los, aber dann waren die Bäume so nett, mit ihrem Grün den Blick auf Lena und die Tauben zu versperren.

Ein paar Körner ließ Lena immer auf ihrer Fensterbank liegen. Oft kam eine einzelne Taube und pickte sie weg. Wenn Lena sie in dem Moment zu Gesicht bekam, stellte sich oft heraus, dass es die hübsche Taube mit den zwei Zehen war, die sie damals gezeichnet hatte.

Gertruds Blick war trüb, sie wirkte müde und abgekämpft. Ihr sei etwas komisch von den Medikamenten, die ihr der Psychiater verschrieben habe, hatte sie gesagt. Lena atmete auf. Immerhin war Gertrud beim Arzt gewesen.

»Gut, dass du da warst. Hat er dir auch zu einer Therapie geraten?«

»Nein, er meinte, wir würden es erst einmal mit dem Medikament versuchen.«

»Geht es dir denn besser?«

Gertrud zuckte mit den Schultern. »Zurzeit kommt mir eher alles seltsam vor. Ich kann nicht sagen, ob das besser oder schlechter ist. Seltsam auf jeden Fall. Ein bisschen unwirklich.«

Lena umfasste ihr Teeglas mit beiden Händen. Heute hatte sie etwas Warmes bestellt, weil ihr so kalt gewesen war. Das Frieren war das Schlimmste am Hungern, aber sie versuchte, es zu ignorieren.

»Gertrud, ich habe Angst um dich.«

Die Freundin lächelte. Es war ein seltsames Lächeln, maskenhaft, ein bloßer Einsatz der Gesichtsmuskeln. »Du sollst dir keine Gedanken um mich machen. Kümmere dich lieber um dich selbst. Du bist total blass, das Hungern tut dir nicht gut.«

»Genau das ist es. Du machst dir Sorgen um mich, ich mache mir Sorgen um dich und beide wollen wir uns nicht helfen lassen. So ist es doch, oder?«

»Ja, so ist es wohl. Aber du bist wirklich blass. Und du bist noch so jung. Ich möchte nicht zusehen, wie du dich kaputtmachst und das Hungern auch noch verherrlichst.«

»Gertrud, du redest schon wieder nur von mir. Denk doch bitte einmal an dich. Dir geht es nicht gut und du machst dich doch genauso kaputt. Ich habe wenigstens meine Therapeutin, aber wer außer mir hört dir zu? Ich mache mir wirklich Sorgen und es wäre mir wohler, wenn du auch einen Therapeuten hättest.«

»Und was soll mein Mann dazu sagen? Der denkt doch, dass ich jetzt ein Medikament bekommen habe und damit alles wieder in Ordnung geht.«

»Du nimmst das aber nicht mal eben zehn Tage lang wie ein Antibiotikum und dann ist es gut. Das muss deinem Mann doch auch klar sein, oder? Außerdem solltest du darauf hören, was du brauchst – unabhängig davon, was dein Mann oder deine Schwiegermutter dazu sagen könnten.«

»Vielleicht hast du ja recht. Aber trotzdem ...«

»Du könntest doch mal mit der Beraterin aus der Frauenberatung sprechen, vielleicht kann die dir helfen. Vielleicht kannst du mit ihr nach der Essstörungsgruppe reden und dein Mann holt dich etwas später vom Nähkurs ab, weil ...«

»Weil wir als Gemeinschaftsarbeit eine große Patchworkdecke nähen und das länger dauert?«

»Ja, genau.«

Gertrud schien zu überlegen und wendete den Teelöffel in ihrer Hand hin und her. Dann richtete sie sich etwas auf und suchte Lenas Blick.

»Wie wäre es, wenn ich nach dem nächsten Gruppentermin mit der Beraterin spreche, und du dafür deiner Therapeutin erzählst, dass du seit einiger Zeit hungerst?«

Lena schluckte. »Das ist nicht fair.«

»Wieso nicht?«

»Weil ... Ach, ich weiß auch nicht.« Lena fixierte ihr Teeglas.

Sie wollte das Loch nicht verraten.

Aber sie wollte, dass Gertrud Hilfe bekam. Seufzend blickte sie auf. »Also gut, du redest mit der Beraterin und ich mit meiner Therapeutin – abgemacht.«

Das Loch wurde anstrengend. Dabei hatte es sich am Anfang so gut angefühlt. Doch seit ein paar Tagen merkte Lena, wie sehr die Leere an ihr zehrte. Wenn sie morgens aufstand, verspürte sie ein Kribbeln in den Beinen, so als seien sie über Nacht schlecht durchblutet gewesen. Manchmal war ihr schwindelig und der Schwindel hielt oft den halben Tag lang an.

Das Frieren war die reinste Folter. Sie hatte immer gedacht, dass man bei so einer Fettschicht gar nicht richtig frieren könnte, aber sie fror, als ob es nie wieder einen Sommer gäbe, dabei war der Frühling recht mild.

Tagsüber schleppte sie sich müde und kraftlos durch ihr Leben, nachts lag sie wach, weil der Hunger sie nicht einschlafen ließ. Manchmal war ihr übel vor Hunger, manchmal konnte sie sich kaum konzentrieren und manchmal hatte sie das Gefühl, dass sie sich in einer Art Dämmerzustand befand, in dem nur wenige Gedanken außer Essen und Kalorien Platz fanden. An manchen Tagen fehlte ihr zum Joggen die Kraft. Dann zwang sie sich. Sie quälte ihren Körper hinauf in den Wald und war wütend auf ihn, weil er sich nicht so schnell und fließend bewegte wie sonst.

Diese ständige Kontrolle über sich selbst und über das eigene Essverhalten war anstrengend. Sie musste die Kontrolle kontrollieren. Immer. Sie durfte ihr nicht abhandenkommen. Anfangs hatte die Kontrolle sie stark gemacht. Jetzt fühlte sie sich manchmal nur noch elend.

Wieso tat sie sich das an? Wieso aß sie nicht einfach wieder? Zehn Kilo hatte sie inzwischen abgenommen, jetzt konnte sie doch aufhören. Aber etwas in ihr wusste längst, dass es sich verselbstständigt hatte, dass nicht mehr sie das Hungern, sondern das Hungern sie in der Hand hatte.

Es tat gut, dass wenigstens die Tauben immer für sie da waren. Und sie für die Vögel. Manchmal überraschte sie sie mit neuen Samen und Körnern. Vielleicht waren ihre Tauben, die vielleicht zuvor in der Fußgängerzone hatten nach Pommes- und Dönerresten suchen müssen, inzwischen zu Feinschmeckern geworden. Mittlerweile kaufte sie richtiges Vogelfutter, weil somit nicht die Gefahr bestand, dass sie selbst davon aß und zunahm. Sie hatte einen neuen Beutel besorgt, ging damit zum Fenster und öffnete es vorsichtig. Nur eine Taube saß auf dem Flachdach des Hinterhauses gegenüber. Stolzierte zufrieden über die graue Dachpappe. Und schien mit sich und der Welt zufrieden zu sein. Sie lahmte nicht, auch nicht leicht, es war also nicht ihre Lieblingstaube, aber deren Haltung war ebenso erhaben.

Lena wollte gerade den Beutel öffnen, als die Taube plötzlich unruhig wurde, im selben Moment kam ein braunes Etwas von der Seite geschossen, stürzte sich auf die Taube, erwischte sie, es war ein Greifvogel, der die Taube packte, krallte, und mit der Beute auf einem anderen Hinterhausdach landete.

Erschrocken wandte Lena ihren Blick ab, schloss den Beutel, ihre Hände zitterten. Sie atmete tief durch, dann sah sie wieder aus dem Fenster. Die arme Taube! Sie hatte Blut am Hals, vielleicht hatte er ihr das Genick gebrochen, er hockte über ihr, hatte seine gelben Krallen in ihrem Körper verankert und begann nun, ihre Federn zu rupfen. Es war wohl ein junger Habicht mit seinen gelben Augen und braunem Gefieder. Früher hatte sie mit ihren Großeltern häufiger die Adlerwarte besucht. Sie erinnerte sich, dass der Großvater ihr auch manchmal auf Spaziergängen die Merkmale von Greifvögeln in freier Natur erklärt hatte. Und Habichte hatten gelbe Augen, mit denen sie ihre Beute erspähten, und gelbe Krallen, mit denen sie sie töteten, das hatte sie sich gemerkt.

Lena schluckte. Kleine helle Federn wehten über das graue Dach und der Habicht rupfte weiter seine Beute. Am liebsten hätte Lena einen großen Stein genommen und nach ihm geworfen. Wie konnte er es wagen, eine von ihren Tauben zu erlegen?

Die kleinen grau-weißen Federn verteilten sich über das Dach und ein Windstoß trug sie in den Hinterhof, so als habe jemand sein Kopfkissen ausgeschüttelt. Der Habicht pickte und rupfte an der Taube herum, vielleicht schlang er auch schon ihr Fleisch hinunter. Zwischendurch blickte er sich wachsam um, so als könne ihm noch jemand seine Beute streitig machen.

Schließlich hob er seine Schwingen und trug die Taube davon, er hatte sich in ihre Schultern gekrallt, sie hing schlaff herunter und er verschwand hinter einem Dachvorsprung und damit aus Lenas Blick. Ihr schauderte.

Als Lena bei ihrer Therapeutin saß, hatte sie eiskalte Hände, vor lauter Aufregung fiel ihr das Atmen schwer und ihr Herz pochte bis in den fast leeren Magen, wo das Loch hämisch lachte. Sie fror. Draußen probierten erste Apriltage die Wärme der Sonne aus, aber Lena fror.

»Ich muss Ihnen schon wieder etwas sagen.«

Sie blickte vorsichtig zur Therapeutin hinüber. Deren Gesichtsausdruck war neutral und Lena fragte sich, ob Therapeuten in ihrer Ausbildung lernten, wertfrei zu gucken und Emotionen aus ihrer Mimik fernzuhalten. Höfliche Unverbindlichkeit saß ihr gegenüber und doch lag irgendetwas in der Haltung der Therapeutin, das ihr das Gefühl gab, einer interessierten Zuhörerin gegenüberzusitzen, bei der ihre Geheimnisse gut aufgehoben waren.

»Ich habe Ihnen neulich nicht die ganze Wahrheit gesagt, als Sie mich gefragt haben, ob ich abgenommen hätte. Es stimmt zwar, dass die Fressanfälle nachgelassen haben, aber die ganze Wahrheit ist ..., dass ich fast gar nichts mehr esse.«

»Wieso haben Sie das nicht schon früher erzählt?«

Lena blickte zu Boden. »Ich hatte Angst, dass Sie es mir verbieten. Es fühlte sich anfangs so gut an. Ich dachte, alles sei besser als das Fressen zuvor. Das Abnehmen ist auch toll, aber ich habe Angst, dass ich den Hunger nicht mehr beherrschen kann, dass mein Körper sich weiter auflehnt und mich wieder zum Essen zwingt. Ich habe solche Angst vor der Esssucht, ich will nicht wieder dahin zurück.«

»Sie erwarten jetzt aber nicht von mir, dass ich Sie in Ihrem magersüchtigen Verhalten unterstütze, damit Sie nicht zurück in die Esssucht fallen? Wissen Sie, dass es auch mit Normal- und Übergewicht gefährlich und selbstschädigend ist, zu hungern?«

»Na ja, aber Übergewicht ist ja auch nicht gesund.«

»Aber kein Grund, Ihrem Körper wichtige Nährstoffe zu verwehren. Außerdem wissen Sie doch, wo das hinführt. Ich habe eine Klientin, die hat Angst, dass sie vom Lecken an einer Briefmarke ein Kilo zunimmt. Wollen Sie dahin? Wie sind Sie überhaupt darauf gekommen?«

Lena erzählte von den Magersüchtigen in der Essstörungsgruppe, von ihrer Feststellung, eigentlich gar keinen Hunger zu haben, von ihrem Wunsch, eine für ihre Familie akzeptable Essstörung verbunden mit einer akzeptablen Figur zu erreichen, von dem Kommentar der Mutter an Sarahs Geburtstag und davon, dass es auf einmal funktioniert hatte mit dem Wenigessen.

»Kann es sein, dass Sie vielleicht auch unsere Gespräche über Ihre Schwester zu sehr belastet haben?«

Lena zuckte mit den Schultern. »Glaube ich nicht. Seit ich hungere, ist Sarah mir ziemlich egal.«

»Ja, eben. Vielleicht war das ein Ablenkungsmanöver? Vielleicht war es zu früh für das Thema? Zu viel auf einmal?«

Lena seufzte. Dass Therapeuten immer gleich überall so viel hineininterpretieren mussten.

Das Loch war still. Wahrscheinlich fühlte es sich verraten. War beleidigt. Und sie eine Verräterin. Nun war es raus. Ließ sich ein verratenes Loch aufrechterhalten? Lena hoffte es.

Sie wusste nicht, wie die Therapeutin das geschafft hatte, aber sie hatte ein schlechtes Gewissen. Was tat sie ihrem Körper an? Wenngleich er noch immer übergewichtig war, er hatte es nicht verdient, dass sie ihm so vehement Essen verwehrte. Und die Therapeutin hatte es nicht verdient, dass Lena sie so lange belogen hatte. Sie hatte das Gefühl, etwas gutmachen zu müssen. An ihrem Körper, an der Therapeutin. Sie würde jetzt einfach essen. Ja, das würde sie tun. So wie jeder normale Mensch. Das konnte doch nicht so schwer sein. Und auch nicht sofort wieder dick machen. Und wenn doch? Sie musste jetzt sofort eine Mahlzeit essen. Bevor sie es sich anders überlegte.

Der *›Pavillon‹* war ganz in der Nähe. Lena bestellte eine Cola light, und als sie im gleichen Atemzug den vegetarischen Reisauflauf orderte, wurde ihr schon ganz anders. Aber sie wollte es ihrem Körper gönnen. Sie musste. Das Hungern durchbrechen, hatte die Therapeutin gesagt. Aber sie konnte doch jetzt nicht einfach damit aufhören. Einfach wieder essen. Nur eine normale Mahlzeit. Einmal war keinmal.

Lena fand es komisch, alleine mit einer Kerze an einem dunklen Holztisch zu sitzen und auf ein Essen zu warten, vor dem sie sich fürchtete. Es war noch früh am Abend und die umliegenden Tische nur zum Teil besetzt. Durch die großen Scheiben der Kneipe konnte sie die Bundesstraße sehen. Und von der Bundesstraße aus konnte man sie sehen, wie sie dort an dem Tisch saß. Vielleicht sah sie von draußen aus wie ein großes, trampeliges Riesenbaby. So fühlte sie sich zumindest; auch wenn sie abgenommen hatte, empfand sie sich noch immer als zu viel. Zu viel an diesem Ort.

Der ›*Pavillon*‹ war früher Autosalon, Werkstatt und Tankstelle gewesen und zu Disco und Kneipe umgebaut worden, das wusste sie von ihren Kommilitonen, die häufiger hierherkamen und jedes Mal von ihr darum beneidet wurden. Nun war sie endlich einmal selbst hier. Wenn auch alleine. Mit einem Loch im Magen und der Angst vor einem Auflauf, mit dem sie es füllen wollte. Sie blätterte ein Stadtmagazin durch und nippte von ihrer Cola light. Als der Auflauf kam und seinen Duft verströmte, verzehrte sich das Loch nach ihm. Ja, Lena merkte auf einmal, dass sie Hunger hatte. Wirklichen Hunger. Sie nahm ihre Gabel, hob den überbackenen Käse hoch und schob ihn ein Stückchen zur Seite. Darunter Reis und Gemüse. Dampfend heiß. Sie nahm etwas auf ihre Gabel und probierte vorsichtig. Es schmeckte. Leider – Gott sei Dank – es schmeckte.

Wie lange hatte sie schon keine warme Mahlzeit mehr gegessen? Sie wusste es nicht. Zwei Monate mussten es mindestens sein. Es war ein wohliges Gefühl von Wärme, das sich mit jedem Bissen in ihr ausbreitete. Sie aß. Ungewohnt war es geworden. Sie dachte an die Kalorien und das Fett. Der Auflauf erschien ihr als Delikatesse nach den Leitungswasser-, Magerquark-, Knäckebrot- und Apfelzeremonien der letzten Wochen. Das Sättigungsgefühl meldete sich ziemlich schnell. Vielleicht war ihr Magen schon kleiner geworden und vertrug nicht mehr so viel auf einmal. Aber sie konnte doch nicht. Was würde der Kellner denken? Es schmeckte ihr schließlich. Und es war doch nur dieses eine Mal. Sie aß Gabel für Gabel und fühlte sich endlich nach langer Zeit mal wieder warm. Die überbackene Käsehaut ließ sie wie ein abgelegtes Kleid zurück in der Auflaufschale. Reis und Gemüse hatten das Loch gefüllt.

Lena zahlte und machte sich auf den Nachhauseweg. Als sie an der Schwebebahnstation stand, spürte sie das Drücken gegen ihren Magen. Erbärmlich drückte, stach und rumorte das Essen in ihrem Bauch. Hinterhältig erschien es ihr, dass es gleich so einen Aufstand machte, obwohl sie sich endlich einmal etwas gegönnt hatte.

Sie hätte es nicht tun dürfen.

Magendrücken. Magenrumoren. Magenzerbersten stand vielleicht kurz bevor. Wie hatte sie so schwach werden und einfach den Auflauf essen können? Was brachte ihr die Wärme, wenn man in ihren Magen hundert schwere Steine genäht hatte, als sei sie der böse Wolf? Der Gedanke, dass sie das ganze Essen nun verdauen sollte, dass sie diesen Prozess abwarten musste, ekelte sie an. Sie war eine Versagerin.

Morgen Hungern! Morgen Hungern! Morgen Hungern! Das Loch wollte wieder Loch sein – und Lena schlank.

Die S-Bahn hing in Gruiten fest. Personenschaden. Lena seufzte. Sie hatte im Architekturbüro extra etwas eher Schluss gemacht, um pünktlich zur Essstörungsgruppe zu kommen. Heute war Gertrud dran. Lena hatte ihren Teil der Abmachung erfüllt und der Therapeutin vom Hungern erzählt. Nun musste Gertrud mit der Beraterin sprechen. Hoffentlich traute sie sich.

Die Weiterfahrt des Zuges verzögerte sich auf unbestimmte Zeit. Blöde Bahn! Lena starrte nervös auf die zerschlissenen braunen Ledersitze ihr gegenüber. Sie blickte zu den anderen Fahrgästen. Regungslose Mienen, genervte Mienen. Personenschaden – na toll, das würde dauern. Aber im Grunde genommen konnte die Bahn ja gar nichts dafür, wenn sich lebensmüde Menschen vor den Zug warfen. Die Lokführer taten ihr leid. Schließlich gab es andere Methoden, bei denen man hinterher nicht den zerstückelten Körper von den Gleisen kratzen musste. Sich vor den Zug zu werfen und andere Menschen dadurch mit hineinzuziehen fand Lena rücksichtslos. Und sie würde jetzt nur wegen eines Egoisten zu spät kommen. Dabei wollte sie extra etwas früher da sein, um Gertrud Mut machen zu können. Um ihr zu erzählen, dass sie ihren Teil der Abmachung bereits erfüllt hatte.

Stehende Züge hatten etwas Unerträgliches. Bewegungsloses. Verzweifeltes. Personenschaden war ein ziemlich abstraktes unsentimentales Wort dafür, dass sich irgendwo auf der Strecke gerade jemand das Leben genommen hatte. Vielleicht waren es ja auch nur mal wieder Jugendliche, die sich für eine Mutprobe an die Zugtüren gehängt hatten und zwischen Bahnsteig und Waggon geraten waren. Was immer es war, sie wollte jetzt endlich weiterfahren. Dummerweise waren S-Bahnen immer die Letzten in der Kette, mussten erst die Fernzüge und dann die Regionalzüge vorbeilassen, bevor sie selbst fahren durften. Sie hatte keine Wahl gehabt, in Erkrath hielten nur S-Bahnen. Wenn der Zug jetzt weiterführe, hätte sie zumindest noch eine geringe Chance pünktlich zu kommen. Blöde Person, blöder Schaden. Wer sich das Leben nehmen wollte, doch bitte nicht auf diese erbärmliche Weise.

Gertrud wartete sicher schon auf sie. Und Lena wollte nicht weiter die überquellenden Mülleimer, die Kratzer an den Scheiben und die Eddingkritzeleien auf den Sitzen betrachten. Zumal Langeweile auch die Gedanken an Essen förderten. Nein, sie hatte keinen Hunger, das war nur Einbildung. Die fünf trockenen Scheiben Knäckebrot, der Apfel und der Magerquark mussten reichen. Ein Ruck. Endlich setzte sich der Zug in Bewegung. Sie atmete auf.

Den Weg vom Bahnhof zur Frauenberatung lief sie. Seit sie joggte, fand sie, dass die Welt leichter zu ertragen war, je schneller sie an ihr vorbeiflog. Als sie die Beratungsstelle erreichte, war sie nicht aus der Puste. Sie war im Training.

Klingeln. Der Türsummer. Die Hand am vertrauten Treppengeländer, die Stufen lösten keine Angst mehr aus, die Beraterin lächelte.

»Schön, dass du da bist. Wir sind heute ganz viele.«

Lena nickte. Viele. Nur wenige wären ihr lieber gewesen wegen Gertrud. Die Beraterin musste danach für Gertrud Zeit haben, sie musste einfach. Lena hängte ihre Jacke an die Garderobe, ging in den Raum und grüßte in die Runde. Der Stuhlkreis war groß, Gertrud noch nicht da. Hatte sie sich auch verspätet? Oder war sie zu feige mit der Beraterin zu sprechen?

Lena setzte sich auf einen freien Stuhl. Bekannte und neue Gesichter, aber sie wartete nur auf das Klingeln, das endlich Gertruds Kommen ankündigte.

Es klingelte nicht. Vielleicht hatte ihr Mann ihr die Lüge mit der Patchworkdecke als Gemeinschaftsarbeit nicht abgenommen? Vielleicht war sie krank? Oder wirklich zu feige?

»Dann fangen wir mal an. Oder kommt noch jemand?«

Lena schwieg. Jetzt war sie sauer auf Gertrud. Sie hatten eine Abmachung. Ihr war es auch nicht leichtgefallen, der Therapeutin vom Hungern zu erzählen. Nun war Gertrud dran. Wäre dran gewesen. Die neuen Gesichter interessierten sie nicht. Es war ja doch immer das Gleiche. Hungern. Fressen. Kotzen. Sich die Seele aus dem Leib.

Als die Vorstellungsrunde bei ihr ankam, sprach sie nur von Essstörung. Das ging die anderen doch nichts an, ob sie fraß oder hungerte. Vielleicht würde es ja doch noch klingeln. Vielleicht ... Es klingelte nicht. Lena dachte an Gertrud, an ihre Abmachung und daran, wie sie ihr am nächsten Montag im *Café Engel* gegenübertreten sollte. Sie wusste es nicht.

Die Essstörungsunterhaltungen der anderen schlabberten ebenso an ihr vorbei wie die Geschichte, die die Beraterin vorlas (irgendwas mit einem Fisch, der sich *Schönheitsidee-Aal* nannte, weil er sein Aussehen für das einzig legitime hielt). Bla bla bla, das Schönheitsideal ist schuld und macht uns ja alle so kaputt. Warum war Gertrud so feige? Lena wünschte sich raus aus diesem Raum, weg von diesen Gesprächen, die sich ja doch immer nur um das Gleiche drehten und hin zu ... Ja, wohin eigentlich? Sie wusste es nicht. Irgendwohin. Vielleicht dorthin, wo sie in Ruhe ihr Loch beherrschen und mit Wut auf Gertrud füllen konnte.

Lena hatte sich den Dienstag für Architekturentwürfe reserviert. Nun waren die Semesterferien schon fast vorbei und sie hatte das Gefühl, sie gar nicht richtig genutzt zu haben. Die Tage waren vorbeigeschlabbert, sie hatte gehungert und die Welt war an ihr vorbeigeflogen. Sie breitete ihre Pläne auf dem Boden aus, stellte ihr Arbeitsmodell daneben und betrachtete ihre Raumvisionen.

Gertrud würde nicht anrufen und sich entschuldigen, das wusste Lena. Sie hatte noch nie angerufen. Und es ärgerte Lena, dass sie nun bis zum nächsten Treffen im *Café Engel* auf eine Erklärung warten musste. Sie holte Transparentpapier, legte es über die Pläne und zeichnete eine alternative Raumaufteilung.

Dann nahm sie ihren Taschenrechner zur Hand. Sie wollte die Quadratmeter neu errechnen, aber plötzlich erwischte sie ihre Finger dabei, wie sie ganz andere Zahlen in den Taschenrechner eintippten und ihren BMI ausrechneten. Sie hatte sich schon um zwei BMI-Punkte verbessert, aber leichtes Übergewicht hatte sie noch immer. Sie rechnete den Gewichtsbereich aus, den der BMI bei ihrer Größe als normal definierte, dann forderte sie vom Taschenrechner ihr Normal- und Idealgewicht nach der Broca-Formel.

Die Digitalanzeige spuckte ihr Zahlen aus, die von den morgendlichen Ziffern auf ihrer Waage weit entfernt waren. Lena rechnete trotzdem weiter. Es war ein sinnloses abstraktes Rechnen, aber es füllte die Zeit ebenso wie die

Kalorien- und Nährwerte, über die sie sich anschließend das Gehirn zermarterte.

Die Architekturpläne protestierten, aber Lena hörte sie nicht, sondern rechnete weiter. Body-Mass-Index gleich Körpergewicht in Kilogramm durch Größe in Metern zum Quadrat. Normalgewicht nach Broca gleich Körpergröße in Zentimetern minus hundert minus zehn Prozent. Grundumsatz in Kalorienverbrauch pro 24 Stunden gleich Körpergewicht in Kilogramm mal 24 x 0,9. Oder Grundumsatz gleich 655,1 plus in Klammern 9,6 mal Körpergewicht in Kilogramm, Klammer zu, plus in Klammern 1,8 mal Körpergröße in Zentimetern, Klammer zu, plus in Klammern 4,7 mal Alter in Jahren, Klammer zu.

Die Mathematik mit ihren Formeln hatte etwas Beruhigendes, weil sie klare Aussagen machte und verlässlich war. Manchmal wünschte Lena sich, dass die Menschen so wären wie die Mathematik.

Später lief sie ziellos durch die Stadt. Die Lokalzeitung, die ihr ein freundlicher Mann mit Hinweis auf die Möglichkeit eines Studentenabonnements aufgedrückt hatte, interessierte sie ebenso wenig wie die Tierschützer, die von ihr eine Spende wollten. Gegen Massentierhaltung oder Tierversuche. Sie hatte nicht zugehört, wofür sie sich wirklich einsetzten. Es war ihr auch egal. Sie hatte Hunger. Die Leere in ihrem Bauch war groß und sehnte sich nach Zuwendung. Magenrumoren appellierte an ihr Gewissen.

Verdammt, dachte Lena, als sie sich ein paar Minuten später im Supermarkt wiederfand. So sehr sie auch Lust auf Schokolade gehabt hätte, ihre Hände waren wie gelähmt und konnten sich nicht überwinden, etwas so Kalorien- und Fetthaltiges in den Einkaufskorb zu legen. Sie griffen nur nach sicheren Lebensmitteln. Magerquark, Obst, Knäckebrot und weil sie wirklich Hunger hatte, gönnte sie sich auch noch fettarme Putenwurst, ein Mehrkornbrötchen und anstatt Süßigkeiten eine Tüte Rosinen.

Als sie ein paar Minuten später mit ihrer gefüllten Einkaufstasche aus dem Supermarkt kam, bereute sie bereits, dass sie nicht doch zur Schokolade gegriffen hatte. Sie wusste, dass weder Rosinen noch Putenbrust sie zufriedenstellen würden. Aber der Gang zurück in den Supermarkt würde ihr zum Verhängnis werden, da war sie sich sicher. Unentschlossen drückten sich ihre Turnschuhe in das Straßenpflaster und warteten auf eine Richtungsvorgabe.

Ein Cappuccino, schoss es ihr plötzlich durch den Kopf. Ein Cappuccino mit Schokostreuseln in einem Café in der Luisenstraße. Damit würde sie sich etwas gönnen und trotzdem nicht so sehr über die Stränge schlagen wie mit einer Tafel Schokolade.

Diese Idee trug ihre Schuhe wie von selbst über den Asphalt, die Luisenstraße entlang, die sich stadtauswärts von ihrer nichtssagenden Zweckbautentrostlosigkeit in eine malerische Gründerzeitstraße wandelte, an der sich Kneipen und kleine Geschäfte wie Perlen an einer Kette aufreihten. Eine dieser Perlen war das *›Katzengold‹* und Lena ging einfach hinein, obwohl sie noch nie dort gewesen war. Sie suchte sich einen Tisch und bestellte.

Wenn sie alleine in einer Kneipe saß und die Menschen um sie herum in Gesellschaft waren, fühlte sie sich beobachtet. Das hatte sie schon im *›Pavillon‹* festgestellt. Manchmal wünschte sie sich Raucherin zu sein, nur damit sie in solchen Momenten eine Beschäftigung hätte. Sie brauchte etwas zum Festhalten. Etwas, das ihr die Berechtigung gab, alleine an diesem Tisch zu sitzen.

Die Lokalzeitung, die ihr der freundliche Mann in die Hand gedrückt hatte, kam ihr in den Sinn. Sie holte sie aus ihrer Tasche und schlug sie auf. Das Lesen war ihre Lizenz. Ihre Daseinsberechtigung in diesem Lokal. Politik. Sie hatte sich in den letzten Monaten reichlich wenig für Politik interessiert. Die Verteilung der Kalorien und Nährstoffe in ihrem Speiseplan erschien ihr so viel wichtiger als die Verteilung der Sitze in irgendeinem Parlament.

Die Essstörung war wie ein eigenes kleines Universum mit seinen eigenen Gesetzen. Irgendwo am anderen Ende der Welt war ein Flugzeug abgestürzt, in einem fremden Land hatte es Krawalle gegeben, ein heimtückischer Mord in Bayern. Na und? Der Sportteil interessierte sie gar nicht. Sport war nur dann interessant, wenn es Kalorien verbrauchte.

Ihr Cappuccino kam. Jetzt hatte sie Getränk und Zeitung. Wenn das keine Argumente waren. Weiter im Text. Kultur. Leider nur eine Seite, und der berühmte Dirigent interessierte sie nicht wirklich. Immerhin die Notiz zu einer Ausstellung in Düsseldorf. Sie könnte mal wieder ins Museum gehen.

Der Lokalteil. Für irgendein altes Fabrikgebäude war ein Investor gefunden worden. Aha. Unzufriedenheit mit der Stadt im Allgemeinen (und wahrscheinlich mit sich selbst im Speziellen) in spitzen Leserbriefen. Ein bisschen Lokalpolitik, der Bericht über eine Baustelle und damit verbundene Straßensperrungen, eine Seniorin war hundert geworden und eine Schulklasse hatte eine Spendenaktion gestartet. Sehr spannend. Lena schlürfte von ihrem Cappuccino.

Sie wollte umblättern – vielleicht stünde ja auf der nächsten Seite wenigstens ein interessanter Artikel –, da zog eine Überschrift unter den Kurznotizen ihre Aufmerksamkeit auf sich: »Suizid im Bahnhof«. Der Personenschaden. Lena schluckte. Und las. »Gestern Abend ... Vollsperrung der Strecke für eine Stunde ... wie die Polizei berichtete ... Suizid einer 56-jährigen Frau ...« Einer Frau? Waren es nicht meistens Männer, die sich vor den Zug warfen? Moment. 56-jährig. War nicht ... nein. Sie starrte auf die Zeitung. Nein. Es gab bestimmt viele 56-jährige Frauen in der Stadt. Nur weil Gertrud gestern Abend nicht ... Sie war 55 gewesen, als Lena sie kennengelernt hatte. Aber das war vor über einem Jahr gewesen. Sie musste inzwischen 56 ... nein. In ihr zog sich alles zusammen.

Sie starrte immer wieder auf die Notiz von acht Zeilen, die ihr aber einfach nicht mehr verraten wollten als das Alter und das Geschlecht. So etwas würde Gertrud sich gar nicht trauen. Das passte gar nicht zu ihr. Nein. Aber warum war sie am Abend zuvor nicht da gewesen?

Verdammt, auch in den Nachbarstädten gab es viele 56-jährige Frauen. Es musste nicht Gertrud ... Es durfte nicht. Nein. Nein. Nein. Lena schossen Tränen in die Augen. Nein. Bestimmt gab es eine Erklärung.

Gertrud würde am Montag im *Café Engel* sitzen und darüber lachen, dass Lena so etwas von ihr gedacht hatte. Sie würde lachen, wie immer ein bisschen verschämt mit der Hand vor dem Mund, damit man ihre schlechten Zähne nicht sah.

»Ist Ihnen nicht gut?«, fragte der Mann am Nachbartisch.

»Doch, danke.« Lena schlug die Zeitung zu und steckte sie ein. Nein. Weil nicht sein kann, was nicht sein darf. Sie schob die halbgeleerte Cappuccinotasse von sich, nahm Jacke und Taschen, ging zur Theke und zahlte.

Als sie auf die Straße trat, fühlte sich der Einkaufsbeutel mit den wenigen Lebensmitteln auf einmal sehr schwer an.

Sie wusste nicht warum, aber ihre Turnschuhe liefen plötzlich los, die Straße entlang, bogen an der Kirche rechts ein zum Laurentiusplatz. Es war Dienstag und es gab überhaupt keinen Grund, Gertrud nachmittags im *Café Engel* zu suchen. Lena ging trotzdem hinein, blickte sich um und trat enttäuscht zurück auf die Straße. Wenn Gertrud im Hinterraum am Tisch gesessen hätte, dann wäre alles nur ein böser Traum gewesen.

Nur ein böser Traum. 56 Jahre. Wie viele Frauen in dem Alter, die depressiv und lebensmüde waren, mochte es in der Stadt geben? Sie konnte es nicht schätzen. Da versagte jede Mathe-Formel. Nein, das durfte nicht sein. Sicher war es ein Zufall mit dem Alter. Und am Montag würde sie mit Gertrud im *Café Engel* sitzen. Wie immer. Im Hinterraum. Mit Pfefferminztee und Cola light.

Auf dem Nachhauseweg pochte mit jedem Schritt ein Nein in ihr. Sie versuchte, einen klaren Gedanken zu fassen. Sie wusste nur Gertruds Vornamen, hatte keine Anschrift und keine Telefonnummer. Noch immer nicht. Und wenn sie zur Polizeistation gehen und nachfragen ... doch sie wusste ja nicht einmal den Nachnamen und angehörig war sie auch nicht. Aber sie konnte doch nicht nichts machen, jetzt, nachdem sie die Notiz in der Zeitung ... Nein. Sie konnte doch nicht einfach abwarten, bis sie irgendwann in der Zeitung eine Todesanzeige mit dem Vornamen Gertrud und dem passenden Alter fand.

Eine Todesanzeige. So etwas durfte sie nicht denken. Gertrud war nicht tot. Da hatte sich einfach eine Frau in ihrem Alter vor den Zug geworfen. Das war alles. Und wenn Gertruds Mann und ihre Schwiegermutter zu geizig waren für eine Todesanzeige? Nein, Gertrud war nicht tot. Tabletten vielleicht, irgendeine leise Form von Suizid, aber sich vor einen Zug zu werfen passte gar nicht zu ihr. Die gute, selbstlose Gertrud würde doch niemals wollen, dass andere Menschen noch so viel Arbeit mit ihr ... und ein Lokführer vielleicht traumatisiert ...

Lena! Was denkst du für Sachen? Die Stadt ist groß. Es gibt viele Frauen. Sie ist nicht tot. Sie ist nicht tot. Sie ist nicht tot. Darf nicht tot sein. Nein. Nein. Nein.

Die Gedankenachterbahn begleitete Lena bis nach Hause. Im Treppenhaus roch es nach Pfannkuchen und dieser süßliche Geruch erschien ihr wie pure Ironie. Aus dem Briefkasten lugte ein Werbeblatt hervor. Scheiß Prospekte. Sie schloss ihn auf, nahm das Blättchen heraus und dabei fiel ein weißer Umschlag zu Boden. Lena bückte sich, ihre Adresse war in angestrengter linksgerichteter Handschrift notiert, die Marke aus dem Automaten, der Absender fehlte. Sie schluckte. Ihr ganzer Körper pochte, während sie die Treppenstufen hinauf in ihre Wohnung lief. Im Flur ließ sie Jacke und Taschen fallen und betrachtete den Umschlag. Sie kannte die Handschrift nicht. Vielleicht ...

Sie öffnete den Brief mit ihrem Wohnungsschlüssel, der Umschlag franste aus. Eine Fotokarte. Gänseblümchen. Oder waren es Margeriten? Sie atmete tief durch, dann klappte sie die Karte auf. Mit blauer Tinte und der linksgerichteten Handschrift stand dort geschrieben: »Danke für die schöne Zeit mit dir. Bitte pass auf dich auf. Gertrud«

Die Karte in ihrer Hand begann zu zittern. *Danke für die schöne Zeit mit dir.* Gertrud war tot. Auch wenn die zwei Sätze nichts Genaues verrieten, Lena wusste es. In der blauen Tintenschrift lag etwas Zaghaftes, ein Zögern vielleicht. Aber der Punkt nach dem zweiten Satz war mit voller Wucht gesetzt worden und drückte sich in das weiße Innenpapier der Karte.

Lena ließ sich auf den Boden sinken und starrte die Karte an. Sie wusste nicht einmal, was genau ihr diese Gewissheit gab, aber das Ende einer Freundschaft hätte anders ausgesehen. Das hier war ein Abschiedsbrief und so viele Zufälle gab es nicht, dass am Tag zuvor ausgerechnet eine 56-jährige Frau ...

Verdammt, Gertrud war tot. Tot. Tot. Tot. Es hatte sie in tausend Fetzen zerrissen. Er hatte sie zerrissen. Irgendein unschuldiger Lokführer. Und hätte sie einen Zug früher genommen ... Vielleicht hätte sie selbst dann sogar ... Sie durfte gar nicht daran denken. Was hatte ihre Schwiegermutter getan, dass sie sie so weit getrieben hatte? Gertrud war tot. Lena wusste nicht, was sie fühlen sollte. Trauer, Wut, Verzweiflung? Gertrud war tot, aber es gelang ihr nicht, den Bahnsuizid mit der Freundin in Verbindung zu bringen. Ihr Tod schien ihr abstrakt, überhaupt nicht greifbar. Sie empfand etwas, aber ihr Körper reagierte nicht, hatte für dieses Gefühl keine Handlung im Repertoire.

*Bitte pass auf dich auf.*

Sie hatte noch an Lena gedacht, wieso hatte sie nicht angerufen? Und warum hatte sie nicht an den Lokführer gedacht? War sie so suizidal gewesen, dass ihr alles egal gewesen war? Was war tot? Das Einzige, was bisher in ihrem Leben tot gewesen war, war Sarah und die war trotzdem immer auf eine seltsame Art und Weise lebendig gewesen.

Lena war entsetzt und gleichzeitig fühlte sie sich seltsam leer. Sie konnte sich nicht vorstellen, dass Gertrud am nächsten Montag nicht ins *Café Engel* kommen und sich einen Pfefferminztee bestellen würde. Sie konnte es sich einfach nicht vorstellen.

»Gut, dass Sie mich sofort angerufen haben.«

Lena nickte. Sie hatte die ganze Nacht kein Auge zugemacht und nicht bis zu ihrer Therapiestunde am Donnerstagmittag warten wollen. Jetzt opferte die Therapeutin wahrscheinlich ihre Mittagspause für sie. Lena fühlte nichts. Außer Entsetzen. Ein leises, lähmendes Entsetzen.

»Sie haben recht. Die Wahrscheinlichkeit, dass es nicht Ihre Freundin gewesen ist, ist gering. Aber sicherlich brauchen Sie trotzdem Gewissheit. Leider sehe ich keine Möglichkeit, an Informationen zu kommen. Es sei denn, es erscheint eine Todesanzeige in der Zeitung. Da hilft es leider nur, abzuwarten. Was aber erst einmal wichtiger ist: Wie geht es Ihnen? Wie können Sie damit umgehen? Und was können Sie für sich tun?«

Lena zuckte mit den Schultern. »Ich fühle fast nichts. Es kommt mir vor, als würde ich das Leben und mich selbst nur aus der Ferne betrachten.«

»Natürlich ist das erst einmal ein Schock. Und Ihre Reaktion ist ganz normal. Ihr Körper wehrt die Nachricht zunächst ein Stückchen weit ab, damit nicht alles auf einmal über Sie hereinbricht.«

Lena starrte durch die Worte der Therapeutin hindurch. Sie fühlte kein Loch in ihrem Magen. Keinen Hunger, kein Sattsein. Sie spürte ihren Körper gar nicht mehr. Nur Leere, eine unendliche Leere. Ein Nichts mit einzelnen Gedankensplittern. Gertrudfetzen. Zug. Anwalt. Pfefferminztee. Gänseblümchen. Sie konnte nicht klar denken. Zusammenhanglose Bilder, Verzweiflung ohne Ort.

Am nächsten Montag setzte Lena sich ins *Café Engel* und starrte zur Tür. Gertrud würde nicht kommen. Das wusste sie. Lena wartete auch gar nicht auf sie, sondern auf die endgültige Gewissheit.

Sie wusste nicht genau, wie sie die letzten Tage verbracht hatte. Gehungert hatte sie. Und sich nicht gespürt. Am Morgen war sie in der Uni gewesen. Die Ferien waren vorbei, aber es fehlte ihr dieses Neuanfangsgefühl, das sie sonst immer zu Semesterbeginn gehabt hatte.

Sie wartete. Das *Café Engel* war ohne Gertrud unerträglich. Lena blickte auf die scheinbar glücklichen Menschen an den anderen Tischen und bohrte ihre Fingernägel in die Handballen, bis es wehtat. Dann stand sie auf und zahlte. Nie wieder würde sie dieses Café betreten. Nie wieder.

Am Dienstag stand Gertruds Name in der Zeitung. Die Todesanzeige war schlicht. Kein Spruch, kein Kreuz, nur ihr Name, Geburts- und Sterbedatum. In stiller Trauer standen darunter der Mann, die beiden Söhne und die Schwiegermutter. Die Beisetzung habe in aller Stille stattgefunden. Beileidsbekundungen oder Spenden anstelle zugedachter Blumen wollte die Familie offensichtlich nicht haben. Nicht einmal eine Traueranschrift stand dort. Die Anzeige war schlicht und wortarm, beinahe sprachlos. So spartanisch wie Gertruds Abschiedskarte. Ob sie ihrer Familie auch einen Brief hinterlassen hatte? Wenigstens ihren Söhnen?

Die Todesanzeige erschien Lena wie eine Erlösung. Sie schnitt die traurige Gewissheit aus und legte sie in den Umschlag zu der Gänseblümchenkarte.

Sie war froh, dass sie das Hungern hatte. Es versetzte sie in einen depressiven Dämmerzustand und ließ alle Gefühle zu einem matschigen Einheitsbrei werden. Das half.

Manchmal, wenn sie viel zu wenig aß, bekam sie Fressanfälle. Nicht mehr so riesige wie früher, aber doch groß genug, um sich schmutzig zu fühlen. Hungern war auch nicht toll, aber beim Hungern kam sie sich wenigstens rein vor. Das Joggen hatte sie aufgegeben. Keine Kraft mehr und kein Interesse, die Stadt an sich vorbeifliegen zu lassen.

Sie fühlte sich alt und schwer. Das neue Semester stellte seine Anforderungen an sie. Lena lächelte. Da niemand außer ihrer Therapeutin von Gertrud wusste, musste sie der Welt eine heitere Miene zeigen. Ihr Heile-Welt-Theaterstück feierte seine Wiederaufnahme in den Spielplan. Und sie steckte all ihre Kraft in ihre schauspielerischen Leistungen.

Ihre Therapeutin machte sich Sorgen. Sie war die Einzige, mit der Lena über Gertrud reden konnte. Und so schlug sie ihr Abschiedsrituale, Briefe an die Freundin oder wenigstens eine anonyme Trauergruppe vor.

Doch Lena spürte, dass nur das Loch ihr helfen konnte. Dass es das Einzige war, was ihr verlässlichen Halt gab.

# 5. Trauer, Ohnmacht und Flucht aus dem Körper

Der Sommer kam und es war der erste Sommer, in dem die Eisdielen sie nicht magisch anzogen. Sie mied Eiscafés ebenso wie das *Café Engel*, das sie nie wieder betreten wollte, dessen Anblick ihr aber trotzdem jedes Mal, wenn sie daran vorbeiging, einen Stoß in den Magen versetzte. Zur Essstörungsgruppe ging sie seit April nicht mehr – sie wollte nicht nach Gertrud gefragt werden, wollte nicht auf leere Stühle starren, auf denen Gertrud hätte sitzen können.

Lena aß wenig. Nur nach der wöchentlichen Therapiestunde bekam sie meistens aus ihrem schlechten Gewissen heraus einen Fressanfall. Seit sie das Joggen aufgegeben hatte, nahm sie langsamer ab. Dreizehn Kilo leichter war sie als im Jahr zuvor, trotzdem spürte sie in diesem Sommer ihr Fett überall. Sie hasste diesen Körper, der zwar nun wieder in kleinere T-Shirts passte, aber weder schnell genug abnahm, noch davon absah, sie mit seinen Hungerzeichen zu quälen. Ihr aufsässiger Magen schrie nach Essen, ihr Körper schwächelte, manchmal war ihr schwindelig und in der Uni hatte sie Schwierigkeiten, sich zu konzentrieren. Sie lernte, diese Signale zu ignorieren, lernte, sich selbst das gleiche Schauspiel zu bieten wie ihrer Umwelt. Es war doch alles in Ordnung, oder etwa nicht?

Pfingsten hatte sie ihre Eltern besucht. Die Mutter hatte sie von oben bis unten mit ihrem Blick abgetastet.

»Du bist ja durchsichtig, so dünn bist du geworden.«

»Als ich das letzte Mal dieses Gewicht hatte, passte dir das gar nicht und du wolltest mich zu einer Diät überreden«, hatte Lena schnippisch geantwortet.

Der Röntgenblick der Mutter fixierte sie nochmals. »Stimmt, so dünn bist du doch nicht.«

Lena hatte sich daraufhin abgewandt, obwohl sie am liebsten geschrien hätte. Bestand sie denn nur aus Gewicht? Aus abnehmenden oder zunehmenden Kilos? Konnte sie nicht einmal jemand fragen, wie es ihr ging? War ihre Fettschicht noch immer so dick, dass die Gefühle darunter, die Einsamkeit, die heimliche Trauer um Gertrud so gut vor der Außenwelt verborgen waren?

Sie versteckte sie ja selbst, sie, die Schauspielerin des Alltagstheaters. Aber machte sie ihre Sache so gut, dass nicht mal ihre Familie auf die Idee kam, dass sie tief unter der Fettschicht auch Empfindungen hatte? Selbst Achim ließ sich durch die Gewichtsabnahme viel zu leicht täuschen. Manchmal tat es ihr weh, dass niemand wusste, wie es ihr wirklich ging, doch sie war auch froh, dass ihre perfekte Maske sie durch ihr Studium und durch den Sommer trug.

Im Juli kam der Anruf des Vaters. Lena wusste sofort, dass etwas passiert sein musste, denn er überließ das Telefonieren sonst der Mutter.

»Der Opa hatte letzte Nacht einen Herzinfarkt und liegt im Krankenhaus. Leider sieht es nicht gut aus. Es wäre besser, wenn du kommst.«

Bevor Lena irgendetwas anderes denken konnte, erwischte sie das schlechte Gewissen mit voller Wucht. Wenn ihr Großvater jetzt starb ... Sie hatte ihn seit Monaten nicht besucht, weil sie solche Angst gehabt hatte vor dem fetten Essen der Großmutter. Dabei war der Großvater immer so stolz gewesen auf Lenas Interesse für Architektur. Und das vorletzte Weihnachten hatte sie schließlich noch bei den Großeltern gefeiert.

Sie musste sofort los. Im Architekturbüro meldete sie sich krank, die Uni konnte sie auch so sausen lassen. Achim hatte Sommerferien und war ohnehin gerade in Bielefeld. Lena nahm den teuren ICE, um so schnell wie möglich bei ihrem Großvater zu sein.

Sie kam zu spät. Die Mutter empfing sie mit verheulten Augen.

»Dein Vater hat eben angerufen. Der Opa ist vor einer Dreiviertelstunde ... Er, Jürgen und die Oma waren bei ihm. Sylvia und Achim sind auf dem Weg nach Detmold. Aber ich kann das nicht. Warum muss das so plötzlich ...? Und jetzt die Beerdigung und alles. Ich kann das nicht.«

Lena strich der Mutter über den Kopf und drückte sie an sich. Die Mutter schluchzte. Es war das erste Mal seit zwei Jahren, dass sie bei der Begegnung mit ihrer Tochter keinen Kommentar über deren Figur fallen ließ.

Lena hätte auch gerne geweint, aber es gelang ihr nicht. Stumm saß sie da und streichelte der Mutter über den Rücken. Wenn ihre Angst vor dem Essen nicht so verdammt groß gewesen wäre, hätte sie die Großeltern in diesem Jahr schon besucht. Dann hätte sie ihren Opa noch einmal sehen können. Stattdessen hatte sie ihn im Stich gelassen. Hatte das Hungern über den Kontakt zu ihren Großeltern gestellt. Jetzt war es zu spät. Die Mutter schnäuzte in ein Taschentuch.

Auf Lenas Magen legte sich die Schuld und versiegelte das Loch gegen jedes Essen, das ihr in den nächsten Tagen angeboten werden würde.

Die Großmutter sah alt und müde aus. Ihre Trauer hatte sich in schlaffen Hautlappen von den Unterlidern bis über ihre Wangenknochen gelegt. Der Schock stand ihr ins Gesicht geschrieben, trotzdem trug sie geschäftig Kaffee und Tee zwischen Küche und Wohnzimmer hin und her. Lena wollte ihr helfen, aber sie ließ sich nichts abnehmen.

Im Wohnzimmer waren alle versammelt. Onkel Jürgen, Tante Sylvia, Achim und Claudi, der Vater, die Mutter mit roten Augen und einem Taschentuch in der Hand, Holger und Lena. Der Dackel Friedhelm lag unterm Tisch und fixierte die Beine der vielen Besucher. Der Mann vom Beerdigungsinstitut war da gewesen und der Pfarrer auch. Claudi würde auf der Trauerfeier Geige spielen, Olli würde sie auf dem Cello unterstützen. Lena beneidete die Cousine um diese letzte musikalische Ehre, die sie dem Großvater erweisen konnte.

Achim und seine Eltern wirkten gefasst, hatten sogar vollkommen sachlich und emotionslos den Katalog mit den Särgen durchgeblättert, anschließend schlichte Sargwäsche ausgesucht und das Design der Trauerkarten bestimmt. Holger und Lena hielten sich zurück, während ihre Eltern überfordert und apathisch in ihren Sesseln saßen. Der Vater wirkte noch hagerer als sonst und drückte sich steif in das Polster wie ein Dentophobiker vor einer aufwendigen Zahnbehandlung. Die Mutter gab in regelmäßigen Abständen ein leises Schluchzen von sich und umklammerte ihr Papiertaschentuch.

Lena bewunderte die Gefasstheit der Großmutter. Sie hätte die alte Frau gerne in den Arm genommen. Doch dazu hätte sie aufstehen müssen. Sie blieb sitzen, blieb in der Rolle der Beobachterin. Der Beobachterin einer Trauerfamilie, zu der sie selbst gar nicht zu gehören schien.

Da war ein Loch in ihrem Magen, zu dem sie mehr gehörte. Dem sie gehorchte. Das ihr Halt und die vertraute Sicherheit einer Familie gab.

Onkel Jürgen blieb bei seiner Mutter, die anderen fuhren zurück nach Bielefeld. Auf dem Hof trennten sich die beiden Familien und eine jede ging in ihre eigene Doppelhaushälfte, um zu trauern. Wie nebenan getrauert wurde, wusste Lena nicht.

Sie spürte nur, dass sich im Haus der Eltern mit der Trauer um den Großvater die Erinnerung an Sarah in einer unerträglichen Weise ausbreitete. Jedes Zimmer fühlte sich nach verzweifelter Traurigkeit an und die Familienmitglieder liefen ziellos durch das Haus auf der Suche nach einem Raum, in dem die Gefühle erträglich waren. Sie waren stumm, jeder hing seinen eigenen Gedanken nach, unfähig auf den anderen einzugehen. Selbst Holger hielt sich zurück, verzog sich auf sein altes Zimmer und suchte weder Kommunikation noch Streit.

Die Telefonanrufe der Großmutter und die Berichte von Onkel Jürgen drangen wie Störenfriede in die beklemmende Stimmung. Ihre Nachrichten wurden kurz mitgeteilt, bevor sich die ganze Familie zurück in ihre apathische Kommunikationslosigkeit flüchtete. Draußen strahlte der Sommer, aber im Haus stand die stickige Luft schwerer Gedanken.

Die sonst so hochgehaltenen gemeinsamen Mahlzeiten zerfielen unter der Angst vor der Thematisierung des Todes, jeder holte sich aus der Küche, was er brauchte, und so war es für Lena leicht, einfach gar nichts zu essen.

Sie war froh, dass sie das Loch hatte. Denn es war die einzige Möglichkeit, die trauernde Familie zu ertragen. Der Schwindel, die Kopfschmerzen und das Frieren trotz der Sommerwärme hüllten sie in einen angenehmen Wattezustand. Umgaben sie mit unsichtbaren luftgefüllten Airbags, die einen Großteil der Familientrauer an ihr abprallen ließen. Ihre eigene Trauer um den Großvater ließ sich nicht aushungern. Sie kroch tief in ihren Körper, nahm ihn ein und fühlte sich zentnerschwer an.

Die Beerdigung war an einem Freitag und erschien ihr nach den Tagen traurigen Schweigens wie eine Erlösung. Die beiden schwarz gekleideten Familien waren schon früh nach Detmold gefahren, um der Großmutter beizustehen. Diese wirkte noch immer gefasst, vielleicht hatte sie sich in den Tagen zuvor bei Onkel Jürgen ausgeheult, Lena wusste es nicht.

Als sie die voll besetzte Friedhofskapelle betraten, blickte Lena zu ihren Eltern. Ihre Mienen sahen aus, als stünde ihnen die Guillotine bevor. Die erste Reihe war für sie reserviert. Lena tat es den anderen nach, stellte sich andächtig, vielleicht betend vor die Bank, bevor sie sich setzte.

Vorne stand der Sarg, den Onkel Jürgen und Tante Sylvia aus dem Katalog gewählt hatten. Der Blumenkranz mit den weißen Rosen trug eine Schleife mit den Worten ›In Liebe – Deine Hedwig‹. Die beiden Kränze daneben waren von den beiden Söhnen und ihren Familien. Kerzen flackerten auf einem Tisch und im Halbdunkel stand ein gerahmtes Foto des Großvaters. Claudi und Olli hatten sich mit ihren Instrumenten auf der Empore positioniert. In den hinteren Reihen schluchzten einige. Lena überlegte, ob nicht die Angehörigen, die in der ersten Reihe saßen, das Privileg des Schluchzbeginns innehaben sollten.

Aber die beiden Familien rissen sich zusammen. Ihre Eltern wirkten seltsam starr und die Großmutter drückte zwar ein Spitzentaschentuch in ihrer Hand zusammen, aber bewahrte Haltung. Claudi und Olli begannen mit einem herzzerreißenden Streichduett, das die Schluchzfrequenz in den Reihen erhöhte.

Lena musste an ihre Schuld denken, den Großvater in den letzten Monaten vor seinem Tod nicht mehr besucht zu haben. Sie hatte ihn auch jetzt nicht mehr sehen wollen. Ihre ganze Familie hatte das Angebot des Beerdigungsinstituts, den Leichnam noch einmal zu sehen, nicht angenommen.

Sie hatte sich nicht verabschiedet.

Von ihrem Großvater nicht und von Gertrud auch nicht. Jetzt stand dort vorne dieser Sarg und erschien ihr hölzern und abstrakt. Der Pfarrer sprach, doch seine Worte drangen nicht in ihre Gedanken. Eigentlich wollte sie sich an die schönen Erlebnisse mit dem Großvater erinnern. Vielleicht würde sie dann auch weinen können. Aber sie spürte nur das Loch, das sie seit Tagen in zuvor nicht gekannter Intensität einnahm und nun auch ihre Erinnerung.

Irgendwann stimmte der Pfarrer das Lied ›*Du kannst nicht tiefer fallen als nur in Gottes Hand*‹ an. Der Gesang der Trauergemeinde klang schrecklich. Weinend trafen die meisten Menschen einfach keinen Ton. Die Großmutter, Onkel Jürgen und Tante Sylvia kämpften mit den Tränen. Achim und Holger hatten den Kopf tief gebeugt und starrten gebannt in ihre Gesangbücher. Die Eltern saßen wie versteinert da. Der Pfarrer ließ seinen Blick von der Großmutter durch die Reihen gleiten und zur Großmutter zurück. »Leben wir, so leben wir dem Herrn; sterben wir, so sterben wir dem Herrn. Darum: Wir leben oder sterben, so sind wir des Herrn.«

Der Pfarrer erzählte von Friedemann Pfannkuch, von seinem Leben, er zitierte Bibelstellen und ihr war, als hätte das alles nichts mit dem Großvater zu tun, an den sie sich erinnerte. Claudi und Olli spielten ein weiteres Stück, anschließend sprach der Pastor ein Gebet und dann wurde wieder ein Lied gesungen. Irgendwann hörte Lena gar nicht mehr zu, sondern konzentrierte sich auf den Kloß in ihrem Hals, der ihr das Gefühl gab, weinen zu müssen, aber nicht zu können.

Ein paar Minuten später schritten sie alle über den breiten Kiesweg. Der Herr vom Beerdigungsinstitut vorweg, dahinter die sechs schwarzen Zylinder-Männer mit dem Sarg, danach der Pastor und dann die Familie. Lena fragte sich, ob es auch Sargträgerinnen gab. Dieses andächtige Schreiten war schrecklich. Ein schwarzer Trauerwurm, der über den Friedhof kroch. Hier und da ein Schluchzen oder leises Flüstern. Vielleicht wurde am Ende des Trauerzuges auch schon gelästert.

Sie gingen hinter den Eltern, Holger hinter dem langen, schlanken Vater und Lena hinter der molligen Mutter. Sie konnte ihre Gesichter nicht sehen, aber ihr Gang war schwer und ihre Haltung gebeugt. Das Thema Tod lag erdrückend auf ihren Schultern.

Es war warm und der schwarze Trauerzug passte nicht in den Sommer. Lena überlegte, dass sie an ihrer eigenen Beerdigung dieses ganze Schwarz nicht würde haben wollen. Auch Claudis Geigengejammer fand sie nicht schön, ebenso wenig Orgelklänge. Gitarren, Bass und Schlagzeug wären ihr lieber gewesen. Sie wünschte sich ein schlichtes Grab mit weißen Kieselsteinen, vielleicht mit einer Statue oder einer geometrischen Figur, aber ohne Blumenschmuck. Höchstens eine einzelne Gerbera als Akzent. Und statt der Blumenkränze stellte sie sich mitgebrachte Luftballons vor, die in den Himmel stiegen.

»Alles in Ordnung?« Holger riss Lena aus ihren Gedanken.

Sie nickte.

Er legte seinen Arm um sie. »Du bist so blass.«

Sie zuckte mit den Schultern. Natürlich war sie blass. Wenn man nichts aß, hatte man nun mal auch keine rosige Gesichtsfarbe. Holgers Arm störte sie. Er war zu nah, zu liebevoll. Und sie wollte nicht sentimental werden. Auch wenn das auf einer Beerdigung niemandem auffallen würde.

Als sie etwas später am offenen Grab standen und der Sarg hinuntergelassen wurde, sah Lena nicht hin zu den Zylindermenschen, sondern beobachtete ein paar Ameisen vor ihren Füßen. Der Pfarrer begann zu beten, das *Vaterunser* erklang in einem unerträglichen Sprechgemurmel, das sich in der Sommerwärme zog wie Kaugummi. Als der Geistliche die letzten Worte sprach, konzentrierte Lena sich lieber auf das Loch in ihrem Magen als auf das Loch in der Erde, das sie für den Großvater ausgehoben hatten.

Einige Zeit später spürte sie Holgers Hand in ihrem Rücken, er schob sie vor das offene Grab, nahm eine Schaufel voll Erde und warf sie in das Loch. Lena starrte auf den Sarg. Holger gab ihr einen kleinen Stoß in den Rücken, woraufhin sie wie automatisch das Blumensträußchen, das ihr die Tante irgendwann zuvor in die Hand gedrückt hatte, ins Grab hineinwarf. Holger zog sie beiseite. Die Großmutter, der Onkel und die Tante standen mit dem Pfarrer ein paar Meter weiter. Lena blickte sich um und entdeckte ihre Eltern etwas entfernt auf einer Bank, der Vater über die schluchzende Mutter gebeugt.

»Mama ist fast zusammengebrochen«, sagte Holger.

Lena blickte ihren Bruder fragend an. Sie war so in Gedanken gewesen, sie hatte das alles gar nicht mitbekommen. »Was sollen wir machen?«

»Nichts. Die beiden müssen selbst damit fertig werden. Sie können nicht bei jeder Beerdigung ihr eigenes Kind immer wieder zu Grabe tragen und ihre eigene Trauer über die aller anderen stellen.«

»Aber es ist auch Papas Vater gestorben. Ich glaube, hier geht es mal ausnahmsweise nicht nur um Sarah.«

»Trotzdem.« Holger wandte sich ab und unfreiwillig einer entfernten Tante zu, die ihm ihr Beileid ausdrückte. Anschließend gab sie Lena die Hand. Musste das sein? Bestimmt meinte sie gar nicht den Großvater mit ihrem Händedruck; der war schließlich in einem Alter gewesen, in dem Sterben erlaubt ist. Es dachten doch sowieso alle immer nur an Sarah. Auch wenn es schon so lange her war: Das Schwester-Gespenst klebte an ihrer Familie wie Pattex.

Lena verließ den Trauerwurm, der sich langsam auflöste. Sie wollte nicht mit irgendwelchen Schwarzmenschen sprechen, die sie kaum kannte. Ihr war etwas schwindelig und sie suchte sich eine Bank, die weit genug entfernt war von der, auf der die Eltern saßen. Der Himmel war blau, bunte Ballons hätten jetzt schön ausgesehen. Ein Zitronenfalter setzte sich auf den Plattenweg. Die Gräber erblühten. Alles auf diesem Friedhof war sommerlich. Und warm war es wohl auch.

Lena knöpfte fröstelnd ihren Blazer zu. Sie hatte sich den Winter bewahrt.

Wer immer erfunden hatte, dass man nach der Beerdigung etwas zu essen anbot – sie fand es geschmacklos. Es gab dicken zuckrigen Butterkuchen und ebenso fetten Streuselkuchen, außerdem belegte Brote. Und die Schwarzmenschen hatten tatsächlich Appetit. Sie saßen in dem Café, unterhielten sich angeregt, schlürften Kaffee und mampften Platenkuchen, als hätte es den Tod nie gegeben. Nur die Großmutter saß schweigsam da mit ihrem Butterbrot.

Die Eltern waren zurück nach Bielefeld gefahren, weil es der Mutter nicht gut ging, und Lena konnte sogar verstehen, dass sie sich das Beerdigungskaffeetrinken nicht antun wollten. Und es wird nach meiner Beerdigung kein Essen geben, keinen Leichenschmaus, ging es ihr durch den Kopf. In der Ecke kicherten die Freundinnen der Großmutter, als könne man den Tod einfach so weglachen.

»Möchtest du gar nichts essen oder trinken?« Sie hatte Holger neben sich gar nicht bemerkt.

»Nein. Das ist doch pervers, wie die sich alle den Kuchen reinhauen.«

»Na ja, es geht doch darum, dass man gemütlich beieinandersitzt und noch mal über den Toten spricht.«

Lena nickte. Sie hörte niemanden über ihren Großvater reden. Sie hatten ihn doch längst vergessen. Und sie selbst wollte sich erinnern, aber sie konnte nicht. Ihre Konzentration war an diesem Tag nicht die beste. Vielleicht kam es durch den Schwindel. Vielleicht durch das Frieren. Sie wusste es nicht.

Holger legte seine Hand auf ihre Schulter. Wieso berührte er sie ständig? Berechtigte ihn das Brudersein dazu?

»Sag mal, Lena, irgendwas ist doch los mit dir. Du bist so seltsam, so abwesend.«

»Opa ist gestorben, falls es dir noch nicht aufgefallen ist.«

»Ja, aber ... Du bist so anders. Ich mache mir Sorgen.«

Lena schluckte. Holger sollte aufhören. Er sollte nicht solche Dinge sagen. Er sollte sich lieber um sich selbst kümmern. Er sollte sie besser in Ruhe lassen. Sie ertrug das nicht. Wenn er so weitermachte, würde sie ihm weinend in die Arme fallen. Melodramatisch, so wie ihre Mutter sich gerne selbst inszenierte. Das wollte sie auf keinen Fall. Sie war schließlich eine gute Schauspielerin und konnte sich beherrschen.

Am Sonntag gingen sie alle mit der Großmutter in die Kirche, weil die Verstorbenen der vergangenen Woche verlesen wurden. Der Großmutter war das wichtig, deshalb fügten sich auch die Söhne, Schwiegertöchter und Enkelkinder. Lena erkannte die Pastorin, deren Gottesdienst am Heiligen Abend sie eineinhalb Jahre zuvor mit den Großeltern besucht hatte. Auch diesmal hatte sie wieder ihren *Fürchte-dich-nicht*-Blick aufgesetzt, aber Lena konnte sich weder auf ihren Blick konzentrieren noch auf ihre Worte.

Am Morgen nach dem Aufstehen hatte sie wieder dieses Kribbeln in den Beinen gespürt, wie so oft in letzter Zeit. Der Gang auf die Waage der Eltern verriet ihr jedoch, dass sie nach wie vor zu schwer war – ihr Körper sollte sich gefälligst nicht so anstellen.

Sie saß in der Kirchenbank und fror. Ihre Hände waren eiskalt, beinahe taub. Sie wusste gar nicht genau, seit wie vielen Tagen sie nichts mehr gegessen hatte. Irgendwann hatte sie ein trockenes Brötchen zu sich genommen. War das am Donnerstag gewesen? Oder am Freitag? Ihr Magen war wie versiegelt und bei dem Gedanken an Essen wurde ihr schlecht.

Als sie das letzte Mal in dieser Kirche gesessen hatte, war ihr Magen total überfüllt gewesen. Das Loch fühlte sich besser an. Auch wenn ihr an diesem Vormittag etwas seltsam zumute war. Aber wieso sollte es ihr auch gut gehen? Ihr Großvater war schließlich gerade gestorben.

Es wurde gesungen, aber Lena fand die Töne in sich nicht. *›Laudate omnes gentes, laudate Dominum.‹* Neben ihr sang Claudi mit der Perfektion einer Musikstudentin. Lena konnte sich nicht einmal auf die Noten im Gesangbuch konzentrieren. Die Notenköpfe mit ihren Fähnchen verschwammen und verrutschten in den Notenlinien. Sie spürte, wie ihr Herz über die Trauer stolperte. Ihr Körper machte komische Dinge mit ihr, vielleicht hätte sie am Morgen den Kaffee wenigstens mit ein bisschen Zucker trinken sollen.

Die Predigt plätscherte in gleichmäßigen Schallwellen an Lena vorbei, ohne dass sie ihren Inhalt erfassen konnte. Sie sah ihre Familie, wie sie zur Pastorin blickte, stellte sich vor, wie sich die Gedanken der Geistlichen mit den Gedanken der Gemeinde und ihrer Familie irgendwo unter den Kreuzrippengewölben trafen, wie sie zu einem gemeinsamen Gedanken wurden. Nur ihre eigenen Gedanken blieben hier unten bei dem Loch und bei ihrem Körper, der sich an diesem Tag anfühlte, als gäbe es ihn gar nicht.

Irgendwann – sie war gedanklich wieder woanders gewesen oder im Nirgendwo – stieß Holger sie an. Erst da bemerkte sie, dass die anderen aufgestanden waren. Sie lief einfach hinter Claudi her, bis ihr klar wurde, dass der Weg ihrer Familie nach vorne führte, wo Brot und Wein bereitstanden. Das Abendmahl hatte ihr gerade noch gefehlt, aber plötzlich fand sie sich schon mit den anderen im Halbkreis vor dem Altar wieder und starrte gebannt auf die *Fürchte-dich-nicht*-Pastorin, die das Brot in den Händen hielt.

»Und er nahm das Brot, dankte und brach's und gab's ihnen und sprach: Das ist mein Leib, der für euch gegeben wird; das tut zu meinem Gedächtnis.« Sie stellte das Tablett mit dem Brot hin, nahm den Kelch, hob ihn hoch und blickte in die Runde. »Desgleichen nahm er auch den Kelch nach dem Mahl und sprach: Dieser Kelch ist der neue Bund in meinem Blut, das für Euch vergossen wird!«

Lena verspürte Übelkeit.

Die Pastorin trug das Brot zum anderen Ende des Halbkreises und teilte es aus. Wie viele Kalorien mochte das Brot haben? Lena starrte entsetzt auf das Tablett. Waren die Stücke unterschiedlich groß? Sie wollte kein zähes

Fladenbrot, das mit Weißmehl gebacken war. Und danach Traubensaft – der enthielt total viel Zucker. Sie wollte nicht aus einem Kelch trinken, aus dem schon Fremde getrunken hatten. Sie ekelte sich davor. Die Pastorin rückte von Person zu Person, bald hatte sie die Mitte des Halbkreises erreicht. Lena versuchte tief durchzuatmen, aber ihr Atem blieb flach.

Brot essen, Brot essen, Brot essen, hämmerte es in ihrem Kopf. Ihr Magen war versiegelt, sie würde nicht einen Bissen hinunterbekommen. Die Pastorin kam näher. Lenas Herz klopfte. Pochte bis in ihren Kopf. Und ihr Hirn drohte zu zerspringen. Ihr wurde plötzlich warm, dabei fror sie doch eigentlich. Sie starrte auf das Tablett, auf das Fladenbrot. Vielleicht hatten sie es sogar mit Fett gebacken, es glänzte so seltsam. Und trotzdem sah es trocken aus und so, als würde es in ihrem Mund kleben bleiben. Jetzt sah die Pastorin schon die Großmutter mit ihrem *Fürchte-dich-nicht*-Blick an.

Lenas Atem stockte. Wieso erreichte er die Lunge nicht mehr? Das Brot kam näher. Sie konnte ihren Blick nicht von dem Tablett abwenden. Es wanderte zu ihrem Onkel, zu ihrer Tante, es kam immer näher.

Das Loch schrie.

Lena versuchte tiefer Luft zu holen, aber ihr Atem blieb auf der Strecke. Stecken. Irgendwo. Das Brot. Fürchte dich nicht. Fettes Fladenbrot. Ihr Körper fühlte sich weit weg an, er konnte gar nichts essen. Das Brot. Es war schon bei Claudi.

Die Pastorin. Jetzt stand sie vor ihr. *Fürchte dich nicht.* Sie sagte irgendwas. Lena verstand sie nicht. Sie sah nur das Brot. Der Atem. Alles verschloss sich. Gegen das Brot. Gegen den Atem. Fürchte dich nicht. Ihr Talar war schwarz. Das Bäffchen weiß. Und Lenas Knie weich. Du musst atmen. Das Brot verschwamm. Die Pastorin sagte irgendwas, aber Lena hörte sie nicht. Der Atem. Das Brot. Atem. Brot. Atem. Stimmen und Bilder verschwammen.

Dann war alles schwarz. Sie fiel in ein Loch. In ihr Loch. Schwarz. Als hätte die Pastorin ihren Talar über Lena gebreitet.

Als sie zu sich kam, waren viele Köpfe über sie gebeugt. Irgendwer hatte ihre Beine hochgelegt. Jemand anderes fühlte ihren Puls. Für einen Moment musste sie überlegen, wo sie war. Dann fiel ihr der schwarze Talar ein. Sie spürte den kühlen Kirchenboden unter sich. Ihr Kopf schmerzte.

»Lena, Gott sei Dank!«, hörte sie ihre Mutter sagen.

Sie musste aufstehen. Sofort. Sonst würde sie das Loch verraten. Sie richtete sich auf.

»Bleiben Sie ruhig noch liegen«, sagte ein Mann zu ihr, den sie nicht kannte.

»Das geht schon.« Lena stand auf. Ihre Mutter und Holger nahmen sie und führten sie in Richtung Eingangsbereich. Ihr war noch immer schwindelig und sie musste sich sehr konzentrieren, denn der Boden wollte sie zu sich ziehen. Sie durfte keine Schwäche zeigen. Lena blickte nicht hoch, aber wahrscheinlich starrten die Leute zu ihr. Warum tat ihr der Körper so eine Blamage an? Ein übergewichtiger Körper hatte ja wohl nicht das Recht dazu.

»Legen Sie sich am besten auf die hintere Kirchenbank.«

Lena gehorchte, weil der Boden nach ihr rief.

»Der Mann ist Arzt«, sagte die Mutter. »Wie gut, dass auch Ärzte in den Gottesdienst gehen.«

»Ihr Puls ist sehr niedrig. Meine Frau ist auf dem Weg zum Auto und holt meinen Arztkoffer.«

Lena hätte am liebsten die Augen zugemacht und einfach geschlafen, aber sie verwendete all ihre Kraft darauf, keine Schwäche zu zeigen.

»Vielleicht sind Sie auch etwas unterzuckert?«

»Sie hat heute noch nicht gefrühstückt«, sagte Holger.

Petze! Wieso musste ihr Bruder so eine blöde Petze sein? Er hatte doch selbst nicht gefrühstückt. Kein normaler junger Mensch hatte sonntagmorgens so früh Hunger.

Achim tauchte auf und reichte der Mutter ein Glas mit Vitaminsaft und die setzte es ihr an die Lippen. Lena schossen Tränen in die Augen. Achim, der Verräter. Vitaminsaft hatte total viele Kalorien. Und Zucker. Die Mutter bestand aufs Trinken und unter Tränen schluckte Lena die orangefarbene Flüssigkeit hinunter.

Der Arzt musste den Koffer inzwischen von seiner Frau gebracht bekommen haben, denn plötzlich spürte Lena eine Manschette um ihren Arm, die stakkatohaft enger wurde.

»Ihr Blutdruck ist auch sehr niedrig. Haben Sie schon mal Probleme mit dem Kreislauf gehabt?«

Die Mutter antwortete für sie. »Ihr Opa ist gestorben. Es war alles etwas viel für unsere Familie in den letzten Tagen.«

Lena war ihrer Mutter unendlich dankbar für diese Antwort. Das erklärte doch alles. Und jetzt sollte bitte dieser blöde Arzt weggehen, nicht mehr ihren Körper anfassen und sie in Ruhe lassen.

»Ist Ihnen noch schwindelig?«

»Nein. Schon viel besser.«

»Ich gebe Ihnen trotzdem mal ein paar Tropfen für den Kreislauf.«

Lena hasste den Arzt dafür, dass er ihr einen Löffel mit einer unbekannten Flüssigkeit in den Mund schob. Dass sie bitter schmeckte, war nicht so schlimm, durch das Hungern hatte sie sowieso immer einen ekeligen Geschmack im Mund. Aber dass sie nicht wusste, wie viele Kalorien dieses Zeug hatte, machte sie verrückt. Und sie hasste ihren Körper dafür, dass er sie so in den Mittelpunkt gerückt hatte und beinahe das Loch verraten hätte.

»Wahrscheinlich war es wirklich nur ein kleiner Schwächeanfall. Aber vielleicht gehen Sie morgen besser noch zu Ihrem Hausarzt und lassen sich durchchecken.«

Ob der Arzt ihr das bei Untergewicht auch einfach so geglaubt hätte? Wahrscheinlich nicht. Aber sie hatte es ja immer gewusst: Dicksein war die Lizenz zum Hungern.

Sie richtete sich langsam auf. Im Liegen zeigte man zu viel Schwäche. Und war wehrlos gegenüber Saft und Tropfen.

Erst jetzt wurde ihr bewusst, dass der Gottesdienst vorne weiter seinen Lauf genommen hatte. Die Pastorin sprach gerade ihren Segen. Danach setzte das Orgelspiel ein und die Mutter sich seufzend neben sie. »Hast du mir einen Schrecken eingejagt. Zu Hause koche ich erst einmal etwas Leckeres, dann geht es dir bestimmt besser.«

Lena atmete tief durch. Sie würde das Loch nicht verraten. Niemals. Die letzten Orgelakkorde trieben die Gemeinde aus den Kirchenbänken. Gleich würden sie alle zu ihr kommen und sich Sorgen machen.

Das Loch lachte. Es gab keinen Grund zur Sorge.

»Ich möchte an die frische Luft.« Lena stand auf. Holger wollte sie unterhaken, aber sie schob seinen Arm weg. Am Ausgang schüttelte die Pastorin ihr die Hand.

»Es geht ihr wieder besser«, sagte die Mutter beinahe entschuldigend. »War alles etwas viel.« Die Pastorin sah sie mit ihrem *Fürchte-dich-nicht*-Blick an. Lena guckte weg.

Der Rest des Sonntags war schrecklich. Die Mutter tat so, als sei sie kurz davor gewesen, ihre zweite Tochter auch noch zu verlieren. Lena aß. Und alle achteten darauf. Und waren noch immer besorgt um ihren Kreislauf. Die ersten Bissen des warmen Mittagessens waren die Hölle. Am liebsten hätte sie alles wieder ausgespuckt. Aber dann fand irgendetwas in ihr Gefallen an dem Geschmack, sogar das Loch forderte plötzlich die warme Mahlzeit ein und deshalb aß sie weiter.

Hinterher hatte sie höllische Bauchschmerzen. Ihr Magen war weder warme noch große noch überhaupt normale Mahlzeiten gewöhnt. Es ziepte und schmerzte. Anders als das Drücken und Beinahe-Platzen während ihrer esssüchtigen Zeit. Diesmal war es eher ein Gefühl, als wüsste der Magen gar nicht, was er mit dem Essen anfangen sollte. Die Nahrung erschien ihr wie ein Fremdkörper. Saß quer in ihrem Magen und fühlte sich unwillkommen.

»Ich lege mich etwas hin und ruhe mich aus.«

»Tu das, mein Schatz.« Jetzt nannte die Mutter sie auf einmal Schatz. Das hatte sie schon ewig nicht mehr getan. Manchmal fragte Lena sich, ob sie selbst verrückt war oder die anderen.

Sie machte es sich auf der Schlafcouch in ihrem alten Zimmer bequem, legte ihre Hand auf den Unterleib und beschwor in Gedanken ihre Verdauung zu einer zügigeren Aktivität.

Es klopfte an der Tür. Lena nahm ihre Hand vom Bauch. Achim steckte den Kopf durch den Spalt. »Darf ich reinkommen?«

Sie nickte und rückte ein Stückchen zur Seite.

Achim setzte sich. »Alles in Ordnung bei dir?«

»Ja, alles okay.«

»Wirklich?«

»Wirklich.«

»Ich hab vorhin in der Kirche so einen Schreck bekommen. Im ersten Moment dachte ich, dass ich mich in der letzten Zeit gar nicht richtig um dich gekümmert habe und eigentlich gar nicht weiß, wie es dir geht. Es war so viel Stress im Referendariat, tut mir leid.«

»Weiß ich doch, dass du viel zu tun hast. Mach dir mal um mich keine Sorgen.«

»Und das Essen? Du hast ganz schön viel abgenommen, oder?«

»Ich habe fast keine Fressanfälle mehr, das stimmt.«

»Und zur Therapie gehst du noch?«

»Ja.«

»Zu dieser Gruppe auch noch?«

»Nein, das bringt mir nicht mehr so viel.«

Achim nickte verständnisvoll. Lena sehnte fast die Zeit zurück, in der sie mit ihm über die Esssucht hatte sprechen können. Aber es war so viel passiert seitdem. Und es war besser, wenn sie ihn nicht damit belastete.

»Und es ist wirklich nichts?«

»Nein, Achim, alles in Ordnung.«

»Wir können uns ja in Wuppertal bald mal wieder treffen.«

»Ja, können wir.«

Als Achim ging, war sie erleichtert. Sie legte ihre Hand zurück auf den Bauch. Eigentlich wollte sie niemanden sehen und mit niemandem reden. Doch kurze Zeit später erschien Holger mit einem Glas Apfelsaft in der Tür.

»Das soll ich dir von Mama bringen.«

»Danke, aber ich möchte jetzt keinen Saft trinken.«

»Vielleicht ja später. Geht es dir etwas besser?«

»Ja, alles halb so schlimm.«

Holger setzte sich auf die Ecke der Schlafcouch, die noch von Achim angewärmt sein musste. Holger war hagerer als Achim, das hatte er vom Vater. Seine Haare waren heller und kürzer als die des Cousins und seine Kleidung nicht so alternativ. Er setzte seinen Großer-Bruder-Blick auf und fixierte Lena.

»Was ist eigentlich los mit dir?«

»Was soll los sein? Ich bin einmal umgekippt und die ganze Familie macht einen totalen Aufstand darum.«

»Das meine ich nicht. Du bist so anders, seit ich aus Amerika zurück bin.«

Lena zuckte desinteressiert mit den Schultern. »Vielleicht sind wir beide einfach erwachsener geworden?«

»Aber du bist so ernst geworden. Und diese Woche warst du gedanklich total abwesend, hatte ich das Gefühl.«

»Entschuldige bitte, aber der Anlass meines Besuches war ja nun mal ernst. Und wenn der Großvater stirbt, darf man doch wohl mal in Gedanken sein, oder?«

»Ja. Klar.« Holger seufzte und musterte sie. »Sieht übrigens gut aus, dass du so abgenommen hast.«

»Du, wenn es dich nicht stört, würde ich jetzt gerne ein bisschen schlafen, damit ich morgen zurück nach Wuppertal fahren kann.«

»Ich bin ja schon weg.«

Lena kroch unter ihre Decke und hoffte inständig, das Abendbrot zu verschlafen und am nächsten Tag vor dem Frühstück nach Wuppertal aufbrechen zu können.

Als sie am Montagnachmittag in ihre Wohnung kam, war sie ziemlich ausgehungert. Sie war verärgert über das Essen bei den Eltern am Tag zuvor. Nun forderte ihr Körper mehr davon, dabei hatte sie gedacht, sie hätte es ihm abgewöhnt. Sie bereitete sich einen Magerquark mit Apfelstückchen zu und aß. Doch anschließend hatte sie immer noch Hunger und belegte sich eine Scheibe Knäckebrot mit magerer Putenbrust. Und als sie danach immer noch nicht satt war, noch einmal das Gleiche. Zwar war das noch nicht wirklich viel, weil die Putenbrust kalorienarm war und kaum Fett enthielt, aber es machte ihr trotzdem Angst. Angst, dass sie nicht mehr aufhören könnte. Und obwohl sie der festen Überzeugung war, zu viel gegessen zu haben, ging der Hunger nicht weg und sie konnte sich auf nichts anderes konzentrieren.

Nein, dachte sie. Sie durfte dem nicht nachgeben, wollte sich lieber ablenken. Der Beutel mit Vogelfutter war noch fast voll. Sie trat ans Fenster. Drei Tauben stolzierten auf dem Dach des Hinterhauses. Als sie ihnen Körner zuwarf, kamen noch weitere hinzu, die sich um die Nahrung scharten. Die Tauben dort unten waren jetzt auch eine Trauergemeinde. Ob sie die Taube, die der Habicht geholt hatte, vermissten? So wie Lena den Großvater und Gertrud vermisste? Konnten Tauben trauern? Konnte sie selbst trauern?

»Ey, Sie da!«, hörte sie plötzlich jemanden aus dem Hinterhof eines 50er-Jahre-Hauses schreien. »Hören Sie auf die Drecksviecher zu füttern, davon gibt es eh schon zu viele!«

Lena zuckte zusammen, erwiderte nichts, sondern schloss schnell ihr Fenster. *Davon gibt es eh schon zu viele!* Hallte es in ihr wider. Es gab auch zu viele Menschen. Und trotzdem ... Es ärgerte sie, dass sie dem Mann nicht ihre Meinung gesagt hatte. Was hatten die Tauben ihm denn getan? Sie spürte, wie der Ärger in ihr aufstieg – wegen des Mannes, wegen des Habichts, wegen des Großvaters, wegen Gertrud.

Da meldete sich eine alte Stimme in ihr und bestellte beim Pizza-Taxi eine Gemüsepizza. Schon nach den ersten drei Bissen hatte sie das Gefühl satt zu sein, aber sie aß die Pizza trotzdem ganz und war anschließend vollkommen fertig.

Was hatte sie getan? Sie durfte sich ihr Hungern nicht kaputtmachen lassen. Dieses Völlegefühl und das Warten auf die Verdauung ertrug sie nicht mehr. Sie schnappte sich ihr Portemonnaie, ging in die nächste Apotheke und kaufte sich Rizinusöl und Fruchtwürfel. Die zweite Nachthälfte verbrachte sie qualvoll auf der Toilette, aber am nächsten Morgen war sie endlich wieder leer.

Nach dem Fressen war die Abstinenz eine Wohltat. Das Hungern war wie ein großer Sog, zog sie immer weiter hinein und Lena ließ sich ziehen. Wenn sie durch die Stadt lief, war ihr wunderbar schwindelig und sie war schwach auf den Beinen. Dieses Gefühl machte sie stark und unangreifbar. Und wenn sie fror, weil sie zu wenig gegessen hatte, war sie glücklich. Endlich fror sie wieder. Endlich hatte sie wieder zu wenig gegessen. Das war ein sehr erhabenes Gefühl nach den Fresstagen.

Die Semesterferien umfingen sie mit ihrer Strukturlosigkeit und Lena hasste sie dafür. Sie arbeitete in Erkrath und sie ging zur Therapie. Das war alles. Zwar hatte sie sich vorgenommen, sich an einem Architekturwettbewerb zu beteiligen, bei einer Bauzeitschrift anzufragen, ob sie einen Artikel für das Magazin verfassen dürfte, sie wollte verschiedene Bücher aus der Uni-Bibliothek durcharbeiten und vieles mehr. Ursprünglich hatte sie auch mal ein Praktikum machen wollen. Aber wenn sie sich an diese Dinge setzte, erschien ihr plötzlich alles bedeutungslos. Wenn sie nicht arbeiten musste, schlief sie morgens viel zu lange, immer bis zehn oder elf Uhr, weil sie sich häufig ziemlich schlapp fühlte und einfach keine Lust auf ihr Leben hatte. Lieber flüchtete sie sich in ihre Träume, auch wenn das manchmal Albträume waren.

Sie träumte oft von Gertrud oder ihrem Großvater. Manchmal wachte sie nachts auf und hatte Angst vor dem Tod, der in ihren Träumen eine dunkle Gestalt mit großen schwarzen Klauen war. Bisweilen war er auch einem Greifvogel ähnlich mit scharfen Krallen. Nicht immer gab er sich zu erkennen, mitunter versteckte er sich auch hinter bunter Kleidung oder war gar keine Gestalt, sondern nur etwas unterschwellig Anwesendes. Und sie lief vor ihm weg und einmal lief Sarah neben ihr, aber weil sie klein war, konnte sie nicht so schnell laufen wie Lena. Plötzlich war sie weg und Lena fand sie nicht mehr wieder. Hinterher machte sie sich Vorwürfe, warum sie Sarah nicht auf den Arm genommen hatte und mit ihr davongerannt war. Vielleicht hätte sie sie retten können.

Wenn Lena zu wenig aß, konnte sie aber häufig auch überhaupt nicht schlafen. Manchmal stand sie dann auf und warf den Tauben mitten in der Nacht Futter aufs Dach. So konnte sie wenigstens niemand dabei erwischen.

Manchmal lag sie aber auch in ihrem Bett und bekam Panik. Plötzlich hatte sie das Gefühl, nicht mehr sicher zu sein in ihrer Wohnung, hierbei raste ihr Herz und sie traute sich kaum zu atmen. Auf einmal wurde ihr klar, wie alleine sie in diesem Bett war, in dieser Wohnung, in dieser Stadt und dass niemand es merken würde, wenn der Tod sie holte. So wie niemand außer ihr gemerkt hatte, dass der Habicht die Taube geholt hatte. Sie verlor von einem auf den anderen Moment jegliches Gefühl von Sicherheit und konnte nur noch an schreckliche Dinge denken. Dann wurde ihr Atem flach, manchmal zitterte sie und ihr pochendes Herz brachte das ganze Bett zum Beben. Es dauerte immer lange, bis sie sich wieder beruhigt hatte.

Die Strukturlosigkeit der Tage fand sich in ihrem Essverhalten wieder. Das reine Hungern gelang ihr einfach nicht mehr. Wenn sie unter einer bestimmten Essensmenge pro Tag blieb, war alles in Ordnung, aber wenn sie diese unsichtbare Grenze überschritt, hatte sie das Gefühl, dass sowieso alles zu spät war, und sie begann zu fressen. Dann stopfte sie sich zu, bis das schlechte Gewissen sie übermannte, sie abführen und wieder hungern ließ.

Manchmal stand sie im Supermarkt, wollte alles und nichts kaufen, wusste nicht, ob sie hungern oder fressen und wie sie der Supermarkthölle entkommen sollte. Sie hatte überhaupt kein normales Verhältnis mehr zum Essen und zu Essensmengen. Für sie gab es nur noch alles oder nichts.

Wenn sie hungerte, fühlte sie sich zwar körperlich schwach, aber geistig erhaben und stark, wenn sie fraß, war sie körperlich leistungsfähiger, aber es ging ihr psychisch schlecht.

Ihr Fressen bestand meist aus Süßigkeiten und es waren nicht mehr so riesige Essensmengen wie früher. Doch gemessen am Hungern erschien ihr bereits der Verzehr normaler Mengen als gefräßig. Schlecht fühlte sie sich eigentlich immer, egal ob sie sich mager- oder esssüchtig verhielt.

Sie lebte nicht mehr, sie existierte nur noch vor sich hin. Drei Tage Fressen, vier Tage Hungern, einen Tag Fressen, zwei Tage Hungern, zwei Tage Fressen, einen Tag Hungern, vier Tage Fressen, drei Tage Hungern. Sie war ständig niedergeschlagen und wusste mit sich und der Welt nichts anzufangen.

Draußen war Sommer, aber oft zog sie nicht einmal tagsüber ihre Vorhänge auf.

Achim hielt sein Versprechen und lud Lena ein, mit ihm und Yvonne ein Konzert zu besuchen. *Strom & Wasser* hieß die Band. Lena kannte sie nicht. Sie schminkte sich eine perfekte Fassade und war froh, dass sie einen erfolgreichen Hungertag hinter sich hatte und sich somit nicht ganz so schlecht fühlte.

Achim und Yvonne holten sie ab. Achim hatte einen verwaschenen Kapuzenpulli an und ihr fiel es noch immer schwer, ihn sich als Lehrer vorzustellen. Yvonne war nicht geschminkt, trug schlichte Jeans und ein enges Shirt und strahlte ohne jedes Make-up. Lena bewunderte Yvonnes blonden Lockenschopf und schämte sich für ihre eigenen braunen, kraftlosen Bindfädenhaare.

Eine halbe Stunde später waren sie im *LCB*, einem kleinen Club im Keller der ehemaligen Ruhmeshalle im Ostteil der Stadt. Achim und Yvonne bestellten sich Bier, aber Lena dachte an die Kalorien und daran, dass sie es auf fast nüchternen Magen nicht vertragen würde. Sie trank Mineralwasser, auch wenn der Mann an der Bar sie ebenso verständnislos ansah wie Yvonne.

Dann standen sie herum, quatschten, Lena bemühte sich, wie eine normale Studentin zu sein, aber im Grunde genommen fehlte ihr das Repertoire dazu. Sie fühlte sich gefangen in ihrer Scheiß-Sucht und konnte niemandem erklären, was das wirklich bedeutete. Dass das mehr war als nur Diät-Halten oder Zu-viel-Essen. Dass es sie einnahm, jede Minute, und sie ständig auf der Hut war vor der Bedrohung des Essens und kalorienhaltiger Getränke. Dass es ihr zeitweise einfach nur beschissen ging und sie sich langsam wirklich gestört vorkam. Es erschien ihr alles so sinnlos.

Warum konnte sie nicht einfach wieder Architekturmodelle bauen? Warum fühlte sie sich nicht mehr lebendig? Warum war sie innerlich so tot? Sie schaffte es ja nicht einmal, sich zu amüsieren und sich auf das Konzert zu freuen. Yvonne musste ja denken, dass Lena total langweilig war. Vielleicht war sie das auch.

Sie bekam diese Gedanken einfach nicht aus dem Kopf. Sie plante, wie sie am nächsten Tag weiterhungern würde und hoffte, dass sie es schaffen und nicht wieder fressen würde. Dabei schenkte sie Yvonne das unechteste Lächeln der Welt. Es tat ihr leid, aber sie konnte nicht anders.

Irgendwann hatte sich der Club zur Hälfte gefüllt und das Konzert begann. Der Sänger trug wie Achim einen Kapuzenpulli und hatte seinen Akustikbass mit einem Riemen über die Schultern gehängt. Lena empfand ihr Make-up plötzlich als sehr unpassend. Vielleicht hätte sie sich besser Turnschuhe statt hoher Sandalen anziehen sollen.

Der Sänger schmetterte mit rauer Stimme temporeiche Lieder mit deutschen Texten. Manche ernst, andere beinahe kabarettistisch und alles irgendwie sehr punkig. Er besang den Arsch seiner Freundin und die Elbe, Randfiguren und die magersüchtige Zeit. Lena erschrak.

*»Die Zeit, sie magert ab! Die Zeit ist viel zu dünn! Sie klappert mit den Zeigern vor lauter Zeitgewinn!«*

Was sang er da? Sie fühlte sich erwischt, hatte für einen kurzen Moment Angst, Achim könne sie wegen dieses Liedes hierhergeschleppt haben, aber Achim stand neben Yvonne, blickte zur Bühne und kümmerte sich nicht um seine Cousine. Lena atmete auf. Doch der Sänger ließ nicht ab von dem Thema:

*»Die Zeit, sie magert ab! Die Zeit hat Bulimie. Sie kotzt sich aus, die Zeit, und wird zu einem Strich. Du greifst voll Gier nach ihr, doch du begreifst sie nie. Und stürzt du dich auf sie, schreitet sie über dich!«*

Lena schluckte. Das Loch lachte über diesen Vergleich. Eine essgestörte Zeit! Wenn es nach dem Loch gegangen wäre, hätten auch Raum und Handlung eine Essstörung entwickeln können.

Achim und Yvonne standen da, wippten zur Musik und sangen die Texte mit, während Lena sich von dem Lied noch immer seltsam berührt fühlte.

Danach kamen andere Songs, Lena klatschte anerkennend, aber sie kam sich einfach dämlich vor. Sie fühlte sich so überhaupt nicht jung, so gar nicht locker und auch nicht alternativ. Und sie war nicht einmal mehr in der Lage, sich auf ein Konzert einzulassen. Ein paar Meter entfernt entdeckte sie einen Kommilitonen, der vor ein paar Monaten bei einem Architekturstudentenwettbewerb gewonnen hatte. Auch sie hatte sich beteiligt, aber sich vermutlich nicht genug Mühe gegeben. Sie war so krank im Kopf, da war kein Platz mehr für Architektur. Wieso erbrachte sie keine Leistung mehr?

Am liebsten hätte sie laut geschrien: nach Hilfe, nach Aufmerksamkeit, nach Beachtung, aber die Bassklänge hätten ihre Stimme erstickt. Warum sah sie niemand? Und warum tat sie vor denen, die sie sehen wollten, so, als sei alles in Ordnung? Je weniger sie aß, desto mehr schien sich ihr Loch mit Selbsthass zu füllen. Warum konnte sie ihren Ansprüchen nicht gerecht werden, sich selbst nie genügen?

Alle sahen ihren schlankeren Körper, freuten sich für sie und dachten, dass es ihr gut gehe. Dabei ging es ihr überhaupt nicht gut. In ihr war eine Leere, ein großes schwarzes Loch und – egal, ob sie es füllte oder leer ließ –, es war dabei, sie zu verschlingen. Auch wenn Achim und Yvonne neben ihr standen. Sie war einsam mit ihrem Loch. Niemand sah sie, wollte sie sehen. Niemand konnte sie sehen, weil sie alles hinter ihrer Maske versteckte.

Verdammt, sie fühlte sich verloren zwischen diesen Menschen, die tanzend, wippend oder einfach nur zuhörend, manche rauchend und trinkend, um sie herumstanden und lebten.

Plötzlich war ihr Kommilitone neben ihr. »Hallo Lena!«, sagte er laut in ihr Ohr. Er deutete auf die Band.

»Der Heinz ist gut, nicht? Ich habe den schon öfter gesehen.«

Lena nickte. Offensichtlich meinte ihr Kommilitone den Sänger. »Ziemlich eigener Stil, aber gut.«

»Und, was machst du so in den Semesterferien?«

»Arbeiten. In dem Architekturbüro, in dem ich sonst einmal die Woche aushelfe. Und du?«

»Praktikum bei einer Baufirma. Gefällt mir ganz gut bis jetzt. Na ja, dann viel Spaß noch!«

»Dir auch.«

Lena blickte ihrem Kommilitonen hinterher. Sie fand es nett, dass er sie angesprochen hatte. Vielleicht mochten einige Mitstudenten sie doch etwas, und wenn nicht, so war sie ihnen zumindest gleichgültig. Und sie hatte immer gedacht, sie würden sie hassen. Dabei war das wahrscheinlich nur ihr Selbsthass, den sie über ihre Kommilitonen auf sich projizierte.

Die Einzige, die Lena hasste, war ganz alleine sie selbst.

Eigentlich mochte sie Friedhöfe nicht, aber dieser Friedhof war wunderschön. Die gusseisernen Torflügel wiesen auf steile Wege, die von alten Linden gesäumt waren. Leichter Wind fuhr durch die Bäume, als sie rechts entlang der Friedhofsmauer den älteren Teil des Friedhofs erreichte: verwitterte Grabfiguren und morsche Reliefs, Engel aus Stein und prächtige Familiengräber. Wohlhabende Fabrikanten hatten sich statt schlichten Grabsteinen ganze Denkmäler setzen lassen: Einen Sarkophag auf Löwenfüßen, eine lebensgroße Bronzefigur, die symbolisch das Tor zur Ewigkeit öffnete, Engel mit riesigen Flügeln auf steinernen Säulen, kleine dicke Putten zwischen Blumen, sogar eine mannshohe Sphinx mit einem trauernden Jüngling gab es.

Warum sie hierhergekommen war, wusste Lena nicht so genau. Wegen Gertrud, wegen ihres Großvaters, aber auch, um zu Hause der Gier zu entfliehen, denn das Loch in ihrem Bauch fühlte sich gerade gut an. Doch jetzt, als sie vor den alten Gräbern stand, fanden ihre Gedanken keine Verbindung zu Gertrud oder ihrem Großvater. Vielmehr betrachtete sie mit architektonischem Interesse die historischen Grabanlagen, ohne etwas dabei zu empfinden.

Später stieg sie die Wege hinauf und je höher sie kam, desto großartiger wurde der Ausblick auf die Stadt. Irgendwo dort unten zwischen den Häusern am Ufer der Wupper und dem lauten Verkehr auf der Bundesallee war die Fachbereichsuni für Architektur und Design, aber hier oben war es ruhig. Alles auf diesem Friedhof blühte, die Augustsonne schien, doch das Loch in ihrem Magen ließ sie die Wärme nicht bemerken. Vielleicht hätte sie sich auf die Bank setzen und um Gertrud und den Großvater weinen sollen, aber das Loch lachte laut über so eine Idee.

Sie versuchte irgendwas in sich zu finden und wusste nicht einmal was. Ein Gefühl vielleicht, Trauer oder eine Antwort auf die Geschehnisse der letzten Wochen.

Und plötzlich, als sie da auf dem Friedhof stand, hörte sie auf, sich zu spüren. Der Sommertag zwischen den Grabsteinen wurde unwirklich, ihr Körper war auf einmal ein Fremdkörper, der nicht zu ihr zu gehören schien. Ihre Beine fühlte sie kaum noch und es war, als könne sie die Geschehnisse um sich herum nicht mehr richtig filtern. Als wäre das alles nicht real.

Was war das? War es das Loch, das sie mit einer Art Schwindel schon wieder von der Welt zu entfernen versuchte?

»Hi Lena!«

Sie erschrak, merkte plötzlich, wie Leben in ihren Körper zurückkehrte und drehte sich um. Vor ihr stand Hanna, die Nebenfachstudentin, mit der sie schon lange kein Seminar mehr zusammen gehabt hatte. Ab und zu hatte sie sie in der Uni getroffen und kurz gegrüßt, aber jetzt im Hauptstudium waren sie sich kaum noch über den Weg gelaufen.

»Oh, hallo, was machst du denn hier?«

Hanna lächelte und deutete auf das Notizbuch in ihrer Hand. »Ich schreibe ein Gedicht über diesen Friedhof. Der ist so besonders. Vorhin habe ich dort oben Richtung Wald sogar ein Reh gesehen, das selig ruhig auf einem Grab lag. Und du?«

Lena hatte sich gefangen, aber sie spürte, wie Hanna sie musterte, wie sie ihren Körper musterte. Vor eineinhalb Jahren hatte Hanna sie einmal auf dem Nachhauseweg angesprochen, ob es sein könne, dass sie eine Essstörung habe. Lena hatte sofort verneint und Hanna angelogen, dass es sich nur um eine erbliche Stoffwechselstörung handele. Jetzt hatte sie viel abgenommen, das musste auch Hanna sehen.

Das Loch drohte. Lena lächelte. »Ich habe mir die alten Familiengräber angeguckt, die sind ja wirklich beeindruckend. Hast du die Sphinx gesehen? Fast wie die echte in unserer Baugeschichtsvorlesung damals.«

Hanna sah gut aus. Sie hatte ihr damals gestanden, selbst eine Essstörung gehabt zu haben. Trotzdem hatte Lena ihr nichts von sich erzählt. Damals war es nur die Gier gewesen. Jetzt war es auch das Loch.

Hanna redete von den Gräbern und den reichen Fabrikanten im Tal, sogar der Vater von Friedrich Engels sei hier begraben.

Lena hörte nur halb hin.

»Das ist ja witzig, dass wir uns hier getroffen haben. Vielleicht hast du noch Lust, unten in der Stadt etwas trinken zu gehen? Im *›Pavillon‹* oder so?«

Lena musste an den Auflauf im *›Pavillon‹* denken, der die Gier wieder zurückgeholt hatte. Und an Gertrud. Sie sollte sich besser von essgestörten Freundinnen fernhalten. Auch wenn Hanna vielleicht gar kein Problem mehr damit hatte. Aber das Loch in ihrem Magen gab ihr zu verstehen, dass so ein Treffen auf gar keinen Fall in Frage käme.

»Normalerweise gerne«, sagte sie. »Aber leider bin ich heute Abend verabredet und muss mich etwas beeilen.«

Das war noch nicht einmal ganz gelogen. Wobei sie noch nicht wusste, ob sie an diesem Abend mit dem Loch oder der Gier verabredet sein würde.

»Schade, aber wir sehen uns dann ja sicher mal im neuen Semester in der Uni.«

»Bestimmt«, sagte Lena, verabschiedete sich und ging mit schnellen Schritten die Lindenallee den Berg hinab zum Ausgang.

Im Architekturbüro musste sie funktionieren. Gerade jetzt in den Semesterferien, wo es mehr für sie zu tun und somit auch zu verdienen gab, durfte sie sich keine großen Fehler erlauben. Manchmal hatte sie Angst, dass ihr das irgendwann nicht mehr gelänge.

Sie stand oft neben sich, so wie an dem Nachmittag auf dem Friedhof, und dann kam ihr alles so unwirklich vor. Wenn sie morgens vom Bahnhof durch die Fußgängerzone zum Architekturbüro lief, erschien es ihr manchmal, als sei sie selbst gar nicht real. Dann verschwammen die Menschen, die ihr entgegenkamen, verzerrten sich zu vagen Umrissen und sie selbst fühlte sich innerlich leer, wie eine leere Hülle, die sich durch den Bahnhof und die Straßen bewegte.

Als sie diesen seltsamen Zustand das erste Mal auf dem Friedhof an sich bemerkte, dachte sie, dass das so eine Art Schwindel sei und vom Hungern komme, so wie in der Kirche, als sie beim Abendmahl ohnmächtig geworden war.

Aber sie hatte das auch, wenn sie frühstückte und am Vortag viel gegessen hatte. Geheuer war ihr das nicht.

Doch wenn sie im Architekturbüro auf ihre Kollegen traf, war es meistens wieder vorbei und sie konzentrierte sich darauf, zu funktionieren.

An einem Mittwoch Anfang September kam Lena von der Arbeit und stellte sich am Hauptbahnhof an den Bussteig, um mit der 619 nach Hause zu fahren. Sie stand da, starrte ins Nichts und wartete. Andere Busse ließen Fahrgäste aussteigen, neue hinein und fuhren mit ihnen davon. Lena hing ihren Gedanken nach.

Eine Taube stolzierte zwischen den Bussteigen und pickte hier und da etwas auf. Es war eine von denen, die eine besonders hübsche Zeichnung hatten und glänzendes Gefieder. Fast erinnerte sie ein bisschen an die vor ihrem Fenster, die Lena damals gemalt hatte. Aber sie glaubte nicht, dass ihre Hinterhoftauben Futter am Bahnhof suchten. Lena blickte ihr hinterher und wurde dann auf eine Frau aufmerksam, die sich von der Bank im Wartehäuschen erhob und an die Bordsteinkante drängelte, während die 619 in die Busspur einbog. Die Taube pickte. Lena hatte schon oft beobachtet, dass die Vögel immer erst im letzten Moment wegflogen.

Der Bus kam näher, die Taube rührte sich nicht. Jetzt flieg endlich weg, dachte Lena. Der Bus ist wie ein Habicht!

Die Taube blieb, der Busfahrer fuhr selbstbewusst auf sie zu. Doch auch die Taube ließ sich nicht beirren. Sie lief ihm stolz entgegen, auf Höhe des linken Vorderrades, das auf sie zurollte. Zwei Schritte nach rechts, dachte Lena, oder wegfliegen. Der dicke Reifen rollte und plötzlich sah man die Taube nicht mehr, sondern nur noch den Bus, der bremste. »Igitt!«, rief die Frau an der Bordsteinkante. Eine andere zuckte mit den Schultern. »Machen eh nur Dreck, die Viecher.«

Der Bus öffnete seine Türen. Lena drehte sich um, lief die Treppe hinab durch den Bahnhofstunnel und fuhr mit der Schwebebahn nach Hause.

Ihr ganzer Körper war wie taub. Lena spürte überhaupt nichts mehr – sie spürte SICH nicht mehr. Es war, als hätte ihr Gehirn gar keine Herrschaft mehr über ihren Körper. Sie fühlte nichts, war wie leblos. Als ob sie sich selbst bei den Dingen beobachtete, die sie tat. Sie nahm sich so wenig wahr, dass sie befürchtete, nicht einmal ihren Arm heben zu können.

Sie hatte weder Körpergefühl noch sonst irgendein Gefühl.

All ihre Ziele und Vorsätze waren in weite Ferne gerückt, nicht einmal Ziele für die nächsten zwei Stunden hatte sie. Da war gar nichts mehr. Sie war abgestumpft, erstarrt, unfähig irgendetwas zu machen. Ein Bedürfnis verspürte sie nicht. Weder den Wunsch nach Schlaf noch ein Verlangen nach Arbeit.

Nur ein Sehnen nach einem Nichts.

Nein, gar kein Bedürfnis. Absolute Gleichgültigkeit allem gegenüber. Nicht einmal depressiv war sie, weil ihr alles so gleichgültig war. Es war ein seltsamer Zustand.

So etwas hatte sie noch nie gehabt. Sich nur noch wenig gespürt hatte sie schon häufiger, aber das hier war mehr. Ihr Körper war ihr noch viel fremder als sonst und selbst ihre Gedanken reichten nur bis zur nächsten Minute. Ihre Wahrnehmung war seltsam, vollkommen losgelöst. Es war, als hätte sich ihre Seele von ihrem Körper getrennt und beide hätten keine Verbindung mehr.

Sie war die personifizierte Apathie.

Wäre neben ihr eine Bombe einschlagen, wäre sie unfähig gewesen, darauf zu reagieren. Schon auf dem Nachhauseweg war ihr seltsam zumute gewesen. Alles hatte sich wie durch Watte angefühlt und die Welt war gar nicht richtig zu ihr gedrungen.

Eine Taube war überfahren worden und sie mochte Tauben sehr. Das war traurig, aber doch kein Grund plötzlich so neben sich zu stehen. Und irgendwie ahnte sie, dass es auch gar nicht alleine die Taube war.

Wie eine Statue hatte sie in der Schwebebahn gesessen. Starr und bewegungslos. Irgendwie hatte sie sich aus diesem Zustand befreien wollen. War wie in Trance von der Schwebebahnstation zum Kiosk gegangen und hatte Schokolade gekauft. Ein altes Verhaltensmuster, von dem sie sich erhofft hatte, dass es sie ins Leben zurückholte, aber sie hatte nichts geschmeckt. Sie hatte überhaupt nichts mehr wahrgenommen.

Lena ging zu ihrem Computer und fühlte sich wie eine Spielfigur, die man von einem Feld zum anderen schob. Sie schaltete den Rechner ein, öffnete ein Dokument und begann ein paar Sätze zu schreiben. Ihre Hände flogen über die Tastatur, als würden sie gar nicht zu ihr gehören. Es waren fremde Hände und im Dokument reihten sich Buchstaben aneinander, die keinen Sinn ergaben.

Was war das? Wieso hatte sie keine Macht mehr über ihren Körper? Sie musste etwas tun, sie musste wieder lebendig werden, sich in ihren Körper zurückholen, sonst würde sie verrückt. Die Spielfigur rückte sechs Felder weiter bis ins Badezimmer. Ihr Blick fiel auf die Nagelschere und den Einmalrasierer in einem kleinen Körbchen auf der Ablage. Wer blutete, der lebte, aber mit einer Hand, die einem nicht gehorchte, konnte man sich nicht gezielt verletzen. Und wahrscheinlich würde sie es genauso wenig spüren, wie den süßen Geschmack der Schokolade. Eine Hand, vermutlich war es ihre, öffnete den Kaltwasserhahn der Dusche. Ein bekleideter Körper ging einen Zug weiter in die Duschwanne.

Zuerst spürte sie das kalte Wasser kaum.

Dann klebte plötzlich ihre Kleidung klitschnass an ihrem Körper und sie fror. Das Wasser wusch das Fremdgefühl ab, machte den Körper wieder zu ihrem und, auch wenn sich die nassen Klamotten am Leib widerlich anfühlten, war sie einfach nur froh, dass sie sich wieder spürte.

Sie stellte das Wasser ab, entledigte sich der triefenden Kleidung und wickelte ein Handtuch um ihren Körper.

Eine Viertelstunde später stand sie frisch eingekleidet und mit halbtrocken geföhnten Haaren bei Henrike vor der Tür.

»Hallo, hast du vielleicht Lust einen Tee zu trinken?«

»Ich lerne zwar grad, aber ich kann gut eine Pause gebrauchen. Komm rein.«

Erleichtert betrat Lena die Wohnung, setzte sich an Henrikes Küchentisch und beobachtete die Nachbarin beim Teekochen.

»Und, wie sieht es bei dir aus?«

Lena lächelte. »Gut soweit. Ich war neulich mit meinem Cousin und seiner Freundin auf einem Konzert. Im *LCB*. Warst du da schon mal?«

»Nein. Ich muss ja doch meistens lernen, da kommt man nicht so viel zum Weggehen. Hier, dein Tee. Ist aber noch heiß.«

Lena nahm die heiße Tasse, umschloss sie mit ihren Händen und bemerkte, wie langsam das Leben in ihren Körper zurückkehrte.

»So wenig gespürt habe ich mich noch nie. Das hat mir richtig Angst gemacht. Ich habe fast befürchtet, dass ich mich nicht mehr aus diesem Zustand befreien kann.«

Lena blickte auf den Boden. Sie hätte der Therapeutin gerne mal etwas Positives erzählt. Stattdessen wurde sie immer kränker und gestörter. Dabei war doch eigentlich vieles besser als vor ihrer Therapie. Sie war nicht mehr so dick und jemanden zum Reden hatte sie auch. Es beschämte sie, dass sie ihrer Therapeutin das antat, anstatt endlich mal Fortschritte zu machen. Sie hatte ein richtig schlechtes Gewissen, weil sie der Frau, die ihr gegenüber auf dem Stuhl saß und immer geduldig zuhörte, keine Erfolgserlebnisse verschaffte.

»Könnte dieses Neben-sich-Stehen vielleicht eine Flucht sein? Ich habe da gerade so ein Bild vor Augen, dass dieser Zustand, den sie beschreiben, so ist, als würden Sie schweben und nur noch durch eine lange Nabelschnur mit der Welt verbunden sein. Das ist für mich das Bild von einem Abschied. Wollen Sie sich vielleicht von irgendetwas lösen?«

Lena zuckte mit den Schultern. Ein Abschied? Dazu fiel ihr nichts ein. Sie hatte eher das Gefühl, die Kontrolle zu verlieren, und das machte ihr Angst.

»Wenn Sie Ihren Körper und Ihre Umgebung nicht mehr als real wahrnehmen, ist das auch ein Warnzeichen. Ein Zeichen, dass es Ihnen zurzeit nicht gut geht. Die Frage ist: Was wollen Sie damit unbewusst erreichen? Wovor flüchten Sie aus Ihrem Körper und was macht die Realität für Sie so unerträglich?«

Lena starrte auf den Teppich. Ja, vielleicht war es eine Flucht, vielleicht ertrug sie die Einsamkeit nicht und den Tod. Aber was ihr Körper mit ihr tat, machte ihr Angst. Das war doch nicht mehr normal.

Ihr Selbstbild bröckelte schon lange. Sie war nicht mehr die zukünftige Star-Architektin mit ein paar Problemen, die sie nur stark machten für die große Zukunft, welche ihr bevorstand.

Sie fühlte sich inzwischen eher wie ein einziges großes Problem ohne Zukunft.

# 6. Die schwarzen Klauen aus ihren Träumen

An einem Sonntagmorgen Mitte Oktober, am Ende der Semesterferien, lag Lena in ihrem Bett und wollte nie wieder aufstehen.

Sie hatte keine Kraft mehr, sie vegetierte nur noch vor sich hin, war die Sklavin ihrer ums Essen oder Nicht-Essen kreisenden Gedanken. Das Loch in ihrem Bauch verzehrte sich nach Nahrung, aber Lena merkte nichts davon und füllte es mit schrecklichen Überlegungen.

Ihr Leben war mit Fressanfällen zu ertragen und ihr Leben war mit Hungern zu ertragen, aber eigentlich – war ihr Leben gar nicht mehr zu ertragen.

Sie verspürte die tiefe Sehnsucht nach einem Nichts.

Manchmal konnte sie sogar Gertrud ein bisschen verstehen. Wenn sie neben sich stand, waren ihr Lokführer auch egal, dann war ihr einfach alles egal. Sie blieb gleichgültig gegenüber der Möglichkeit, überfahren zu werden, wenn sie bei Rot über die Ampel ging. Und bei jedem Zug und jedem Bus überlegte sie, wie es wäre, davorzulaufen.

Es war nicht so, dass sie sich direkt umbringen wollte, aber sie wollte so nicht mehr weiterleben und wünschte sich täglich, tot zu sein.

Lena konnte nicht schlafen, weil ihr Magen so leer war, aber sie konnte auch nicht aufstehen. Sie war vollkommen unfähig, irgendetwas zu machen, irgendetwas mit sich und ihrem Leben anzufangen. Sie fühlte sich in ihrer Wohnung wie in einem leeren Raum, obwohl ihre Architektursachen, der Fernseher, das Telefon oder auch das ungeputzte Bad genügend Beschäftigungsmöglichkeiten geboten hätten. Die Tauben im Hinterhof hätten sich bestimmt auch über ein paar Körner gefreut, doch selbst die Kraft, ans Fenster zu treten, fehlte ihr. Mit einem Körper, den man nicht spürte, konnte man weder Architekturpläne zeichnen noch Badezimmer putzen oder Tauben füttern. Also lag sie da und wünschte sich mit jedem Atemzug fort. Sie stellte sich vor, wie der Tod aus ihren Träumen an ihre Wohnungstür klopfte und sie holte, wie sie sich in seine schwarzen Klauen legen und endlich Ruhe haben würde.

Aber ihr Körper gab keine Ruhe. Irgendwann kämpfte sich das Hungergefühl an die Oberfläche und begann sie zu malträtieren. Konnte dieser Körper mit seinem aufsässigen Hunger nicht endlich aufhören, sie zu bedrängen?

Er hörte nicht auf, deshalb übernahm die Gier das Ruder und schickte sie in die Küche, wo sie sich über die wenigen Lebensmittel, die sie im Haus hatte, hermachte. Anschließend standen eine leere Knäckebrotschachtel, ein ausgekratztes Marmeladenglas, zwei leere Naturjoghurtbecher mit Resten von Zucker und Zimt sowie eine entleerte Tüte Rosinen als stille Zeugen auf dem Küchentisch.

Ihr Magen drückte, die Gier lachte hämisch und Lena lief ins Bad, um nachzusehen, ob sie noch etwas zum Abführen im Haus hatte. Und dann blickte sie in den Spiegel und sah ihr Gesicht, das ebenso inhaltsleer aussah wie die Verpackungen in der Küche. Sie starrte ihr Spiegelbild an, als sei es die unlösbare Aufgabe einer Abiturprüfung. Ihr Magen war voll, aber ihre Gedanken leer und unwirklich.

Wo war ihr Leben geblieben?

Lena zog sich mechanisch aus, drehte das Wasser in der Dusche auf, stellte sich erst hinein, dann schraubte sie den Duschkopf tiefer und setzte sich mit angezogenen Knien darunter. Sie drehte das Wasser wärmer, fast heiß, und es prasselte wie Regentropfen auf sie herab. Sie wollte ewig so sitzen bleiben und einfach nur die Wärme des Wassers spüren, Wärme, die ihr die Welt draußen nicht zu bieten schien.

Am nächsten Morgen würde das neue Semester beginnen.

Ohne sie.

Der Gedanke war plötzlich ganz klar da: ohne sie.

Wenn sie das Wasser nie wieder ausdrehte, vielleicht würde sie dann irgendwann einschlafen und ertrinken. So wie Sarah. Und eine horrende Wasserrechnung hinterlassen. Und Eltern mit zwei toten Töchtern. Das würden sie nicht verkraften. Wirre Gedanken prasselten ebenso wie die Tropfen auf sie herab. Als tote Tochter war man perfekt, ohne Fehler, und alle konnten ihre Wünsche auf einen projizieren und sich ausmalen, dass man all diesen Erwartungen entsprochen hätte.

Die Haut an ihren Fingern wurde schrumpelig. Es war ihr egal. Ihr Magen war ohnehin aufgequollen, dann wurde es eben auch ihre Haut. Sie lehnte ihren Kopf an die Fliesen und schloss die Augen.

Später wusste sie nicht mehr, wie lange sie dort gesessen hatte. Irgendwann hatte sich ihr gefühlloser Wasserkörper erhoben und ihre schrumpelige Hand hatte die Dusche abgedreht. Sie hatte sich abgetrocknet und dabei waren kleine Hautschuppen im Handtuch hängen geblieben.

Als sie schließlich im Frotteebademantel in ihrem Zimmer stand, tropfte es aus ihren Haaren auf den Holzboden, aber sie schenkte dem keine Beachtung. Lena ließ den Blick über ihre Architekturmodelle und Pläne gleiten und fühlte sich wie eine schlechte Mutter, die ihre Kinder vernachlässigte. Ihr Traumhausmodell auf dem Regal war zugestaubt.

Sie hatte keine Träume mehr. Und vielleicht würde sie nie wieder welche haben.

Als sie ihren Skizzenblock aus der Schublade holte, wirkte er verwaist. Der Bleistift in ihrer Hand glitt über das Papier. Sie skizzierte eine geometrische Figur auf einem Sockel, zeichnete sie aus verschiedenen Positionen, veränderte sie, den ganzen Nachmittag arbeitete sie an ihrem Entwurf.

Am Abend schrieb sie in sauberer Schrift die Maße an Sockel und Figur und betrachtete das Ergebnis. Dann fertigte sie noch eine Tuschezeichnung an: eine quadratische

Umrandung aus Stein, weiße Kieselsteine und darin die geometrische Figur mit ihrem Namen. Ganz schlicht. Ohne Blumenschmuck. Höchstens eine einzelne Gerbera als Akzent.

So würde ihr Grab aussehen.

Am Montagmorgen begann das neue Semester ohne Lena.

Sie hatte lange geschlafen, aber nun wurde sie von dem Loch geweckt. Es forderte Essen, aber Lena hatte kaum etwas im Haus und deshalb würde sie es ignorieren. Sie war ohnehin gefühllos, spürte sich kaum, das musste sie jetzt perfektionieren, bis sie das Loch gar nicht mehr wahrnahm.

Das Loch fühlte sich ohnehin nicht mehr gut an, egal ob sie es nun hungern ließ oder zustopfte, aber bald würde sie es gar nicht mehr spüren.

Bald würde sie ... Ja, was eigentlich? Ertrunken war sie nicht, verhungern würde sie nicht so schnell, vielleicht sollte sie das Küchenfenster öffnen und sich in die schwarzen Klauen aus ihren Träumen werfen.

Aber sie lag einfach nur da, völlig regungslos und sehnte sich nach Dunkelheit und Ruhe. Sie wünschte sich, dass ein Flugzeug auf ihr Haus fallen und sie umbringen würde, dass die Nachbarskinder mit Feuer spielten, dass sie in ihre Kissen versinken und nie wieder aufwachen würde. Lena fühlte sich alt und kraftlos. Sie drehte sich zur Wand, schloss die Augen und beschwor das Loch, endlich Ruhe zu geben.

Plötzlich klingelte das Telefon.

Lena zuckte zusammen, aber verharrte in ihrer Position und zog die Bettdecke ein Stückchen weiter über ihren Kopf. Das Klingeln drang laut in die lethargische Stille. Dann schaltete sich der Anrufbeantworter ein: »Ja hallo, hier ist der Anrufbeantworter von Lena Pfannkuch. Ich bin leider nicht zu Hause, bitte sprecht nach dem Piep.« Piiiiiieeeeeeep. Sie hielt die Luft an.

Auf einmal die Stimme ihrer Therapeutin: »Lena, wir müssen den Termin am Donnerstag leider verschieben, mir ist etwas dazwischengekommen. Bitte rufen Sie mich kurz zurück, damit wir nach einem Ersatztermin gucken können.«

Lena schluckte erst, dann merkte sie, wie ihre Augen feucht wurden. In ihr schrie es laut »Nein!«. Die Therapeutin durfte nicht einfach so ihren Termin verschieben, das war doch ihr einziger Lichtblick. Die ganze Woche über sammelte sie ihre Gedanken und sehnte die Therapiestunde herbei, wenngleich sie sich manchmal für die Menge der Probleme, die sie zu ihrer Therapeutin trug, schämte.

Und wenn die Therapeutin diese Woche keinen Termin mehr hätte? Und Lena erst nächste Woche ... – sie durfte gar nicht daran denken. Sie brauchte diese Woche einen Termin, verdammt, sie brauchte unbedingt einen Termin!

Lena schlug die Bettdecke zurück, stand auf und ging zum Telefon. Sie wählte die Nummer der Drogenberatung, hörte, wie sich am anderen Ende die Sekretärin meldete, und ließ sich mit ihrer Therapeutin verbinden.

»Hallo, hier ist Lena Pfannkuch, ich habe grad Ihre Nachricht bekommen.«

»Lena, den Termin am Donnerstag müssen wir leider streichen. Wie geht es Ihnen? Brauchen Sie diese Woche einen Termin?«

Sie schluckte. Nein, geht schon, ich kann bis nächste Woche warten, hätte sie normalerweise gesagt. Sie wollte ja niemandem Umstände machen. Und so schlecht ging es ihr ja auch nicht. Doch, schrie es in ihr, doch!

»Ich hätte gerne diese Woche einen Termin«, sagte sie leise.

»Gut«, sagte die Therapeutin. »Das wird etwas schwierig, ich muss mal in den Kalender schauen, oder könnten Sie auch heute Nachmittag um sechzehn Uhr?«

»Ja«, sagte Lena erleichtert. »Danke.«

Nach dem Telefonat zog sie sich an, als hätte sie das die ganze Zeit vorgehabt. Es war fast Mittag und für die Uni war es nun zu spät. Sie riss ihre Vorhänge und Fester auf; draußen auf dem Dach des Hinterhauses saßen die Tauben, als würden sie auf sie warten. Lena musste lächeln. »Ist ja gut, ich bringe eben die Küche in Ordnung und dann gebe ich euch etwas.«

Als sie kurze Zeit später am Fenster stand und fast erstaunt war, wie hell und sonnig sich dieser Oktobertag zeigte, als sie ihren Tauben beim Picken zusah, deren türkis-violett-graue Hälse im Sonnenschein schimmerten, da spürte sie, wie sich ihr hungriges Loch langsam mit Aufregung füllte.

Am Nachmittag fuhr sie mit der Schwebebahn zur Drogenberatung. Sie stand dicht gedrängt mit anderen Fahrgästen, hielt sich an einer Stange fest und spürte die Aufregung in ihrem Loch. Und plötzlich überkam sie die absurde Gewissheit, dass die Bahn gleich abstürzen würde. Ihr Herz raste, ihr wurde warm und kalt und vor lauter Panik bekam sie Schweißausbrüche.

Ein Rest Logik in ihr sagte, dass diese Angst unbegründet war. Aber was, wenn sie recht hatte? Wenn ihr Gefühl sie tatsächlich vor einem Unglück warnte? Waren die Rattergeräusche immer so laut? Und dieses Quietschen? Schwankte die Bahn immer so? Standen nicht viel zu viele Menschen dicht neben ihr? Vielleicht war die Bahn zu voll und zu schwer? Ihr ganzer Körper pochte panisch und an der nächsten Haltestelle stieg sie aus.

Die Schwebebahn fuhr ohne sie weiter, das Herzrasen ließ nach und im nächsten Moment fand sie ihr Verhalten lächerlich. Nun käme sie zu spät zur Therapie. ›Aber wenn die Schwebebahn wirklich abstürzte‹, mahnte eine Stimme in ihr. ›Wäre das nicht genau das gewesen, was du gestern wolltest?‹, sagte eine andere Stimme.

Lena war zwei Stationen zu früh ausgestiegen und rannte nun an der Wupper, in deren Ufer sich die Schwebebahnpfeiler krallten, entlang. Fünf Minuten zu spät drückte sie den Klingelknopf und erklärte kurz darauf außer Atem der Therapeutin den Grund für ihre Verspätung. Sie erzählte von ihrer plötzlichen Panik und dem Verlassen der Schwebebahn.

»So kann das nicht weitergehen, Lena. Langsam habe ich das Gefühl, dass Sie jede Woche mit einem neuen Problem ankommen.«

Sie blickte die Therapeutin nicht an. Diese Frau bemühte sich immer um sie, hörte ihr zu und sie verschaffte ihr nicht mal ein klitzekleines Erfolgserlebnis. »Ich weiß, mich erschreckt das ja selbst.«

»Wie geht es Ihnen denn sonst?«

Lena wich dem Blick der Therapeutin aus. »Nicht so gut. Ich war am Wochenende sehr deprimiert und hatte keine Kraft. Das neue Semester hat heute begonnen und ich war nicht da.«

»Warum nicht?«

»Ich weiß nicht. Ich stand wohl wieder etwas neben mir und hatte nicht so viel Lust auf mein Leben. Aber morgen gehe ich wieder hin.«

Die Therapeutin zog die Augenbrauen hoch. »Was wäre gewesen, wenn ich Sie heute Vormittag nicht zufällig angerufen hätte?«

Lena zuckte mit den Schultern.

»Vielleicht reicht Ihnen ja einmal pro Woche Therapie einfach nicht mehr.«

»Na ja, es ist schon so, dass ich die ganze Woche auf die Therapiestunde hinlebe und dass das hier für mich wie ein Strohhalm ist.«

»Haben Sie denn noch andere Strohhalme?«

Lena überlegte. Die Architektur war in weite Ferne gerückt. Und sonst fiel ihr kein Strohhalm ein. Henrike vielleicht neulich, als Lena sich nach dem Tod der Taube überhaupt nicht mehr gespürt hatte, aber meistens lernte Henrike oder wollte mit ihrem Freund alleine sein. Nein, für einen Strohhalm war ihr Verhältnis einfach zu oberflächlich.

»Leider kann ich Ihnen hier nur die eine Stunde pro Woche bieten, aber vielleicht reicht das ja wirklich nicht mehr aus. Es ist so viel bei Ihnen hinzugekommen.« Sie machte einen Moment Pause und sah Lena in einer Weise an, dass es schwerfiel, ihrem Blick auszuweichen. »Könnten Sie sich vielleicht vorstellen in eine Klinik zu gehen?«

In eine Klinik? Lena fiel fast vom Stuhl. Sie war total perplex, weil sie diese Frage überhaupt nicht erwartet hatte. Schließlich war sie doch gar nicht krank genug. Zwar machte ihr das ständige Neben-sich-Stehen Angst und selbst die einfachsten Alltagsverrichtungen erschienen ihr manchmal unendlich schwierig. Sie hatte das Gefühl, immer depressiver zu werden, und ihre Zukunftspläne waren in weite Ferne gerückt.

Aber deshalb in eine Klinik zu gehen, wäre sicherlich übertrieben, denn so schlecht ging es ihr ja gar nicht und sie hatte schließlich auch kein Untergewicht. Sie würde sich doch nur lächerlich machen, weil ihre Probleme nicht groß genug waren. Der Vorschlag der Therapeutin verwirrte sie so sehr, dass sie kein Wort hervorbrachte.

»Sie können sich das ja mal bis nächste Woche durch den Kopf gehen lassen.«

»Ja«, sagte Lena nur und fühlte nichts.

›Du bist doch gar nicht krank genug, du bist doch gar nicht krank genug!‹, schrie die Gier. ›Ich helfe dir doch die ganze Zeit, den Alltag zu meistern und perfekt zu sein!‹, schnaubte das Loch. ›Lass dir das nicht nehmen! Die wollen dir in so einer Klinik alles nehmen, was du erreicht hast.‹

Eigentlich war doch alles gut, überlegte Lena. Sie brauchte keine Klinik. Schließlich war sie nicht bekloppt.

Außerdem würde ihr Leben mit dem Beginn der Vorlesungszeit wieder Struktur bekommen. In den Semesterferien hatte sie sich etwas hängen lassen, das musste sie zugeben, aber jetzt würde das wieder besser werden. Gleich morgen ginge sie in die Uni, würde für den geschwänzten Tag eine Entschuldigung erfinden, und ganz normal studieren.

Und so geschah es. Am Dienstagmorgen schminkte Lena sich eine perfekte Fassade, setzte ihr Es-ist-doch-alles-gut-Lächeln auf und ging in die Uni. In ihrem Bauch saß das Loch und versorgte sie mit Endorphinen. ›Hey, du schaffst es, wieder zu hungern! Du bist stark. Du brauchst keine Klinik.‹

Nach dem Seminar über ›Temporäre Architektur des 20. und 21. Jahrhunderts‹ unterhielt sie sich sogar mit dem Kommilitonen, den sie in den Ferien auf dem Konzert getroffen hatte. Es war doch alles gut. Sie konnte sich unterhalten, sie konnte studieren, okay, essen konnte sie nicht, aber sie brauchte keine Klinik. Es würde auch so alles gut werden, jetzt, wo das neue Semester begonnen hatte.

Die nächsten Tage gelang ihr der Alltag ziemlich perfekt. Sie fokussierte sich auf ihr Loch und auf die Architektur – und in der Aufregung der ersten Woche mit neuen Vorlesungen und Seminaren fiel es ihr sogar leicht, das Loch aufrechtzuerhalten. Wenn sie einen Anflug dieses Neben-sich-Stehen-Gefühls verspürte, dann lief sie schnell auf die Unitoilette, wusch sich das Gesicht mit kaltem Wasser und ging anschließend zu irgendjemandem, der sie in ein Gespräch verwickelte. Meistens funktionierte es, diese seltsamen Zustände dadurch beiseitezuschieben.

In der kommenden Woche würde sie zu ihrer Therapeutin gehen und ihr sagen, dass sie keine Klinik brauche. Dass diese schlechte Phase in den Semesterferien nur vorübergehend gewesen sei.

Das erste Wochenende packte sie sich mit Vorarbeiten für Referate und Modellbauten zu. Sie aß etwas mehr als die Tage zuvor, aber die Gier kam nicht zurück. Lena triumphierte. Das war doch der beste Beweis, dass sie keine Klinik brauchte. Wenn es ihr wirklich so schlecht ginge, wäre es ihr doch niemals gelungen, diese Woche und sogar das Wochenende so gut zu überstehen.

Sie wollte sich beweisen, dass sie stark genug war, dass sie keine Klinik nötig hatte. Deshalb beschloss sie am Montag auf dem Heimweg von der Uni, abends nach langer Zeit mal wieder die Essstörungsgruppe in der Frauenberatung zu besuchen. Seit Gertruds Tod war sie dort nicht mehr gewesen. Aber wenn sie der Therapeutin bei ihrer nächsten Sitzung erzählte, dass sie sich dort hingetraut habe, dann könnte die sehen, dass Lena erstens zu stabil für eine Klinik und zweitens in der Lage war, sich hier vor Ort weitere Hilfe zu suchen.

Das Loch in ihrem Bauch würde sie begleiten, mit ihm musste sie keine Angst haben, dass ihr das mit Gertrud zu nahe käme.

So saß Lena am Montagabend der zweiten Semesterwoche mit fünf anderen Frauen und der Beraterin in einer Runde zwischen den Frauenporträts an der Wand, der großen Benjaminpflanze und dem Tisch mit den Informationsbroschüren. Die Beraterin war erfreut sie zu sehen, fragte nach, wie es ihr in den letzten Monaten ergangen sei. Sie habe viel Stress im Studium gehabt und in den Semesterferien ganz viel gearbeitet, behauptete Lena und lächelte. Sie merkte, dass die Beraterin, wenn auch unauffällig, ihren Körper musterte. Bei ihrem letzten Besuch war sie noch dicker gewesen.

Nun saßen sie in der Runde und die einzelnen Frauen erzählten von ihren Problemen. Lena war froh, dass kein leerer Stuhl im Kreis stand. Trotzdem musste sie an Gertrud denken, an ihre erste Begegnung hier in diesem Raum und wie alt sie damals gewirkt hatte. Doch würgte diesen Gedanken schnell ab.

Sie war an der Reihe und wusste nicht, was sie sagen sollte. »Manchmal hungere ich und manchmal habe ich Fressanfälle«, erzählte sie schließlich und fügte hinzu: »Aber ich bin ja auch in Einzeltherapie und arbeite daran.«

Die anderen nickten verständnisvoll. Eine von ihnen hatte Lena schon einmal hier gesehen, die anderen kannte sie nicht. Und sie interessierten sie auch nicht.

»Sonst noch etwas?«, fragte die Beraterin.

Lena schüttelte den Kopf.

Die Beraterin lächelte verständnisvoll. »Hast du eigentlich mal was von Gertrud gehört? Die war schon lange nicht mehr da.«

Lena schluckte. Die ist tot. Die ist tot! Die ist tot!!! Schrie es in ihr. Aber sie brachte die Worte dafür nicht hervor.

Stattdessen spürte sie, wie sie aus ihrem Körper ging. Wie sie die Lena da auf dem Stuhl alleine ließ mit dieser Frage, mit dieser blöden Frage, die ihr plötzlich so unwirklich erschien. Sie wusste nicht, was die Lena da auf dem Stuhl der Beraterin erzählte, und es war ihr auch egal. Sie wollte das nicht hören, sie wollte das verdammt noch mal nicht hören. Ausharren wollte sie, warten, bis die Lena auf dem Stuhl fertig war. Erst als die Beraterin sich einer anderen Klientin zuwandte, konnte sie wieder auf den Stuhl zurück und sich mit der Lena dort vereinen.

Den Rest der Gruppensitzung nahm sie nur verschwommen wahr, konzentrierte sich auf ihr Loch und sagte nichts mehr. Auch bei der Abschlussrunde schwieg sie. Die Beraterin fragte noch, ob alles okay sei, und Lena nickte.

Endlich draußen auf der Straße wollte sie nur noch weg. Sie lief am *Café Engel* vorbei, das sie zu verhöhnen schien, und die Geschäftsstraße entlang. Ihr Loch hatte versagt, es hatte die Dinge weder an ihr abprallen lassen noch sie gefühllos gemacht, so, wie es das sonst tat. Eisern war sie gewesen die letzten Tage, selbst am Wochenende hatte sie dem Loch gefrönt. Und dann ließ es sie hängen.

Der Discounter war hell beleuchtet. Lena schob ihren Einkaufswagen durch die Gänge und griff wahllos in die Süßigkeiten- und Chipsregale. Das Loch hatte versagt, jetzt musste die Gier ihr helfen.

Entschlossen trug sie ihre Beute nach Hause und fraß. Schokolade, Kekse, Chips. Sie füllte das Loch, dieses verdammte Loch, das sie nicht beschützt hatte. Verraten fühlte sie sich.

Irgendwann drückte ihr Bauch und sie versuchte, sich in den Schlaf zu flüchten, doch das gelang ihr nicht.

Es ist doch alles gut, sagte sie sich. Es ist doch alles gut.

Und plötzlich kamen ihr Tränen, es brach aus ihr heraus und durchschüttelte sie. Die Gedanken flogen wild durch ihren Kopf und formten sich schließlich zu einem einzigen Gedanken:

Es ist nicht alles gut.

Zwei Stunden später war sie immer noch nicht eingeschlafen, sondern lag mit ihrem vollen Bauch und einem Kopf voller Überlegungen wach. Sie hatte das Loch nicht mehr, die Gier triumphierte, der Abend war schrecklich gewesen – sogar Kändy guckte traurig aus seinen dunklen Knopfaugen. Und plötzlich konnte sie nur noch an die Frage der Therapeutin denken. Die Frage, die sie die letzten Tage verdrängt hatte in der Illusion, sie als nett gemeinten, aber unrealistischen und vor allen Dingen völlig unnötigen Vorschlag abweisen zu können.

Eine stationäre Therapie. Das klang so ernst, so dramatisch, so besorgniserregend. Stand es wirklich so schlimm um sie? Oder stellte sie sich an? Reichte die ambulante Therapie tatsächlich nicht mehr? Seit eineinhalb Jahren ging sie nun zur Drogenberatung. Und was hatte sich verändert? Sie hatte jemanden zum Reden. Und sie hatte nicht weiter zugenommen. Das war alles.

Aber hatte sie überhaupt ihre Essstörung loslassen wollen? Hatte sie jemals ernsthaft versucht, ihre Symptomatik zu bekämpfen? Eigentlich hatte sie doch trotz Therapie immer wieder einen Pakt mit der Gier oder dem Loch geschlossen und ihnen gehorcht. Sie hatte ihre Probleme nur so weit in den Griff bekommen wollen, dass sie sie nicht an ihrer Perfektion nach außen hinderten. Aber ihr Essverhalten hatte sie nicht wirklich ändern wollen.

Lena bekam ein schlechtes Gewissen: Sie hatte die Therapie benutzt, um perfekt zu sein, um einmal in der Woche ihren Seelenmüll bei der Therapeutin abzuladen und dann erleichtert in ihren Alltag zu gehen.

Plötzlich wurde ihr bewusst, dass sie Hilfe brauchte. Und endlich Hilfe annehmen musste.

Die Essstörung und all die Begleiterscheinungen, die sich dazugeschlichen hatten, nahmen ihr ganzes Denken in Anspruch, bestimmten ihr Leben.

Sie hatte es nicht mehr unter Kontrolle.

Ihr ›kleines Essproblem‹ war eine Sucht, eine Krankheit mit Suchtcharakter, das nahm man nicht einfach so hin. Sie musste endlich etwas dagegen tun.

Vielleicht sollte sie der Therapeutin einfach ›Ja‹ sagen. Auch wenn die Therapeutin dann denken könnte, dass Lena etwas gegen sie und ihre Therapie hätte. Nein, Quatsch, sie hatte doch selbst die Klinik vorgeschlagen. Und vielleicht bot ihr eine Klinik wirklich intensivere Hilfe an. Vielleicht würde es ihr guttun, mal aus dieser Stadt rauszukommen, an einen Ort, wo sie niemand kannte.

Ja, dachte Lena, sie würde zusagen, sie würde nicht wieder vor ihren Problemen davonlaufen, sie würde das Semester mit Unterstützung der Therapeutin zu Ende bringen und dann in eine Klinik gehen.

»Ich hätte niemals gedacht, dass Sie mich das fragen, ich dachte immer, ich sei viel zu dick, um stationäre Hilfe in Anspruch nehmen zu können. Letzte Woche wollte ich mir beweisen, dass ich keine Klinik nötig habe.« Lena senkte ihren Blick. »Aber ich habe es nicht geschafft. Wenn ich ehrlich bin: Mein Leben ist nur noch anstrengend. Deshalb könnte ich mir das möglicherweise doch vorstellen.«

Vielleicht war die Therapeutin erleichtert über ihre Bereitschaft zu einer stationären Therapie, aber sie ließ es sich nicht anmerken. Lena hatte das Gefühl, sich noch weiter erklären zu müssen.

»Ich habe nachgedacht. Und mir ist klar geworden, dass ich eigentlich gar nicht gesund werden wollte. Ich wollte alles nur so weit im Griff haben, dass ich nach außen hin weiter perfekt sein kann. Aber das ist mir in letzter Zeit auch immer weniger gelungen. Ich meine, vielleicht könnte ich so weitermachen und funktionieren wie bisher, eigentlich wollte ich das letzte Woche auch ...«

Die Therapeutin unterbrach sie. »Nein, Sie können nicht mehr zurück. Sie werden nicht mehr so perfekt sein können, nach all dem, was Sie jetzt wissen. Oder glauben Sie, Sie können sich ewig etwas vormachen?«

Lena suchte sich einen Punkt im Teppich und fixierte ihn. Vielleicht stimmte das, vielleicht konnte man sich nicht ewig selbst hintergehen. Sie schwieg.

»Ich kann Ihnen nachher Adressen von Kliniken geben, die sich mit Essstörungen auskennen und mit denen Klienten von mir gute Erfahrungen gemacht haben. Es wäre gut, wenn Sie sich die Kliniken vorher angucken würden, um herauszufinden, ob Sie sich vorstellen könnten, dort mindestens zwei Monate zu bleiben. Ein stationärer Aufenthalt dauert mindestens zwei Monate, kann aber auf drei Monate verlängert werden.«

»So lange?« Lena erschrak. Vielleicht sollte sie sich nicht einfach zu etwas bereit erklären, dessen Ausmaß sie noch gar nicht kannte. »Kann man denn ein bestimmtes Aufnahmedatum mit der Klinik ausmachen? Ich dachte so an Mitte Februar, da habe ich dann ja sowieso zwei Monate Semesterferien.«

»Es hängt natürlich von den jeweiligen Wartezeiten ab und sicherlich kann man auch ein festes Datum ausmachen. Aber wir haben jetzt Ende Oktober und ich habe nicht das Gefühl, dass Sie erst in den Semesterferien im Februar gehen sollten, sondern zum nächstmöglichen Termin.«

»Aber ich kann doch nicht mein Studium ...«

»Doch, das können Sie. Schließlich geht es um Sie und Ihre Gesundheit. Und Ihrem Studium tut es auch nicht gut, wenn Sie sich nur quälen.«

Lena schluckte.

Sie konnte doch nicht mitten in der Vorlesungszeit ... Das würde schließlich jedem auffallen. Sie war jetzt im siebten Semester, da konnte sie nicht einfach so fehlen. Vielleicht war das mit dem Klinikaufenthalt doch keine gute Idee ...

Die Therapeutin schien ihre Gedanken zu erahnen, aber ihre Worte wirkten alles andere als beruhigend auf Lena.

»Machen Sie sich nicht so einen Kopf, zur Not können Sie ja auch ein Semester dranhängen.«

Niemals, dachte Lena.

»Was aber erst einmal viel wichtiger ist: So einen Klinikaufenthalt muss man bei der Krankenkasse beantragen. Sie sagten mal, dass Sie über Ihre Eltern versichert seien. Das heißt, Sie werden nicht drum herum kommen, es Ihnen zu sagen.«

Lena nickte schwach. Ihr wurde ganz anders bei dem Gedanken, mit all dem ihre Eltern zu belasten.

»Haben Sie eine Idee, wie Sie das am besten machen können?«

»Ich weiß nicht, vielleicht kann ich zuerst mit meinem Cousin reden, der kennt ja zumindest schon die halbe Wahrheit.«

»Das halte ich für eine gute Idee. Und vielleicht kann er Ihnen dann auch beistehen, wenn Sie es Ihren Eltern sagen.«

In Lenas Kopf pochte es: Achim anrufen, ihn ohne Yvonne sprechen, zugeben, dass sie ihm die letzten Monate etwas vorgemacht hatte – sie durfte gar nicht daran denken.

»Also, die nächsten Schritte sind jetzt erst einmal, dass Sie sich über Kliniken informieren und mit Ihren Eltern sprechen, dann müssen Sie sich einen Arzttermin geben lassen – Sie bekommen von mir die Adresse einer Ärztin, die sich mit Essstörungen auskennt – und den Klinikantrag stellen. Dort werden Sie dann wahrscheinlich noch ein Erstgespräch haben, bevor Sie aufgenommen werden. Und ich möchte Sie bitten, bei der Ärztin und bei dem Erstgespräch auch ehrlich zu sagen, dass nicht nur eine Essstörung vorliegt, sondern auch depressive Verstimmungen und Suizidalität. Und wenn die Ärzte Rückfragen haben, geben Sie Ihnen einfach meine Nummer.«

Lena erschrak. Suizidalität? Wie kam die Therapeutin dazu, dieses Wort in Bezug auf sie, Lena, auszusprechen? Sie dachte zwar manchmal über Tod nach, ihre Lebensfreude und auch die Architektur waren weit in den Hintergrund gerückt, aber sie würde so etwas doch nie tun! Jedenfalls wahrscheinlich nicht.

Sie musste an ihre Grabsteinentwürfe denken. Beim Aufräumen hatte sie es nicht übers Herz gebracht, die Zeichnungen zu vernichten, sondern sie ordentlich in eine Mappe gelegt. Aber dass die Therapeutin sie als suizidal bezeichnete, schockierte sie. Das klang einfach nur furchtbar. Es hatte so etwas Ernstes, etwas Besorgniserregendes, dabei fürchtete sie selbst noch immer, für einen Klinikaufenthalt nicht krank genug zu sein.

Am zweiten Wochenende nach Beginn des neuen Wintersemesters feierten Achim und sein Mitbewohner Andi mit einer WG-Party ihre beiden Geburtstage nach. Holger, Claudi und Olli hatten angekündigt, bei Lena übernachten zu wollen.

Sie wusste, dass sie irgendwann mit ihnen reden musste, aber das wollte sie auf keinen Fall vor oder nach dieser

Party tun. Auch Achim konnte sie schlecht an seiner Geburtstagsparty mit ihren Problemen kommen. Also musste sie ihre Gedanken zu einem bevorstehenden Klinikaufenthalt beiseiteschieben und aufheben für einen späteren Zeitpunkt.

Ihr war überhaupt nicht nach Besuch zumute, aber sie konnte ihren Bruder und ihre Cousine schließlich schlecht abweisen. Also räumte sie ihre Wohnung auf und kaufte sogar normales Essen ein.

Die Premiere eines neuen Ein-Frau-Stückes mit der Schauspielerin Lena Pfannkuch stand an. Es trug den Titel *›Die perfekte Schwester und Cousine, die in Gedanken bereits in einer Klinik ist‹*. Irgendwann würde sie es ihnen sagen müssen und sie formulierte schon jetzt Texte in ihrem Kopf, mit denen sie sich ihrer Familie würde erklären können. Aber noch war sie die Schwester und Cousine, die sich nichts anmerken ließ und in ihrem heimlichen Theaterstück brillierte.

Ihr Magen schmerzte vor Hunger, aber Lena genoss es.

Sie tanzte den ganzen Abend. Tanzte alles aus sich heraus mit dem Gedanken, dass es vielleicht ihre letzte Party vor dem Klinikaufenthalt sein könnte.

Noch wusste niemand von der Essstörung. Noch war sie für alle Lena, bald war sie vielleicht für alle nur noch verrückt.

Am Dienstag nach der Party saß Lena mit einer Cola light in der Mensa, vertiefte sich in ein Architektur-Lehrbuch und versuchte zu funktionieren. Das fiel ihr in letzter Zeit zunehmend schwer, denn auf der einen Seite hockten die Gier und das Loch und auf der anderen Seite die Gedanken an den bevorstehenden Klinikaufenthalt.

Sie trank einen Schluck und verfluchte die Cola light dafür, dass sie es nicht schaffte, ihr ein Sättigungsgefühl vorzugaukeln.

»Darf ich mich zu dir setzen?«, fragte plötzlich jemand.

Lena blickte auf und nickte. Es war Hanna mit einem voll beladenen Mensatablett. Ausgerechnet die Kommilitonin, die doch vor zwei Jahren auch mit einer Essstörung in einer Klinik gewesen war. Die kannte sich bestimmt aus mit den ganzen Fragen, die ihr im Kopf herumschwirrten. Aber wenn sie Hanna fragen würde, müsste sie ihr vorher die Lügen von damals gestehen.

Was sollte sie da sagen? ›Ach übrigens, du hattest doch recht. Mir ging es damals schlecht, mir geht es heute schlechter und bald gehe ich in eine Klinik.‹ Nein, sie hatte einmal den Pfad des Lügens eingeschlagen, da war es besser, sich jetzt nicht als Schwindlerin zu outen. Außerdem wollte Hanna vielleicht auch gar nichts mehr mit essgestörten Frauen zu tun haben, schließlich war das bei ihr schon lange her.

Deshalb sprach Lena lieber über Architektur, fragte Hanna nach ihren Gedichten und gratulierte sich anschließend wieder einmal zu ihrer grandiosen Vorstellung. Sie hasste ihre Theatermonologe, ihre Fassade, ihre Maske – und auch, wenn die Gier und das Loch in ihr rebellierten, so hoffte sie, sich in der Klinik endlich nicht mehr verstellen zu müssen.

»Kommst du mit zur Schwebebahn? Du hast doch jetzt auch frei, oder?«, fragte Hanna, nachdem sie ihr Mensatablett mit dem leeren Geschirr zurückgebracht hatte.

Lena nickte. Vielleicht war es besser, schnell nach Hause zu fahren und dort zu lernen, denn den Essensgeruch in der Mensa ertrug sie heute gar nicht. Sie gingen gemeinsam an der Wupper entlang und als sie über die kleine Brücke auf die Gerichtsinsel gelangten, sah Lena dort die Bank, auf der Hanna sie damals gefragt hatte, ob sie eine Essstörung habe. Ihre Kommilitonin hatte sich Sorgen gemacht und war von ihr belogen worden, um die Gier zu schützen. Und jetzt musste sie in eine Klinik, weil es keinen anderen Weg mehr gab, aus der ganzen Scheiße herauszukommen. Plötzlich merkte Lena, wie Tränen über ihre Wangen liefen, ohne dass sie etwas dagegen tun konnte. Sie wollte sie wegwischen, aber es kamen neue und der Uferweg zur Schwebebahnstation verschwamm.

»Alles okay? Du weinst ja«, sagte Hanna und reichte ihr ein Taschentuch. »Sollen wir uns setzen?«

›Ausgerechnet auf diese Bank‹, dachte Lena, nickte aber und setzte sich auf das kalte Metall. »Tut mir leid, ich will dich nicht aufhalten, wenn du dringend nach Hause musst. Es kam nur grad so raus.«

Hanna schüttelte den Kopf. »Ich lasse dich doch jetzt nicht heulend hier sitzen. Außerdem: Wenn etwas raus muss, dann muss man es rauslassen.«

Eine Schwebebahn ratterte hinter ihnen vorbei. Lena schluchzte, was ihr im selben Moment total peinlich war. »Weißt du noch, dass wir hier schonmal gesessen haben? Du hast dir Sorgen um mich gemacht und hattest so verdammt recht. Aber ich fühlte mich erwischt und konnte nicht zugeben, dass ich eine Essstörung habe. Du hast mir damals von deinem Klinikaufenthalt erzählt – und jetzt bin ich selbst so weit, dass ich in eine Klinik muss.«

Hanna legte ihre Hand auf Lenas Rücken. »Hey, ich habe mir schon gedacht, dass das nicht die Wahrheit war. Seit wir uns auf dem Friedhof getroffen haben und du so abweisend warst, habe ich dich in der Uni nur noch mit Cola light, Kaugummi und maximal einem Apfel gesehen.«

»Du wusstest das?« Lena blickte erschrocken auf.

Hanna lächelte. Ihre langen mittelblonden Haare wehten im Wind. »Na ja, ich habe in den letzten Jahren sehr viele essgestörte Frauen kennengelernt. Man entwickelt ein Gespür dafür. Aber leider versteht man irgendwann auch, dass man niemandem helfen kann, der sich nicht selbst dafür entscheidet, den Weg hinaus zu wagen.«

Lena saß da, mit dem Rücken zur Wupper, und starrte auf das Gerichtsgebäude. Sie wischte sich mit dem Taschentuch die letzten Tränen aus den Augen. Das Loch und die Gier hatten ihr verboten zu weinen und schon gar nicht vor anderen Leuten. Doch plötzlich war es einfach aus ihr rausgebrochen und sie hatte es nicht aufhalten können. »Ich habe früher nie gelogen«, sagte sie. »Als Kind war ich sogar so direkt, dass es meinen Eltern manchmal peinlich war. Plötzlich tust du alles, damit dein Essverhalten nicht auffliegt, und das Lügen wird ganz leicht.«

»Ich kenne das. Mach dir kein schlechtes Gewissen deswegen. Das bist nicht du, das ist die Essstörung. Aber wenn du wieder du selbst sein willst, musst du damit aufhören.«

»Du bist mir nicht böse?«

»Nein.«

Lena atmete auf. Es war raus und das tat gut. »Ich kann verstehen, wenn du mit dem Thema nichts mehr zu tun haben willst, aber würdest du dich mal mit mir treffen? Mir gehen so viele Dinge durch den Kopf, ich habe so viele Fragen.«

»Klar, gerne. Ich habe mich damals auch mit einer Frau getroffen, die schon Klinikerfahrung hatte. Sie war die Sekretärin meines Vaters und sie hat mir die Angst genommen.«

»Meine Eltern wissen es noch nicht einmal. Ich muss das jetzt erstmal allen beichten, aber wenn du danach mal Zeit hättest ... Ich hab noch deine Nummer im Handy. Und jetzt lass uns zur Schwebebahn gehen, bevor wir hier noch festfrieren.«

Sie standen beide auf und folgten dem Uferweg. Es ratterte und die nächste Schwebebahn fuhr in die Station ein, aber sie rannten ihr nicht hinterher. Lena hing ihren Gedanken nach.

Sie hatte das Loch und die Gier verraten. Und sie spürte, dass es richtig war.

Als Achim am Mittwoch nach der Party an ihrer Tür klingelte, rutschte ihr das Herz in die Hose. Sollte sie es ihm wirklich sagen? Sie musste. Achim nahm sie zur Begrüßung in den Arm und sie dachte daran, wie er das eineinhalb Jahre zuvor bei ihrer ersten Verabredung in Wuppertal auch getan und sie Angst gehabt hatte, er könne ihr Fett fühlen. Diesmal würde er vielleicht ihre Aufregung spüren, aber das war nicht schlimm, denn sie musste es ihm ja sowieso sagen. Sie gingen ins Zimmer und setzten sich. Lena atmete tief durch.

»Dir geht es nicht gut, oder?«

Sie versuchte ein Lächeln. »Überhaupt nicht gut.«

»Was ist passiert? Am Samstag schienst du doch ganz gut gelaunt zu sein.«

Lena wich Achims Blick aus. Schienst – ja, es war alles nur Schein, darum ging es und das würde sie ihm jetzt sagen müssen. Seit der Party am Samstag hatte sie nur gefressen, als könne sie damit die Notwendigkeit, mit ihm zu reden, ersticken.

Es war nichts passiert, zumindest nichts Konkretes. Es hatte sich einfach alles nach und nach eingeschlichen. Ja, eingeschlichen war das richtige Wort. Weil sie selbst gar nicht gemerkt hatte, wie gefährlich es eigentlich für sie war. Eingeschleimt hatte es sich bei ihr. Versprochen, sie schlanker werden zu lassen. Dabei hatte sie in letzter Zeit durch die Fressanfälle wieder drei Kilo zugenommen.

»Die Essstörung?«, fragte Achim vorsichtig.

Lena nickte langsam. »Es ist ... ich weiß gar nicht, wie ich dir das alles erklären soll. Ich habe nicht gesund abgenommen, ich habe gehungert. Und seitdem ist alles schlimmer geworden. Es gibt keinen Tag mehr, an dem ich normal esse. Entweder hungere ich oder ich stopfe mich voll. Als ich an dem Sonntag nach Opas Beerdigung umgefallen bin – da hatte ich seit Tagen fast nichts gegessen.«

Achim sah sie erschrocken an. »Oh Mann, da hast du aber echt gut geschauspielert.«

Lena nickte, traute sich aber nicht, Achim dabei anzusehen.

»Eigentlich müsste ich sauer auf dich sein, weil du mir an dem Sonntag nicht ehrlich geantwortet hast. Ich hatte auch schon gedacht, dass etwas nicht stimmt, aber dann habe ich das auf Opas Tod geschoben. Deine ganze Familie war ja total durch den Wind, da fiel das nicht so auf. Und was hast du jetzt vor? Was sagt deine Therapeutin dazu? Du kannst dich schließlich nicht ewig kaputtmachen.«

Lena blickte zu Boden. »Ich weiß, ich habe allen etwas vorgemacht. Das Abnehmen tat mir zuerst so gut, deshalb wollte ich nicht, dass mir da jemand reinredet.« Es drückte auf ihren Magen – die Schuld, die Wahrheit, die Aufregung. Es drückte stark und am liebsten wäre sie auf die Toilette gerannt, aber sie konnte jetzt nicht einfach davonlaufen. Sie konnte nicht immer nur davonlaufen. »Nicht nur das Hungern ist dazugekommen. Ich bin auch sehr deprimiert und ehrlich gesagt komme ich mit meinem Leben überhaupt nicht mehr zurecht. Meine Therapeutin hat mich gefragt, ob ich mir vorstellen kann, in eine Klinik zu gehen für mindestens zwei Monate. Ich möchte das auch, denn ich kann einfach nicht mehr.«

»Das ist doch gut, dass du dir helfen lassen willst. Ach Mensch, du hättest viel früher mit mir reden müssen, ich habe dir doch immer zugehört.«

»Ich weiß. Aber ich konnte es nicht.« Sie dachte an Gertrud. Sollte sie von ihr erzählen, davon, dass sie sich gegenseitig aufgefangen hatten, dass sie eine heimliche Freundin gefunden hatte und vielleicht auch alles nicht so schlimm geworden wäre, wenn sie nicht …

»Wissen deine Eltern …?«

»Nein, das ist ja das Problem. Es weiß niemand. Du bist der Einzige. Aber sie müssen es möglichst bald erfahren wegen der Krankenversicherung. Ich habe keine Ahnung, wie ich ihnen das beibringen soll. Sie wissen ja nichts – weder von der Essstörung noch von den anderen Dingen.«

»Was denn noch, außer dass du so depressiv bist?«

»Ach, ich habe oft so ein Gefühl, als sei ich selber nicht real. Dann spüre ich meinen Körper nicht mehr und es ist, als würde ich neben mir stehen. Meine Therapeutin nennt das Depersonalisation. Ich kann das nicht beschreiben, doch es macht mir Angst. Und – aber sag das bloß nicht Mama und Papa, die würden das nicht ertragen – meine Therapeutin meint, ich sei suizidal.« Als Lena dieses schreckliche Wort ausgesprochen hatte, fühlte sie sich wie eine Hochstaplerin.

»Oh.« Achim schob seine Hände in die Bauchtasche seines Kapuzenpullis, als wüsste er nicht, wohin mit ihnen. »Mensch, Lena, warum hast du denn nichts gesagt? Ich habe dir doch letztes Jahr versprochen, dass du immer mit mir reden kannst.«

»Ich weiß. Aber guck mal: Mit meiner Therapeutin konnte ich auch reden, doch trotzdem ist es schlimmer geworden. Vielleicht musste ich erst erfahren, wie schlimm es werden kann, damit ich einsehe, dass ich krank bin.«

»Und wie willst du es ihnen sagen?«

»Ich weiß es nicht, ich habe solche Angst, sie zu enttäuschen. Wie kann ich ihnen so etwas antun?«

»Na ja, du hast dir das schließlich nicht ausgesucht.«

»Ja, schon, aber du kennst Mama. Sie wird ausflippen.«

»Soll ich dich begleiten?«

»Würdest du das tun?«

»Als einziger Mitwissender kann ich dich wohl schlecht im Stich lassen, oder? Allerdings muss ich deine Schauspielkünste selbst erst einmal verdauen.«

An einem Samstag Anfang November fuhren sie zusammen nach Bielefeld. Lena hatte in der Nacht vor Aufregung kaum geschlafen und die Tage zuvor kaum etwas gegessen. Sie hatte sich Einstiegssätze und Formulierungen überlegt, sich die Konfrontation mit ihren Eltern hundertfach ausgemalt und immer wieder überlegt, wie sie die Wahrheit möglichst schonend verpacken konnte.

Achim hatte versucht sie zu beruhigen. »Selbst wenn es deinen Eltern nach der Nachricht schlecht geht, dann wird es ihnen immer noch nicht so mies gehen wie dir.«

Trotzdem hatte Lena ein schlechtes Gewissen, ihren nichtsahnenden Eltern mit solchen Nachrichten zu kommen.

Eine verrückte Tochter zu sein.

Die nun auch noch stationäre psychotherapeutische Hilfe brauchte. Das kam doch für die meisten Menschen einer Klapse gleich. Vielleicht würden die Eltern Angst haben um das Ansehen der Familie. Und das alles nur ihretwegen.

Warum war sie nicht einfach die tote Tochter mit dem auf ewig gepachteten Heiligenschein?

Je näher sie ihrer Heimatstadt kamen, desto mehr fühlte Lena sich wie ein Roboter. Sie stand wieder neben sich. War wie ferngesteuert und spürte sich kaum noch. Achim sprach mit ihr, aber sie war geistig richtig abwesend und hatte Probleme sich zu konzentrieren. Als sie am Bahnhof in Hamm umsteigen mussten, folgte sie ihrem Cousin wie in Trance, während die Menschen auf dem Bahnsteig zu unklaren Umrissen wurden.

Achim meinte später, sie sei sehr blass gewesen und wirklich nicht richtig bei sich. Am Bahnhof sei sie mehrmals fast gegen ihn gelaufen und er hätte ihr ausweichen müssen. Lena hatte das gar nicht bemerkt, ihr war nur der ganze Bahnhof wie eine Illusion erschienen, wie eine Wattewelt. Hinterher fand sie es sehr seltsam, dass jemand anderes sie in diesem Zustand erlebt hatte.

»Du siehst richtig entspannt aus«, sagte der Vater zur Begrüßung. Lena suchte verzweifelt Achims Blick. Ihr ging es beschissen, sie war total deprimiert und ihr Vater fand, dass sie entspannt aussah. Wahrscheinlich war sie wirklich eine gute Schauspielerin und konnte ihre Maske einfach nicht absetzen. Wenigstens verkniff ihre Mutter sich einen Kommentar zu ihrer Figur.

»Oh, Achim, du kommst mit zu uns? Das ist ja schön.« Die Mutter schien erstaunt zu sein.

Wenn du wüsstest, warum, dachte Lena. Sie wollte es gleich loswerden. Sagen musste sie es ja sowieso, da half kein Hinauszögern.

»Wir wollten, das heißt, eigentlich: Ich wollte mit euch reden.«

»Aha. Lass uns doch im Wohnzimmer Platz nehmen, da ist es gemütlicher.« Die Mutter musterte ihren Neffen. »Achim, bist du eigentlich noch mit Yvonne zusammen?«

»Ja, natürlich.«

»Ah, schön. So, Lena, was gibt es denn?«

Sie nahmen alle Platz. Der Vater im Sessel, die Mutter auf dem Zweisitzersofa und Achim und Lena auf dem Dreisitzersofa. Sarah stierte über der Schulter des Vaters vom Kamin.

Lena musterte das herbstliche Kerzengesteck auf dem niedrigen Couchtisch. Es sah aus, als wäre es für den Friedhof. So ähnlich wie die Gestecke, die man am Totensonntag auf die Gräber legte, nur mit buntem Herbstlaub anstatt mit Tannenzweigen. Daneben lagen drei Fernbedienungen. Für den Fernseher, den Videorekorder und die Stereoanlage. Sie hätte gerne einfach den Fernseher an-, ihre Gedanken ausgeschaltet und sich berieseln lassen.

»So schlimm?«, fragte der Vater scherzhaft in das Schweigen hinein.

Lena spürte Übelkeit und ihr Magen schmerzte. Sie wollte tief Luft holen, aber ihr Atem blieb flach. Abwechselnd blickte sie die Mutter und den Vater an, dann Achim, der ihr beinahe bewegungslos zunickte.

»Ich ... ich habe eine Essstörung.«

»Ja, das wissen wir doch, dass du zu viel wiegst, aber du hast ja schon wieder ganz gut abgenommen. Den Rest kriegst du auch noch hin.«

Die Mutter lächelte Lena aufmunternd an. Sie sah aus wie eine Diätberaterin, die ihrem Klientel Mut machen wollte.

»Ich habe nicht ein kleines Ess- oder Gewichtsproblem, sondern eine richtige Essstörung so wie Magersucht oder

Bulimie. Ich habe damals so zugenommen, weil ich Fressanfälle hatte. Aber im Februar habe ich angefangen, mich so zu ernähren wie eine Magersüchtige.«

»Na ja, da hungert man schon mal, wenn man so dick wird, das habe ich früher auch gemacht.«

Lena spürte, wie Wut in ihr aufstieg, und gleichzeitig machte sie dieser Satz der Mutter dermaßen sprachlos, dass sie nicht imstande war, diese Wut hinauszulassen.

Achim richtete sich auf. »Sag mal, Christa, nimmst du deine Tochter überhaupt ernst? Lena hat wirklich Probleme. Als ich letztes Jahr nach Wuppertal gezogen bin, ging es ihr schon sehr schlecht.«

Die Mutter sah ihren Neffen ungläubig an, der Vater saß regungslos und beobachtend in seinem Sessel.

Lena schluckte. »Ich mache seit eineinhalb Jahren eine Therapie. Bei der Drogenberatung.«

»Nimmst du etwa Drogen?« Das Stichwort hatte den Vater offensichtlich aus seiner Starre gelöst.

»Nein. Aber die Drogenberatung kümmert sich auch um Essstörungen, weil das psychosomatische Erkrankungen mit Suchtcharakter sind.«

Lena blickte zu ihrer Mutter. Die schien immer noch nicht so ganz überzeugt, aber das Wort ›Therapie‹ hatte sie zumindest aufhorchen lassen.

»Seit eineinhalb Jahren? Aha. Und worüber redest du da?«

»Über mein Essverhalten und was dahintersteht.«

»Und was steht dahinter?«

»Einsamkeit zum Beispiel und innere Leere.«

»Ich hab dir ja immer gesagt, wenn dir dein Studium zu viel wird …«

»Papa, das ist mein Wunschstudium, das wird mir nicht zu viel.«

Die Mutter strich sich nervös durch die Haare. »Redest du da auch über uns?«

»Ihr lasst Lena ja gar nicht ausreden. Sie hat euch noch viel mehr zu sagen, aber sie kommt ja gar nicht dazu.«

Lena warf Achim einen dankbaren Blick zu.

»Noch mehr?« Die Mutter klang entsetzt.

»Lass uns doch erst einmal zuhören, Christa«, sagte der Vater beschwichtigend.

»Als Patrick sich vor zweieinhalb Jahren von mir getrennt hat, hat das angefangen.«

»Er hat dich verlassen? Ich dachte, ihr hättet euch einvernehmlich getrennt?«

»Er hat mich betrogen. Ich konnte damals nicht darüber reden und habe Trost im Essen gesucht. Das hat sich dann immer mehr verselbstständigt, es wurde zu einer richtigen Sucht und ich habe immer mehr zugenommen.«

»Wie viel eigentlich genau?«

»Christa, nun lass sie doch wirklich mal ausreden.«

Lena fühlte sich ihrem Vater verbunden. Sie bemerkte die Falten auf seiner Stirn, die erst in den letzten Jahren so richtig sichtbar geworden waren. Er sah besorgt aus.

»Anfang letzten Jahres war ich nur noch deprimiert und habe nur noch gefressen. Ich habe mich Achim anvertraut und er hat mir Mut gemacht, professionelle Hilfe zu suchen.«

»Ach, du hast sie auf die Idee gebracht?« Die Mutter konnte es nicht lassen. Lena hätte sie am liebsten vor die Tür geschickt, um sich wenigstens dem Vater in Ruhe erklären zu können.

»Lena war total verzweifelt. Sie brauchte Hilfe.«

»Du musst dich nicht rechtfertigen, Achim. Ich habe jedenfalls mit der Therapie begonnen und anfangs ging es mir auch besser. Ich habe zwar nicht abgenommen, aber auch nicht mehr zugenommen. Doch dieses Jahr im Februar war es auf einmal, als hätte sich ein Schalter umgelegt. Ich habe kaum noch etwas gegessen, bin viel gejoggt und habe mich gequält, um möglichst schnell Gewicht zu verlieren. Als ich in dem Gottesdienst im Juli umgekippt bin, war das, weil ich in den Tagen zuvor fast nichts gegessen hatte.«

Die Falten auf der Stirn des Vaters wurden tiefer, sein Blick war voller Sorge. »Aber Lena, warum hast du uns denn nichts gesagt?«

»Es waren doch sowieso schon alle mit ihrer Trauer beschäftigt. Nach Opas Tod hat das jedenfalls nicht mehr so geklappt mit dem Hungern, seitdem habe ich Fresstage oder Hungertage, das ist ein verdammter Kreislauf und ich weiß nicht mehr, wie ich da rauskommen soll.«

»Aber wenn du einfach normal essen würdest, dann würdest du auch nicht so schnell Heißhunger kriegen. Ich kenne das ja von mir ...«

Bitte jetzt keine Diätgeschichten, dachte Lena und unterbrach die Mutter.

»Das weiß ich vom Kopf her auch. Aber das ist wie eine Sucht. Ich esse überhaupt keine normalen Mahlzeiten mehr. Mein ganzes Leben besteht nur noch aus Gedanken an Essen oder Nicht-Essen. Ich bin nur noch depressiv und habe überhaupt keine Freude mehr am Leben. Deshalb möchte meine Therapeutin – und ich möchte das auch –, dass ich in eine Klinik gehe, die sich mit Essstörungen auskennt. Für mindestens zwei Monate.«

»Zwei Monate? So lang? Und dein Studium?«

»Ich wollte ursprünglich gerne in den Semesterferien in die Klinik, aber meine Therapeutin meinte, ich solle so schnell wie möglich, also vielleicht auch schon vorher.«

»Hm.« Betroffenes Schweigen. Endlich hatte sie die Eltern sprachlos gemacht, aber je länger das Schweigen dauerte, desto schuldiger fühlte Lena sich.

Jetzt war es raus, dass sie eine Problemtochter war.

»Vielleicht brauchst du einfach nur mal wieder einen Freund.« Die Vermutung der Mutter klang seltsam dumpf in die Stille hinein und verhallte.

»Aber wenn es ihr doch so schlecht geht«, sagte der Vater, »dann hilft auch kein Freund.«

Die Mutter seufzte. »Wo soll das noch hinführen? Der Holger so weit weg in Frankfurt, du in einer Klinik ...«

Und Sarah im Himmel, ergänzte Lena in Gedanken. Das war es doch, was die Mutter dachte. Alle Kinder weg. Und sie die arme und zurückgelassene Mutter.

»Na ja, aber es ist doch gut, dass Lena sich jetzt Hilfe holen wird.« Achim zerrieb seinen Pulloverärmel zwischen Daumen und Zeigefinger. Offensichtlich war auch er nervös oder zumindest war ihm das Gespräch unangenehm. »Wir können doch froh sein, dass wir das jetzt wissen und sie ihre Probleme nicht mehr verstecken muss.«

Die Mutter zwirbelte eine ihrer braunen Haarsträhnen. »Was macht man denn in so einer Klinik den ganzen Tag?«

»Verschiedene Therapien. Psychotherapie und Körpertherapie zum Beispiel. Und man lernt wieder einen normaleren Umgang mit Essen. Viel mehr weiß ich auch noch nicht, weil das auf die Klinik ankommt. Ich habe mir schon Prospekte zukommen lassen.«

Der Vater erhob sich aus dem Sessel, lief zum Wohnzimmerschrank und wieder zurück, schritt hin und her. Er schien nachzudenken. Ob er das vor seinen Schülern auch auf diese Art und Weise tat und ihnen dabei die Berechnung der Längen- und Breitengrade oder die unterschiedlichen Winde erklärte? Lena wusste es nicht. Achim und die Mutter schwiegen, hingen vielleicht ihren Gedanken nach oder folgten der hageren Gestalt des Vaters. Plötzlich machte er mitten zwischen Wohnzimmerschrank und Sessel kehrt und strich sich mit den Fingern übers Kinn.

»Okay, ich kann als Mann das mit dem Essen und Gewicht zwar nicht so richtig nachvollziehen, aber wie sich Traurigkeit und Niedergeschlagenheit anfühlen, weiß ja eigentlich jeder in dieser Familie.«

»Oh ja«, seufzte die Mutter.

»Es geht dir schlecht, Lena, also müssen wir handeln. Wenn du glaubst, dass dir so eine Klinik hilft, dann rede ich sofort am Montag mit der Krankenkasse. Wir kriegen das schon hin.«

Der Vater setzte sich zurück in den Sessel. Lena stiegen Tränen in die Augen. Sie stand auf, ging zum Vater und nahm ihn in den Arm. »Danke.«

Sie merkte, dass die Mutter die Vater-Tochter-Zärtlichkeiten beobachtete, aber sie brachte es nicht fertig, auch die Mutter zu umarmen.

Am Abend waren der Onkel und die Tante an der Reihe. Lena wollte es ihnen persönlich sagen, bevor sie es von den Eltern erfuhren.

»Oh, das hätte ich ja bei dir überhaupt nicht gedacht«, sagte die Tante. Der Onkel klopfte ihr auf die Schulter. »Mensch Mädchen, dabei wirkst du immer so stark.«

Später rief sie Holger in Frankfurt an. Auch er sollte es nicht durch die Mutter erfahren. Zuerst sagte er gar nichts und Lena befürchtete schon, die Leitung sei plötzlich tot.

»Jetzt weiß ich endlich, was mit dir los ist. Seit ich aus Amerika zurück bin, habe ich das Gefühl gehabt, dass etwas nicht stimmt.«

Er fragte viel und Lena versuchte, es ihm zu erklären, so gut sie konnte. Holger mimte den besorgten großen Bruder und sie genoss es.

»Ich habe in Amerika viel über unsere Familie nachgedacht«, sagte er plötzlich. »Vielleicht hat sich da ja von Mamas und Papas ewiger Trauer auch etwas unbewusst auf dich übertragen.«

Am Sonntag lieh Lena sich das Auto von ihren Eltern und fuhr nach Detmold. Sie wollte es Claudi persönlich sagen, gerade weil sie seit dem Vorfall damals nie wieder darüber gesprochen hatten.

Zuerst hatte sie überlegt, auch bei ihrer Großmutter vorbeizufahren, aber sie wollte sie nicht beunruhigen. Drei Monate nach dem Tod des Großvaters konnte sie bestimmt nicht auch noch eine Enkelin mit psychischen Problemen verkraften.

Claudi setzte Kaffee auf. »Ich freue mich echt, dass du mich mal wieder besuchst. Dein letzter Besuch hier in Detmold hatte ja durch Opas Tod nicht so einen erfreulichen Anlass.«

Der Anlass war leider auch diesmal nicht erfreulich, dachte Lena. Sie erinnerte sich genau, wie sie damals den Kühlschrank der Cousine geplündert hatte. An Claudis Entsetzen und an ihre Worte. *Disziplinlosigkeit in Person* hatte sie Lena genannt. Ihr an den Kopf geworfen, dass es leicht sei, sich eine Essstörung einzubilden, weil man dann für alles eine Entschuldigung hätte. Sie durfte nicht daran denken, sonst würde sie sich nie trauen, ihrer Cousine von dem bevorstehenden Klinikaufenthalt zu erzählen.

Claudi kam mit dem Kaffee und stellte die Kanne auf ein Stövchen. »Und wie geht es dir so?«

»Nicht so gut.«

»Was ist los?«

»Entschuldige bitte, wenn ich jetzt noch mal ein Thema auf den Tisch bringe, das für uns beide eigentlich tabu ist. Ich habe – wie ich ja schon mal angedeutet habe – eine Essstörung, bin seit eineinhalb Jahren deswegen in Therapie und weil es mir immer schlechter geht, werde ich bald in eine Klinik gehen. Ich wollte nur, dass du das von mir erfährst und nicht von unseren Eltern.«

Jetzt war es raus. Lena hatte es heruntergeleiert, als gingen sie selbst diese Informationen gar nichts an. Sachlich, als spräche sie über eine fremde Person.

»Oh. Ist es wirklich so schlimm? Ich dachte damals echt, das sei eine Ausrede von dir. Ich war so wütend.«

»Ich weiß. Aber lass uns diese alte Geschichte beiseitelassen, okay? Und ja, es ist wohl wirklich schlimm, auch wenn ich das selbst oft alles noch recht harmlos finde und denke, ich sei nicht krank genug. Aber es ist einfach nichts mehr normal. Ich hungere, ich fresse, ich nehme manchmal Abführmittel – nur erbrechen schaffe ich nicht. Vielleicht zum Glück.«

Claudi schenkte Kaffee in die Tassen und umklammerte ihre mit beiden Händen. »Hätte ich gewusst, dass das ernst war ...«

»Claudi, hör auf, es war mein Fehler. Deine Wut war verständlich.«

»Ja, aber unsere Freundschaft hat auch drunter gelitten. Früher haben wir uns alles erzählt, kannten die andere ganz genau. Und jetzt sind wir nur noch Cousinen, die eigentlich gar nichts voneinander wissen, und sich – wären sie nicht verwandt – wahrscheinlich auch nicht mehr sehen würden.«

Lena nahm ihre Tasse und blies auf die schwarze Brühe. Die Oberfläche kräuselte sich. Claudi hatte recht. Durch Lenas Plünderung der Lebensmittelvorräte ihrer Cousine damals war so viel kaputtgegangen. Der eine Fressanfall war es nicht wert gewesen, dass sie sich so auseinandergelebt hatten. Sie schwiegen, tranken Kaffee und trauerten der Zeit nach, die sie hätten zusammen verbringen können.

»Wie ist das, wenn du hungerst oder frisst?«, fragte Claudi plötzlich in die Stille hinein.

»Hm, ich kann versuchen, das zu erklären.« Sie stellte ihre Tasse zurück auf den Tisch. »Fressanfälle geben mir erstmal so eine Art Rauschgefühl. Sich alles zu nehmen, was man sich sonst nicht erlaubt, fühlt sich gut an. Im nächsten Moment kommt dann aber der grenzenlose Selbsthass und ich fühle mich ekelhaft schmutzig.«

Lena fixierte das Teelicht des Stövchens. Ihr Blick verlor sich in der Flamme, die sich sanft von einem unsichtbaren Raumwind hin- und herwiegen ließ. Sie konnte sich und ihre Sucht nur möglichst sachlich beschreiben, theoretisch, wie sie es in der Therapie gelernt hatte. »Wenn ich hungere, fühle ich mich dagegen rein und heilig. Mich fasziniert das Gefühl des Hungerns total, weil ich eben meiner Droge Essen widerstehen kann. Ich genieße den Schwindel, der mich in einer anderen Welt sein lässt und mich scheinbar unangreifbar macht. Natürlich geht es mir dabei körperlich im Grunde genommen total schlecht. Ich friere, kann nachts nicht schlafen, mich nicht gut konzentrieren und fühle mich wie ein Auto mit einem leeren Tank. Und doch ist da diese Faszination, die einen das alles ertragen lässt. Als ob ich in dem Moment die Kontrolle, die ich über meinen Körper habe, auch über alles andere im Leben hätte. Ich fühle mich dann stark und überlegen. Das ist schwer zu erklären, weil es alles so unlogisch ist.«

»Ich verstehe das.«

Lena atmete auf. Hätte Claudi diesen Satz vor zwei Jahren ... Sie wäre so erleichtert gewesen. Aber vielleicht fänden sie ja wieder zusammen, vielleicht könnte ihre Freundschaft wieder enger werden.

Claudi wich Lenas Blick aus, umklammerte ihre Tasse und starrte auf den Boden. »Ich verstehe das wirklich. Bevor ich mit Olli zusammengekommen bin, da hatte ich mal so eine Phase ... Ich habe Sport gemacht und sehr wenig gegessen, weil ich mal wieder abnehmen wollte. Es war zu wenig, aber ich wollte eben schnell abnehmen. Nach ein paar Tagen habe ich so riesigen Heißhunger gehabt, dass ich mehrere Scheiben Brot und anschließend zwei Tafeln Schokolade gegessen habe, dazu Kakao und Orangensaft. Danach habe ich mich einfach nur widerlich gefühlt. Ich bin aufs Klo gerannt und habe alles wieder erbrochen. Anschließend ging es mir so schlecht, dass ich mir geschworen habe, so etwas niemals wieder zu machen. Ich habe es auch nicht mehr getan.«

Lena schluckte. »Gott sei Dank. Oh Mann, Claudi, das hätte ich nie gedacht, dass du auch ... zumindest die Tendenz ... ich finde es schrecklich, dass du das ausprobiert hast.« Sie beobachtete eine Weile das Teelicht. »Aber irgendwie erleichtert mich das gerade auch. Dass du ein bisschen weißt, wie es ist.«

»Genau deshalb hätte ich dich damals aber eigentlich verstehen müssen. Aber ich war verliebt und du hattest mir mein Abendessen mit Olli kaputtgemacht – ich war einfach sauer.«

»Hör auf, Claudi.« Lena rückte zu ihrer Cousine und legte ihr den Arm über die Schultern.

Claudi blickte auf. Sie hatte Tränen in den Augen. Dann fielen beide sich in die Arme und auch bei Lena flossen plötzlich Tränen, so als wäre es immer leicht gewesen, zu weinen. Es tat gut, ihre Cousinen-Freundin zu umarmen. Sie würden wieder Freundinnen werden, es würde wieder mehr zwischen ihnen sein als Verwandtschaft. Lena hoffte es zumindest.

Nach dem Wochenende hatte Lena erst einmal genug vom Reden. Sie war erleichtert, dass es raus war, aber sie wollte nun nichts mehr erklären. Seit Tagen war sie nur am Beichten. Dabei musste sie selbst erstmal den Gedanken, in eine Klinik zu gehen, ganz an sich heranlassen. Äußerlich konnte sie das alles erklären mit schlauen Worten, die sie von ihrer Therapeutin gelernt hatte. Aber innerlich schrien das Loch und die Gier um die Wette, dass sie gar nicht krank genug sei.

Sie konnte nicht mehr. Wollte ihre Ruhe. Endlich in Ruhe gelassen werden.

Aber das war nicht so einfach, jetzt, wo alle es wussten. Ihre Mutter rief jeden Tag an, als müsse sie kontrollieren, dass ihre Tochter keine Dummheiten machte.

»Und, wie klappt es mit deiner Esserei?«, fragte sie.

Natürlich lief es nicht gut. Sie konnte ihre Gedanken schließlich nicht einfach so abstellen, nur, weil jetzt ein paar Menschen mehr darüber Bescheid wussten.

Auch Claudi und Holger meldeten sich häufiger als zuvor, aber darüber freute Lena sich. Achim bot ihr an, mit Yvonne und ihm etwas zu unternehmen, Kino oder Kneipe zur Ablenkung, aber sie war nicht immer in der Lage darauf einzugehen.

Sie hatte sich von verschiedenen Kliniken, die Essstörungen behandelten, Informationsmaterial zukommen lassen. Nun sah sie sich immer wieder die Anschreiben, Faltblätter und Prospekte an, verteilte in Gedanken Sympathiepunkte und malte sich aus, was auf sie zukommen würde.

»Herzlichen Dank für Ihr Interesse an unserer Klinik. Beiliegend übersenden wir Ihnen einen Klinikprospekt, Informationen zum Antrag auf Kostenübernahme sowie unser Therapiekonzept bei Psychogenen Essstörungen.« So klangen fast alle Anschreiben. Die Prospekte zeigten Fotos von zumeist modernen, klotzigen Klinikgebäuden, gefolgt von einem schicken Foto des jeweiligen Chefarztes. Weitere Bilder versuchten hotelprospektartig die Annehmlichkeiten der Zimmer und Aufenthaltsräume hervorzuheben. Dann wurden die Therapieangebote erklärt und mit gestellt wirkenden Fotos bebildert. Therapeut und Klientin im zwanglosen Gespräch, beide locker lächelnd, keine Spur von Verkrampfung oder problematischen Gesprächsthemen. Harmonische Stuhlkreise, wie man sie aus dem Kindergarten kannte. Klienten bei der Bewegungstherapie voller wiedergewonnener Freude am eigenen Körper. Kunsttherapeuten, die sich mütterlich über die bunten Werke ihrer Patientinnen beugten. In manchen Prospekten waren Menschen in edlen Schwimmbädern abgebildet, die eher an ein Wellness-Hotel erinnerten. Fröhliche Magersüchtige beim Trampolinspringen oder eine Gruppe von Depressiven beim gemeinsamen Musizieren.

Zum Schluss wurden meistens die Umgebung der Klinik sowie die Kontakt- und Anfahrtsmöglichkeiten beschrieben. Natürlich lagen alle Kliniken in einer wunderschönen Umgebung und zentral zugleich. »Die idyllische Landschaft hilft mit, gesund zu werden.« Behauptete zumindest einer der Prospekte.

Lenas erster Gedanke war die Klinik auszuwählen, die am weitesten entfernt war. Sie wollte weg aus dieser Stadt, weg von ihrer Familie, weg von ihrer Einsamkeit – einfach weg von allem und da fand sie es gut, das auch durch ihre Klinikwahl zu unterstreichen.

Ihre Therapeutin riet ihr jedoch zu einer Klinik in der Nähe ihrer Eltern, damit man sie auch in die Therapie mit einbeziehen könne. Lena verstand zunächst nicht, was das bringen sollte – sie hatte nicht die geringste Lust, zusammen mit ihrer Mutter vor einem Therapeuten zu sitzen. Aber dann sah sie ein, dass es auch familiär möglicherweise einiges aufzuarbeiten gab.

Also entschied sie sich für eine Einrichtung, die ihre Eltern gut erreichen konnten. Die Klinik verfügte über einen sehr guten Ruf, das Behandlungskonzept war tiefenpsychologisch fundiert und die Erfolgsquoten bewegten sich in einem mutmachenden Bereich. Immer wieder studierte Lena den Klinikprospekt, als könne er ihr zwischen den Zeilen all die Fragen beantworten, die ihr im Kopf herumschwirrten.

»Ich frage mich«, sagte Lena, während sie ihre Teetasse mit beiden Händen umfasste, »wie ernst man mich mit meiner Essstörung, die wohl irgendeine Mischung ist, überhaupt nehmen wird. Knapp zwei Jahre lang hatte ich Binge Eating, danach habe ich magersüchtiges Verhalten an den Tag gelegt, ohne untergewichtig zu sein, und nun ist es irgendetwas dazwischen, Ess- und Hungersucht abwechselnd.«

Lena hatte Hanna zu sich eingeladen, hatte ihr ein paar Modelle und Entwürfe gezeigt, Hanna hatte die Taubenzeichnung über dem Schreibtisch gelobt, nun saßen sie zusammen, tranken Tee und Lena versuchte, ihr Essverhalten zu erklären.

»Das ist ein ständiges Abweichen vom normalen Mittelmaß, viel zu weit nach oben und viel zu weit nach unten, als sei es mein alleiniges Ziel, Normalität zu meiden wie die Pest.«

»Glaub mir, das ist ganz normal!« Hanna strich sich mit der Hand eine Haarsträhne hinters Ohr und lachte.

»Die wenigsten Menschen erfüllen eine einzige Essstörungskategorie wie im Lehrbuch. Selbst die meisten Magersüchtigen haben zwischendurch mal Fressanfälle. Bei mir war es auch wechselhaft. Und egal, ob du hungerst, frisst, kotzt oder alles auf einmal – das ist nur ein Symptom und du musst herausfinden, was dahinterliegt.«

»Ich musste für die Klinik einen Fragebogen ausfüllen und zurückschicken – mit mehr als zwanzig Seiten! Die wollten alles von mir wissen: Die üblichen Personalien inklusive Bildungsgrad und Familiensituation, die aktuelle Form der Essstörung, deren Entstehungsgeschichte, damit in Zusammenhang stehende Probleme, mein Gewicht und seine Veränderungen, Gefühle vor und nach Fressanfällen, Nahrungsmengen, angewandte Methoden zur Gewichtskontrolle, Einschätzungen von Essverhalten und Gefühlen, Empfinden des eigenen Körpers, Verhältnis zur Weiblichkeit, Einstellung zu Sport, Auskünfte über die Menstruation, verschiedene Verhaltensweisen, zusätzliche psychische Probleme oder Süchte, Selbstverletzungstendenzen und Suizidalität, bisherige Therapien und Erkrankungen, Erwartungen an den Aufenthalt. Ich bin fast verzweifelt an den ganzen Fragen.«

»Gewöhn dich schonmal dran, das geht in der Klinik weiter mit den Fragen. Wie geht es dir denn grad mit dem Essen?«

Lena schluckte und spürte, dass das Loch sie zum Schweigen bringen wollte. Aber sie redete. »Seit feststeht, dass ich in eine Klinik gehe, esse ich wieder sehr wenig. Ich will unbedingt noch abnehmen vorher. So dick kann ich doch in keine Klinik gehen. Mich beschleicht sowieso immer wieder der Gedanke, dass ich nicht krank genug bin. Meine Therapeutin meint, dass ich froh sein solle, mich im Gegensatz zu den Magersüchtigen in der Klinik nicht großartig um mein Gewicht kümmern zu müssen, sondern mich sofort auf die Therapien und die eigentlichen Probleme konzentrieren könne. Aber ...«

»Deine Therapeutin hat recht.«

»Das weiß ich ja eigentlich auch, aber dann habe ich wieder meine Mutter am Telefon, die fast schon enttäuscht fragt, ob ich nicht auch in die Klinik ginge, um ein bisschen abzunehmen.«

»Auf so etwas darfst du einfach nicht hören. Da musst du dich abgrenzen.«

Lena seufzte. Ihre kranken Gedanken sagten ihr immer wieder, dass sie ganz viel abnehmen musste. Dass sie ohne eine Gewichtsabnahme nicht glücklich werden könnte. Aber wenn nicht ihre Krankheit sprach, dann wusste sie, dass die Kilos, die sie noch hätte verlieren müssen, um Normalgewicht zu erreichen, nicht so wichtig waren. Dass sie erst einmal wieder Freude am Leben finden und ihre Probleme in den Griff kriegen musste. Aber sie hatte es aufgegeben, ihrer Mutter das zu erklären. Die würde es sowieso nicht verstehen.

»Wie war eigentlich dein Arzttermin?«

»Ich fand es seltsam, mit einem Problem zum Arzt zu gehen, das man weder sehen noch ertasten noch abhorchen konnte. Mir eine unsichtbare Krankheit von einer fremden Ärztin diagnostizieren zu lassen. Und dann mit meinem leichten Übergewicht im Behandlungszimmer zu sitzen und eben nicht die klassische Magersüchtige zu sein. Aber die Ärztin war nett, hörte mir zu und nahm mich ernst. Die körperliche Untersuchung hat nichts ergeben und die Befunde der Blutuntersuchung stehen noch aus. Weißt du, was ich mir insgeheim wünsche? Dass ich wenigstens einen kleinen Mangel hätte, wenigstens eine klitzekleine körperliche Folge der Essstörung, die meine schlechte psychische Verfassung untermalt.«

»Nein«, sagte Hanna bestimmt. »Das wünschst nicht du dir, das wünscht sich die Essstörung. Dieses Denken musst du dir abgewöhnen.«

»Hast du dir das abgewöhnt?«

»Ja. Natürlich wirst du das nicht von einem auf den anderen Tag los. Aber das Wichtigste ist, sich von diesen ständigen Gedanken freizumachen und Essen und Figur nicht dermaßen überzubewerten. Mir hat mein Freund dabei geholfen, der hat ein ganz normales Essverhalten. Durch ihn habe ich mir erstmal klargemacht, dass jeder normale Mensch mal ein bisschen zu viel isst oder Hunger auf etwas Süßes hat, nur dass Leute ohne Essstörung sich darüber keine unnötigen Gedanken machen. Die essen dann einfach eine Tafel Schokolade oder eine Pizza und sind danach zufrieden. Diäten habe ich mir verboten. Ich hatte in den letzten zwei Jahren auch mal Rückfälle und ich habe sofort gemerkt, dass das Hungern mich wieder high macht und ich süchtig danach werden kann. Das will ich nicht mehr. Kochen hasse ich übrigens noch immer. Ich glaube, das werde ich nie gerne tun. Aber ist das schlimm? Mein Freund kocht meist für uns. Und viel wichtiger als das Essverhalten waren mir sowieso die ganze Zeit die Probleme, die dahinterstehen.«

»Bist du heute gesund?«

»Ich denke, ich bin auf einem guten Weg dahin. Lass dir bloß niemals einreden, dass Essstörungen nicht heilbar sind. Wenn du gesund werden willst, dann wirst du auch gesund!«

An einem Donnerstag Ende November saß Lena mit leerem Magen im rauschenden ICE. Sie wusste nicht, ob die Angst oder die Neugier überwog. Es war ja nur das Erstgespräch, nur ein Kennenlernen der Klinik. Trotzdem erschien ihr jeder Gang in Bezug auf ihren Klinikaufenthalt – ganz gleich ob bürokratischer oder therapeutischer Natur – wie ein Eingeständnis ihrer eigenen Unzulänglichkeit. Im Gepäck hatte sie das Attest der Ärztin und den Bericht der Therapeutin.

»Internistisch fand sich bei der körperlichen Untersuchung sowie laborchemisch kein wertbar krankhafter Befund«, hatte die Ärztin geschrieben. Nicht einmal einen kleinen Nährstoffmangel hatte ihr Körper aufgewiesen.

Lena wusste nicht, wie er das schaffte, denn sie war wirklich alles andere als nett zu ihm gewesen. Einerseits war sie froh, dass sie ihm physisch noch nicht geschadet hatte, andererseits auch fast ein bisschen enttäuscht, denn ein kleiner Mangel wäre der kranken Seite in ihr wie eine Auszeichnung für ihre Hungerkünste erschienen. Aber trotz der ausgebliebenen körperlichen Befunde hatte die Ärztin für einen Klinikaufenthalt plädiert: »Aufgrund der Verschlimmerung des psychischen Befundes mit zusätzlich sich entwickelnden Störungen trotz ambulanter psychotherapeutischer Behandlung ist aus meiner ärztlichen Sicht eine stationäre Therapie in einer Klinik für Essstörungen dringend erforderlich.«

Die Sozialanamnese der Therapeutin war zwei Seiten lang und Lena hatte bei einigen Sätzen schlucken müssen, so persönlich waren sie. Sie durfte gar nicht daran denken, durch wie viele Hände dieser Bericht gehen würde, damit sie die Kostenzusage für den Aufenthalt erhielt. In dem Bericht stand alles über ihre Familiensituation, auch von Sarah hatte die Therapeutin geschrieben.

»Frau Pfannkuch war immer darauf bedacht, den Erwartungen ihrer Eltern zu entsprechen; bis heute wünscht sie sich mehr Anerkennung durch ihre Mutter, die gefangen in ihrer Trauer um die erste Tochter war und ist.«

Lena hoffte nur, dass der Vater den Brief ungeöffnet an die Krankenkasse weiterleitete. Eigentlich war sie sich seiner Diskretion sogar sicher, der Brief durfte nur der Mutter nicht in die Hände fallen. Die würde so einen Brief sofort mit Adleraugen nach Sätzen über die Familie abtasten. Und nicht alles, was sie dort zu lesen bekäme, würde ihr gefallen.

»Im Laufe der Therapie bekam das Bild, das Frau Pfannkuch von ihrer Familie hatte, Risse. Viele Situationen und Ereignisse, die sie verdrängt hatte, kamen zum Vorschein.«

Lena wusste, dass ihre Therapeutin nur das schrieb, was sie in der Therapie erzählt und was ihr in dem Moment wirklich Probleme bereitet hatte. Trotzdem fühlte sie sich bei manchen Sätzen wie eine Hochstaplerin. War es wirklich so schlimm, wie manche Formulierungen den Anschein machten?

»Sie ist zurzeit nicht mehr in der Lage, ihrem Studium nachzugehen, eine tiefe Lustlosigkeit und depressive Verstimmung kennzeichnen ihren Alltag. Aus diesen Gründen halte ich eine ambulante Therapie für nicht ausreichend und befürworte eine stationäre Maßnahme.«

Einerseits wusste sie, dass es ihr schlecht ging, andererseits beschlich sie immer wieder das Gefühl, dass sie sich vielleicht einfach nur anstellte. Sie wurde den Gedanken nicht los, dass sie eigentlich gar nicht krank genug für eine Klinik war. Und dünn genug sowieso nicht, deshalb musste wenigstens ihr Magen leer bleiben, da half es auch nichts, dass Hanna versucht hatte, sie vom Gegenteil zu überzeugen.

Der Kurort war verregnet und nebelig. Lena lief über die nassen Pflastersteine der Fußgängerzone. Die Geschäfte waren die üblichen Ladenketten im Kleinstadtformat, dazwischen ein paar alteingesessene Händler. So früh am Morgen wirkte die Stadt beinahe gespenstisch leer. Die Pflanzen im Kurpark trieften vor Nässe. Im Sommer, wenn alles grünte, war es vermutlich sehr schön hier. Die Klinik lag direkt neben dem Park. Sie erkannte die alte Villa und den modernen Anbau aus dem Prospekt wieder. Der Gebäudekomplex wirkte viel kleiner, als sie ihn sich vorgestellt hatte. Sie sah auf die Uhr, atmete tief durch, überlegte, einfach an dem Klinikschild vorbeizulaufen und wieder nach Hause zu fahren, überwand sich dann aber doch, die flachen Eingangsstufen hinaufzugehen und das Gebäude zu betreten.

Im Eingangsbereich saßen mehrere Adipöse, die so fettleibig waren, dass Lena sich mit ihrem Loch im Bauch auf einmal gar nicht mehr dick vorkam. Sie steuerte auf die Rezeption zu, wurde von einer unverbindlich freundlichen Dame begrüßt und meldete sich zum Vorgespräch an. Die Dame telefonierte und Lena fühlte sich von den Adipösen in der Sitzecke beobachtet. Sie kam sich in jeder Hinsicht doof vor.

Kurze Zeit später stellte sich ihr eine Schwester vor, die einen Kopf kleiner war als Lena, und führte sie ins Schwesternzimmer. Auf dem Stuhl im Flur saß eine überaus dürre Magersüchtige, deren hohlwangiges Gesicht sofort Erinnerungen an Fotos von Konzentrationslagern hervorriefen. Sie hatte ein Trinkpäckchen in der Hand. Lena schluckte. Wahrscheinlich würde sie nur so ein Zwischending sein, weder richtig mager- noch esssüchtig. Vielleicht passte sie hier gar nicht hin. Die Schwester schloss die Tür des Zimmers und bat Lena sich zu setzen.

Während sie die Hausordnung herunterratterte, verließ Lena mehr und mehr der Mut, obwohl sie einiges davon schon vorher gelesen hatte. Die ersten zwei Wochen in der Klinik hatte man Kontaktsperre zur Außenwelt. Keine Telefonate, kein Besuch, kein Brief- oder E-Mail-Verkehr. Handys waren ohnehin während des gesamten Aufenthaltes verboten. Abends und am Wochenende gab es nach Aufhebung der Kontaktsperre freie Ausgangszeiten. Beim Verlassen der Klinik musste man sich ab- und später wieder anmelden. Die Mittagsruhe war auf dem Zimmer zu verbringen. Eigene Lebensmittel durften nicht mit in die Klinik gebracht werden und die Mahlzeiten waren verpflichtend. Getränke wurden streng zugeteilt. Kaugummis waren verboten. Nicht erlaubte Esswaren und Getränke wurden bei Entdeckung sofort entsorgt. Alkohol- und Drogenkonsum war streng untersagt. Auch Pärchenbildung und sexuelle Kontakte waren nicht erwünscht. Die Schwester erzählte noch vieles mehr und mit jedem neuen Verbot sackte Lena ein Stückchen mehr in sich zusammen. Wie sollte sie es hier aushalten?

Dann maß die Schwester ihren Blutdruck und Lena war erleichtert, dass wenigstens der ein bisschen zu niedrig war. Anschließend sollte sie sich an eine Messlatte stellen und auf die Waage. Als sie ihr Gewicht sah, musste sie mit den Tränen kämpfen. Sie hatte zwei Kilo zugenommen. Das Hungern der letzten Tage war gegenüber den Fressanfällen zuvor machtlos gewesen.

Es war zu viel, es war verdammt noch mal zu viel und sie schämte sich, während die Schwester ihren zu hohen BMI notierte.

Später wurde sie zu einem Arzt ins Zimmer geführt. Das eigentliche Erstgespräch. Es war wie ein Bewerbungstermin für einen neuen Job, sie musste beweisen, dass sie geeignet war für diese Klinik, und doch war alles sehr viel intimer als alle Jobgespräche, die sie jemals geführt hatte. Der Arzt zitierte im Wesentlichen den Fragebogen und Lena wunderte sich, wozu sie diesen zuvor überhaupt hatte ausfüllen müssen.

»Was würden Sie sich wünschen, wenn Sie drei Wünsche frei hätten?«

Die Frage war neu. Lena stellte sich den Arzt in einem Feenkostüm vor und musste innerlich grinsen, besann sich dann aber der Formulierung ernsthafter Antworten.

»Hm, als Erstes möchte ich kein Problem mit dem Essen und keine dunklen Gedanken mehr haben. Mein zweiter Wunsch ist, erfolgreiche Architektin zu werden und eigene Bauentwürfe zu realisieren. Und dann wünsche ich mir noch die Anerkennung meiner Mutter.«

Ohne mit Sarah verglichen zu werden, fügte sie in Gedanken hinzu, aber das äußerte sie nicht.

Hätte es einen vierten Wunsch gegeben, hätte Lena sich eine Beziehung gewünscht. Aber solange sie nicht mit sich selbst klarkam, würde sie sich auch auf keinen Partner einlassen können. Und seit sie hungerte, fühlte sie sich sowieso nicht mehr so sehr als Frau. Zumindest nicht als eine, die für Männer begehrenswert war. Das Dicksein hatte vielleicht ihre Attraktivität gemindert, aber das Hungern stahl ihr die Weiblichkeit.

Sie war mit ihren Gedanken abgeschweift. Der Arzt erzählte inzwischen, dass sie in der Klinik unter den Patienten ungefähr vierzig Prozent Magersüchtige, vierzig Prozent Bulimiker und zwanzig Prozent Adipöse hätten.

Lena hätte gerne gefragt, was mit solchen Zwischendingern wie ihr war, aber sie traute sich nicht, hatte aus irgendeinem Grund Angst, dass sie damit nur darauf aufmerksam machte, dass sie gar nicht krank genug war.

Der Arzt erklärte, dass die Patienten in Zwölfer-Gruppen eingeteilt würden und jede Gruppe einen eigenen Therapeuten habe. Es gebe Doppel- und Einzelzimmer, über die Einzelzimmervergabe werde in den Gruppen selbst entschieden, zu Anfang komme jeder in ein Doppelzimmer. Nach der Kostenzusage werde die Zeit bis zur Aufnahme noch sechs bis acht Wochen betragen. Er könne sie aber auf eine Eilliste setzen, dann müsse sie abrufbereit sein und werde zwei Tage vorher angerufen, wenn sich ein freier Platz ergebe. Lena nickte schwach.

Und das war es auch schon. Der Arzt verabschiedete sich und Lena ging durch den Flur. Sie begegnete niemandem mehr – wahrscheinlich waren die Patienten alle in den Therapien.

Ich will hier nicht hin, pochte es in ihr.

Sie trat auf die Straße, überlegte, ob sie noch eine Runde durch den nebeligen Kurpark machen sollte, ging dann aber direkt zum Bahnhof. Sie wollte fort aus diesem grauen Kurort.

Die Hausordnung, die man ihr schriftlich mitgegeben hatte und die nun höhnisch in ihrem Rucksack saß, machte ihr Angst. Durch die strengen Regeln würden ihr so viele Rechte und ihre Privatsphäre entzogen werden. Die Ausgangszeiten abends und am Wochenende erinnerten sie an das, was ihre Mutter ihr erlaubt hatte, als sie noch keine sechzehn Jahre alt gewesen war. Inzwischen war sie dreiundzwanzig, lebte seit über drei Jahren alleine und selbstbestimmt.

Wie sollte sie das aushalten?

»Seit dem Erstgespräch will ich eigentlich nicht mehr in die Klinik. Die Regeln und das alles klingen einfach nur schrecklich.«

Jetzt war es raus. Ja, verdammt, sie war nicht mehr so motiviert, wie sie es vielleicht hätte sein sollen. Aber sie konnte keine Bewertung dessen im Blick der Therapeutin erkennen. Deshalb fügte sie beschwichtigend hinzu: »Natürlich werde ich trotzdem gehen, weil es mir ansonsten wahrscheinlich weiter schlechter gehen würde.«

Daraufhin sagte die Therapeutin etwas, das Lena schockierte. Sie konnte gar nicht glauben, dass diese Aussage ernst gemeint und auf sie selbst bezogen war.

»Seien Sie doch froh, dass Sie die Möglichkeit haben, in so eine Klinik zu gehen. Denn wenn Sie das jetzt nicht machen und Ihre Suizidgedanken schlimmer werden, dann kommen Sie in die Psychiatrie und dort geht es dann etwas anders und noch sehr viel strenger zu.«

Lena schluckte. War sie in ihrer Entscheidung, in die Klinik zu gehen, vielleicht doch nicht so frei, wie sie es geglaubt hatte? Sie fragte nicht danach, aber sie beschloss, sich mit den strengen Regeln der Klink zu arrangieren.

In den folgenden Tagen las Lena die Hausordnung der Klinik so oft Achim, Holger, Claudi und ihren Eltern vor, bis sie glaubte, sich damit abfinden zu können.

In den nächsten Wochen nahm Lena kaum etwas von der Adventszeit wahr. Sie dachte eigentlich nur an den bevorstehenden Klinikaufenthalt. Ihre Tage bestanden aus Funktionieren in der Uni, dem üblichen selbstschädigenden Essverhalten, ab und zu einem Mensa-Tee mit Hanna, dem Füttern ihrer Tauben und dem Warten auf die Kostenzusage. Und als die Kostenzusage endlich da war, begann das Warten auf den Anruf der Klinik.

Inzwischen hatte Lena auch die Diagnose des Arztes vom Erstgespräch erhalten: Bulimia nervosa. Sie hatte alles erwartet, aber nicht, bei den Bulimikern eingeordnet zu werden. Wo sie doch noch nie erbrochen hatte. Aber als sie sich im Internet die Diagnosekriterien für Bulimie noch mal genauer ansah, fiel ihr auf, dass selbstinduziertes Erbrechen ja nur eine Form des Rückgängigmachens von Fressanfällen war. Andere Möglichkeiten waren Hungertage, Sport, Abführmittel. Und damit war sie nun mal vertraut. Insofern konnte sie die Einordnung zwar nachvollziehen, sich aber trotzdem nicht mit der Schublade identifizieren, zumal jeder, der Bulimie hörte, sofort ans Kotzen dachte. Obwohl Bulimie übersetzt eigentlich nur »Ochsenhunger« bedeutete.

Das Jahresende rückte näher und Lena hatte noch nichts von der Klinik gehört. Insgeheim hatte sie gehofft, dass ihr das Weihnachtsfest mit der Familie erspart bliebe, doch daraus wurde nichts. So verbrachte sie einen bemüht harmonischen Heiligabend bei den Eltern und wurde behandelt wie ein rohes Ei.

Am zweiten Weihnachtstag belauschte sie zufällig ein Telefongespräch ihrer Mutter, die ihrer Freundin in allen Einzelheiten von Lenas Krankheit und ihrem Erstgespräch in der Klinik berichtete. Lena hatte gedacht, wenigstens die Details würden in der Familie bleiben. »Sie macht heute einen guten Eindruck, ich glaube, sie ist stabil«, hörte sie die Mutter sagen. Sie kam sich bloßgestellt vor und war froh, dass sie am nächsten Tag wieder nach Wuppertal fahren und ihr Warten auf den Klinikanruf in Ruhe fortsetzen konnte.

Ihren Job in Erkrath hatte sie im Dezember gekündigt – unter dem Vorwand, dass sie in der Uni derzeit zu viel zu tun hätte. Erfolgte ihre Aufnahme noch vor den Semesterferien, würde sie ihre Dozenten informieren müssen. Und Henrike wusste es auch noch nicht. Ansonsten war sie bereit.

Trotzdem war diese Ungewissheit schwer auszuhalten. Würde es noch vor den Semesterferien klappen? Oder erst Mitte Februar? Sie hasste es, nicht planen zu können.

Deshalb nahm sie Anfang Januar all ihren Mut zusammen und rief mit stark klopfendem Herzen bei der Klinik an.

Ja, Lena stehe auf der Eilliste, aber sie könnten ihr nicht sagen, an welcher Stelle. Die Kostenzusage hätten sie vor Weihnachten erhalten, die normale Wartezeit würde ab da etwa sechs Wochen betragen, Anfang Februar wäre das dann, es sei denn, es werde vorher etwas frei. Danach war Lena froh, sich darauf einstellen zu können, dass ein Anruf in den nächsten zwei Wochen unwahrscheinlich war und dass sie eventuell sogar noch das Semester zu Ende führen konnte.

Am nächsten Tag klingelte ihr Telefon, es war die Klinik und Lena blieben vier Tage, um sich für mindestens zwei Monate von ihrem Leben in Wuppertal zu verabschieden.

# 7. Käseglockenwelt oder Ein Haus mit hundert Essgestörten

Der kleine Kurort empfing sie mit eisiger Januarkälte und stahlblauem Himmel. Doch keine Wolkenlosigkeit dieser Welt konnte an diesem Morgen Lenas Aufregung und das flaue Gefühl in ihrem Magen mindern. Alles in ihr zog sich zu einer unbeschreiblichen Angst zusammen. Es war die Gewissheit, durch eine Tür zu treten und die nächsten zwei Wochen in diesem Gebäude gefangen zu sein und nicht mehr alleine hinauszudürfen.

Unentschlossen stand sie mit ihren zwei Reisetaschen vor dem Klinikeingang und wusste, dass wenige Schritte weiter die Kontaktsperre beginnen würde.

Doch es gab kein Zurück, es gab nur diesen Eingang, der darauf wartete, sie und ihr Gepäck zu verschlingen. Sie aufzunehmen für mindestens zwei Monate. Sie zum regelmäßigen Essen zu zwingen. Sie mit anderen Essgestörten zusammenzubringen, obwohl sie in den letzten Monaten kaum einen Menschen um sich gehabt hatte. Ihr ihre Privatsphäre zu nehmen. Und ihr vielleicht zu zeigen, wie man die Essstörung hinter sich ließ. Der letzte Grund war der einzige, der sie schließlich ihr Gepäck durch die Tür schleppen ließ zu der Rezeption, vor der sie schon einmal gestanden hatte.

Diesmal bekam sie einen Zimmerschlüssel ausgehändigt und für einen kurzen Moment fühlte sie sich wie im Hotel. Eine ältere Schwester führte sie auf ihr Zimmer. Zwei Betten, zwei Schreibtische, zwei Schränke, ein geräumiges Bad und ein Balkon mit Blick auf eine Kirche und den Kurpark. Sie war angenehm überrascht. Die Pinnwand ihrer Zimmernachbarin war voll mit bunten Postkarten und Bildern, ihre war leer, als warte sie darauf, bestückt zu werden.

»Ich muss Ihr Gepäck durchsuchen, das ist leider Vorschrift«, sagte die Schwester streng. Lena trat zur Seite, um der Schwester Zugang zu ihren beiden Reisetaschen zu gewähren. »Haben Sie noch Essen, Getränke oder Bonbons?«

Lena reichte der Schwester eine Flasche Wasser aus ihrem Rucksack und die letzten zwei Kaugummis aus den Seitentaschen. Sie fühlte sich wie eine Verbrecherin, dabei hatte sie nur für die Zugfahrt etwas zu trinken haben wollen.

»Noch mehr?«

Sie schüttelte den Kopf.

Die Schwester nahm ihre Finger und zählte an ihnen ab, welche Dinge ihr übergeben werden mussten, sofern sie sich im Gepäck befanden.

»Haben Sie ein Handy?«

Lena reichte der Schwester ihr Handy. Sie konnte sich nicht vorstellen, dass sie nun mindestens zwei Monate lang nicht damit telefonieren durfte.

»Haben Sie Abführmittel?«

»Nein.« Aber sie hätte gerne welche gehabt, wenn sie an die bevorstehenden Mahlzeiten dachte.

»Drogen?«

»Nein.«

»Medikamente?«

»Nein, auch nicht.«

»Kerzen?«

»Nein.«

»Messer oder Rasierklingen?«

Lena zögerte.

»Haben Sie Messer oder Rasierklingen?«

»Ich habe einen Cutter, aber den brauche ich für meine Modelle. Ich studiere Architektur und hab mir ein bisschen Material mitgebracht für Entwürfe.«

»Geben Sie mir bitte den Cutter, die sind nicht erlaubt.«

»Aber ich will damit doch nur kleine Architekturmodelle bauen.«

»Alles, womit man sich verletzen kann, wird eingezogen. Da gibt es keine Diskussion.«

»Aber ich habe mich noch nie selbst verletzt.«

»Geben Sie mir bitte den Cutter.«

Lena öffnete resigniert ihre Reisetasche und holte eine Federmappe heraus. »Den Zirkel auch?«

»Alles, was scharf oder spitz ist.«

Als sie der Schwester Cutter und Zirkel reichte, blickte sie sie nicht an.

»Machen Sie sich nichts draus. Erfahrungsgemäß werden Sie in den nächsten Wochen so mit sich selbst beschäftigt sein, dass sie gar keine Zeit für andere Dinge haben werden.«

Nun bückte sie sich selbst über die beiden Taschen, wühlte darin, inspizierte die eine oder andere Tüte. Lena stand da, sah, wie ihr gesamtes Hab und Gut für die nächsten Monate abgetastet wurde, teils mit Blicken, teils mit Händen, und weil sie das nicht ertrug, wandte sie sich ab.

Wie in Trance folgte sie kurze Zeit später der Frau ins Schwesternzimmer. Blutdruckmessen, Größe und Gewicht ermitteln – das kannte sie ja schon. Immerhin wog sie vier Kilo weniger als beim Erstgespräch. Das beruhigte sie. Dann musste sie wieder Fragen beantworten. Es waren immer dieselben intimen Fragen über ihre Fressanfälle, ihr Hungern, ihre Familie. Sie antwortete wie automatisch und bekam dann noch Fragebögen in die Hand gedrückt, die sie bis zum Abend ausfüllen sollte. Nun dürfe sie sich erst einmal in ihrem Zimmer einrichten.

Als Lena einige Minuten später ihre Sachen in den Kleiderschrank räumte, fühlte sich alles entweiht an. Bei einer Bekannten der Eltern war früher einmal eingebrochen worden und alles durchwühlt gewesen. Daraufhin hatte die Bekannte all ihre Sachen gewaschen, weil sie den Gedanken nicht ertrug, dass jemand Fremdes ihre Wäsche angefasst hatte. Auch Lena hätte am liebsten alles gewaschen, reingewaschen von der entwürdigenden Gepäckdurchsuchung. Doch Waschen durfte man nur alle zwei Wochen.

Sie nahm den Känguru-Teddy aus der Reisetasche und setzte ihn aufs Bett. »Vielleicht tut dir eine Klinik auch mal ganz gut«, sagte sie zu ihm. Kändy fügte sich seinem Schicksal, ohne zu murren.

Die Tür ging auf und ein Mädchen ungefähr in ihrem Alter kam herein. Sie hatte lange blonde Haare, ein sympathisches Lächeln und – was Lena sehr erleichterte – schätzungsweise oberes Normalgewicht.

»Ich wollte doch mal gucken, wer meine neue Zimmernachbarin ist. Hallo, ich heiße Ari.«

Sie reichte ihr die Hand. Lena erwiderte den leichten Händedruck.

»Ich bin Lena.«

»Wir haben grad kurz Therapiepause. Da dachte ich, ich laufe mal schnell hoch. Am Anfang erscheint einem hier alles nur schrecklich, das geht jedem so. Aber glaub mir, man gewöhnt sich verdammt schnell an die ganzen Strukturen hier. Und wenn du jemanden zum Reden brauchst, sag einfach Bescheid, okay?«

Lena nickte dankbar. »Ich war eben schon total fertig, weil ich meinen Cutter abgeben musste, dabei brauche ich den nur für Architektur. Ich würde doch nie ...«

»Du vielleicht nicht. Ich aber. Deshalb ist es ganz gut, dass sie ihn dir abgenommen haben.«

»Oh, tut mir leid.« Lena nahm beschämt einen Pullover aus ihrer Tasche und legte ihn in den Schrank. »Würdest du denn mit einem Messer von jemand anderem?«

Ari lächelte, als spräche sie über das Normalste der Welt. »Wenn der Druck stark ist – da denkst du nicht darüber nach, wem der Cutter gehört. Aber ich muss wieder los, die Gestaltungstherapie geht gleich weiter. Wir sehen uns dann beim Mittagessen.«

»Okay, bis dann«, sagte Lena und blickte Ari hinterher.

Um zwölf Uhr gab es eine Führung für die Neuankömmlinge. Sie waren zu sechst. Ein halbes Dutzend unsicherer Gestalten mit ängstlichen Gesichtern und mageren oder ausladenden Körpern. Die Führung endete vor dem Speisesaal, wo jeder eine Flasche Mineralwasser zugeteilt bekam. Es gab einen kleinen Speiseraum für die beiden Jugendgruppen und einen großen Speisesaal für die Erwachsenen. Jede Gruppe hatte einen festen Tisch mit zwölf Plätzen. Auf der einen Längsseite befanden sich Fenster, auf der anderen war die Küche, aus der angstmachende Essensgerüche drangen. Um 12.30 Uhr polterten viele Schritte die Treppe hinunter und der Saal füllte sich. Es waren Magere und Adipöse dabei, aber Lena stellte fest, dass man es vielen nicht auf den ersten Blick ansah, weil sie nur leicht untergewichtig oder normalgewichtig waren. Drei Männer entdeckte sie zwischen den vielen Frauen und Mädchen.

Irgendwann kam Ari auf sie zu. »Komm, ich zeige dir unseren Tisch.« Sie führte Lena durch den Speisesaal bis zu einem Tisch, an dem schon mehrere Frauen Platz genommen hatten.

»Das ist unsere Gruppe. Und das hier ist Lena, die Neue.« Sie zählte die Namen der Frauen nacheinander auf und Lena stellte erleichtert fest, dass sie nicht die Dickste war. Zwei Mädchen sahen noch recht jung aus, die älteste Frau schien Mitte vierzig zu sein. Lena wurde der Platz am Ende gegenüber einer sehr dünnen Frau namens Helen und neben einer adipösen Frau, die Gabi hieß, zugewiesen. Ari saß am anderen Ende, was Lena bedauerte.

Sie hatte absolut keinen Hunger, obwohl sie seit dem Morgen am Tag zuvor nichts gegessen hatte. Das Essen dampfte aus den Schüsseln. Eine Schüssel schien für jeweils vier Patienten portioniert zu sein und auf der Platte daneben lagen vier große Stücke Fleisch. Lena nahm etwas Gemüse und ganz wenig Nudeln. Es fühlte sich schrecklich an, etwas zu essen. Und es war zugleich seltsam, mit mehreren Dutzend Menschen in einem großen Saal zu sitzen, die alle mehr oder weniger große Ängste mit dem Essen auf ihren Tellern verbanden.

Das kleine Schälchen Ananas, das jeder zum Nachtisch bekam, ließ Lena stehen. Helen warf ihr einen unfreundlichen Blick zu, während sie selbst ihr Schälchen leerte. Ich muss schließlich nicht zunehmen, dachte Lena.

Als hätte Gabi neben ihr diese Gedanken gelesen, sagte sie: »Dass jemand so wenig isst wie du gerade, wird nur ganz am Anfang akzeptiert. Das Personal kontrolliert das nicht, aber die Gruppe. Du musst versuchen mehr zu essen, sonst triggerst du die anderen.«

Lena nickte wortlos. Die konnten sie doch nicht zwingen, so viel zu essen, wo sie doch im Gegensatz zu der Frau ihr gegenüber abnehmen musste. Sie wollte weg hier. Einfach nur weg.

»Du wirst eine Ernährungseinführung bekommen, da erklären sie dir, wie das Essen berechnet ist«, sagte Ari in der Mittagspause, die sie auf dem Zimmer verbrachten. »Egal, ob man unter-, normal- oder übergewichtig ist – alle Patienten bekommen hier die gleiche Essensmenge, damit sich das Gewicht in die richtige Richtung einpendeln kann. Ich weiß, dass man sich das am Anfang nicht vorstellen kann, aber das funktioniert wirklich.«

Lena konnte das tatsächlich nicht glauben. Sie wollte nicht genauso viel essen wie jemand, der zunehmen musste. Schließlich hatte sie genug Reserven.

Am frühen Nachmittag wurden eine Zwischenmahlzeit sowie Tee und Carokaffee im Speisesaal ausgeteilt. Lena nahm keinen Schokoriegel. Sie konnte nichts essen oder fünf Riegel auf einmal, aber sich mit einem begnügen zu müssen fand sie schrecklich. Deshalb trank sie nur eine Tasse Tee.

Um fünfzehn Uhr hatte sie das erste Gespräch bei der Gruppentherapeutin, einer jungen, dynamischen Psychologin mit analytisch kühlem Blick. Wieder Fragen über Fragen und dann wurden ihr noch einige Dinge erklärt.

Anschließend musste sie zur Gruppenärztin und dort wurde die Befragung weitergeführt. Lena war müde und wollte nicht ständig die gleichen Fragen beantworten. Sie fand es belastend, immer wieder zu erzählen, wie viel sie fressen konnte, wie stark sie hungern konnte und wie sie abführte. Die Ärztin drückte ihr ein Behandlungsbuch in die Hand, das nach jeder Therapie oder Konsultation von Therapeuten und Ärzten abgezeichnet werden musste. Sie stellte es ihr frei, am halb- oder am einstündigen Therapiespaziergang teilzunehmen.

Lena entschied sich für den langen Spaziergang, denn so hatte sie nach dem Abendbrot wenigstens die Möglichkeit, eine Stunde an die frische Luft zu kommen. Einer der beiden Spaziergänge war für alle Pflicht, die noch mit der Kontaktsperre belegt waren und körperlich stark genug, um mitzulaufen.

Eine Mitpatientin, die schon länger in der Klinik war, führte die Gruppe am Abend durch den Ort. Die Essgestörten haben Ausgang, dachte Lena und fühlte sich seltsam bei dem Gedanken, dass sie nicht einfach nach rechts abbiegen und sich eines der beleuchteten Schaufenster ansehen oder einen anderen Weg gehen durfte als die anderen, obwohl sie erwachsen war.

Sie liefen an Salinen vorbei und dann an einem Fluss, der in der Dunkelheit rauschte. Es war eisig kalt, aber die frische Luft tat gut und hatte etwas von Freiheit, auch wenn sie im Gänsemarsch hinter der Mitpatientin herliefen. Lena kam mit ein paar anderen Neulingen ins Gespräch. Und weil viele genauso unsicher und geschockt über die strengen Regeln waren wie sie, fühlte es sich nicht mehr ganz so schlimm an.

Am nächsten Morgen musste sie zum Wiegen. In der ersten Woche wurden sie jeden Tag gewogen, danach nur noch einmal die Woche. Im Bademantel stand sie mit den anderen Neuankömmlingen auf dem Flur und nacheinander wurden sie hereingerufen. An dem Gesichtsausdruck der Mitpatientinnen beim Verlassen des Wiegezimmers sah man, ob sie zu- oder abgenommen hatten. Als Lena das Zimmer betrat und die ältere Schwester, die ihr den Cutter weggenommen hatte, im Dienst war, wusste sie nicht, ob sie sich darüber freuen oder ärgern sollte. Sie wog sechshundert Gramm weniger als am Tag zuvor.

»Und? Sind Sie zufrieden?«, fragte die Schwester freundlich. Dann bat sie Lena sich zu setzen und legte ihr die Blutdruckmanschette um den Arm. »Wenn ich Ihnen einen Rat geben darf: Legen Sie nicht so viel Wert auf das Gewicht und machen Sie sich nicht zu viele Gedanken darum. Die Zahl auf der Waage ist bei Ihnen wirklich zweitrangig. Versuchen Sie lieber, sich auf das Behandlungskonzept einzulassen.«

Die Worte der Schwester waren warm und freundlich. Für einen kurzen Moment hatte Lena das Bedürfnis, von dieser mütterlichen Frau in den Arm genommen zu werden, aber dann besann sie sich, stand auf und verließ mit einem kühlen Lächeln den Raum.

Nach dem Frühstück hatte sie einen EKG-Termin. Vor dem Behandlungsraum im Keller traf sie eine der Neuankömmlinge, die sie schon am Vortag bei der Führung durch das Haus kennengelernt hatte. Sie hieß Antje und war magersüchtig. Ihr Gesicht war geschminkt und wirkte jugendlich-frisch, aber die undefinierbare Anzahl von Pulloverschichten und die schlackernde Hose ließen vermuten, was für dünne Arme und Beine sich darunter verbargen. Lena spürte, wie auch Antje sie musterte.

»Was hast du eigentlich für eine Essstörung?«

Lena fühlte sich Antje nah, denn sie wusste, wie es war mit einem Loch im Bauch, aber sie fühlte sich auch weit entfernt von ihr, denn sie konnte auch fressen und war niemals untergewichtig gewesen.

Wie sollte sie das erklären?

»Ich wechsle zwischen Hungerphasen und Fressphasen.«

»Dann hast du aber wahrscheinlich mehr Fressphasen, oder?«

Es war, als träfe Lena ein unsichtbarer Dolch direkt in den Magen. »Nein, in letzter Zeit ist das ungefähr Hälfte-Hälfte.«

»Denn so dünn bist du ja nun nicht.« Antjes Blick haftete auf ihrem Fett und Lena fühlte sich schlecht. Sie beneidete die Magersüchtige um das eingebildete Fett, denn ihr reales ließ sich nicht verbergen.

»Ich falle eben von einem Extrem ins andere. Entweder esse ich gar nichts oder alles«, versuchte sie zu erklären.

»Das ist ja einfach, dann musst du ja bloß den Mittelweg finden.«

Lena schluckte. »Du musst auch bloß zunehmen«, sagte sie leise, aber in dem Moment wurde Antje zum EKG gerufen.

Antje war eine Magersüchtige wie aus dem Lehrbuch und Lena wusste nicht, ob sie sie wegen dieser reinen Erfüllung der Diagnosekriterien beneiden oder bedauern sollte.

Sie hatte den Eindruck gehabt, dass Antje ihr Fett verachtete. Ihre Disziplinlosigkeit. Absurderweise fühlte Lena sich nach diesem Gespräch minderwertig. Aber dann tröstete sie sich damit, dass sie trotz der Pfunde zu viel sicherlich das gesündere Gewicht von ihnen beiden hatte.

Die Mahlzeiten hatten eine ganz eigene Atmosphäre, wenn knapp hundert Patienten mit ihrem Problemgegenstand Essen konfrontiert wurden. Zum Frühstück gab es neben Käse oder Wurst kleine Marmelade-, Honig-, Nussnougatcreme- und Butterpäckchen. Eigentlich waren diese genau zugeteilt, da jedoch nicht jeder alles mochte, florierte das Tauschgeschäft. Zwar war es verboten, Lebensmittel zu bunkern oder aus dem Speisesaal zu schmuggeln, aber den Patienten gelang es trotzdem.

Helen, die Lena gegenübersaß, holte jeden Morgen ein Honigpäckchen aus ihrem Strumpf, denn Honig gab es nicht jeden Tag und das schien der einzige Brotaufstrich zu sein, mit dem sie sich einigermaßen sicher fühlte. Ihre Brötchen teilte sie in viele kleine Stückchen, die sie dünn mit Honig bestrich und dann langsam und ausdauernd kaute. Lena mied die Butterpäckchen und manchmal gab sie sie an Gabi, die ihr dafür wiederum ihre Marmelade überließ.

Das Ganze erinnerte sie ein bisschen an »Die Siedler von Catan«. So wie man bei dem Gesellschaftsspiel ständig fragte »Tauschst du Erz gegen Getreide?« oder »Hast du Holz?«, so fragten sie am Tisch untereinander »Tauschst du Nussnougatcreme gegen Honig?« oder »Hast du Marmelade?«. Nur war das kein Spiel, sondern ein Kampf mit der Symptomatik.

Beim Mittagessen an ihrem zweiten Kliniktag hatte Lena zu kämpfen. Während der bisherigen drei Klinikmahlzeiten hatte sie noch das Hungern gespürt, dieses Gefühl, sich das Essen hinunterzwingen zu müssen, das Starksein gegenüber leiblichen Genüssen.

Doch nun, beim Mittagessen, aß sie den Salat, den Brokkoli-Taler, eine halbe Kartoffel mit ganz wenig Soße und hinterher das Schälchen Joghurt. Das war fast die gesamte für sie vorgesehene Portion. Und das schlechte Gewissen traf sie mit voller Wucht. Danach beschlich sie dieses Jetzt-ist-eh-alles-zu-spät-Gefühl und sie wollte weiterfressen.

Das Hungern war ihr nicht gelungen, also musste sie fressen. Aber es gab keinen Kühlschrank, an dem sie sich bedienen konnte, und keinen Supermarkt, denn sie durfte die Klinik ja nicht unbeaufsichtigt verlassen.

Während der Mittagspause fühlte sie sich schlecht und Ari, die mit vollem Bauch auf ihrem Bett lag und versuchte sich von dem Gedanken ans Kotzen abzulenken, ging es auch nicht besser.

Am Nachmittag kamen sie zur Zwischenmahlzeit zurück in den Speisesaal und diesmal stürzte Lena sich gierig auf den Schokoriegel und weil einige aus ihrer Gruppe ihre Portion liegenließen, verdrückte sie noch einen zweiten. Am liebsten hätte sie eine ganze Packung davon hinuntergeschlungen, wäre aus der Klinik gerannt in den nächsten Supermarkt, um sich Berge von Süßigkeiten zu kaufen und sie sich einzuverleiben.

Später hielt der Chefarzt einen Vortrag über Psychosomatik, danach saß sie mit Ari, Gabi, zwei weiteren Patientinnen und Rodja, einem der drei Männer, im Gemeinschaftsraum vor dem Fernseher. Rodja hatte Bulimie und zog mehr weibliche Aufmerksamkeit auf sich als seine beiden adipösen männlichen Kollegen. Immer wenn Lena ihn sah, waren irgendwelche Patientinnen um ihn geschart. Ein essgestörter Mann schien selbst auf Frauen mit dem gleichen Problem eine faszinierende Wirkung zu haben. Zumal man Rodja, obwohl er nicht gesund aussah, eine gewisse Attraktivität nicht absprechen konnte.

Die Serie, die im Fernsehen lief, kannte Lena nicht. Sie saß eigentlich nur dabei, um nicht alleine zu sein mit ihren Gedanken über diese seltsame Welt, in die sie geraten war und in der sie sich vorkam wie unter einer Käseglocke.

»Guckt euch mal Antje an«, sagte Rodja plötzlich.

Alle blickten durch die großen Fenster hinaus in den Garten. Antje lief mit zügigen Schritten um die Rasenfläche herum, Runde für Runde. Man sah ihren warmen Atem in die Kälte steigen wie bei einer Dampflok, nur dass sie nicht so behäbig war wie eine schwere Lokomotive, sondern eher gehetzt wie ein junges Reh.

»Diesen Bewegungsdrang hatte ich vor ein paar Wochen auch noch«, sagte eine der Patientinnen. »Da läuft nicht Antje im Kreis, das ist die Magersucht.«

Lena musste daran denken, wie sie eine Zeit lang täglich gejoggt war, um das Essen auszugleichen. Nur hatte sie damals lange Joggingstrecken gehabt und keinen kleinen Klinikgarten, den sie nicht verlassen durfte.

»Wie der Panther in Rilkes Gedicht«, sagte Ari. *»Der weiche Gang geschmeidig starker Schritte, der sich im allerkleinsten Kreise dreht, ist wie ein Tanz von Kraft um eine Mitte, in der betäubt ein großer Wille steht.«*

Gabi stand auf. »Ich gehe mal raus und rede mit ihr. Sie ist nicht hier, um ihre Symptomatik auszuleben.«

Lena glaubte nicht, dass Antje sich von einer Adipösen etwas sagen lassen würde, aber sie hielt sich zurück. Sie hätte selbst gerne dem Drang zu fressen nachgegeben, hätte selbst gerne ihrer Symptomatik gehorcht, aber sie versuchte sich bewusst zu machen, dass sie hier war, um gesund zu werden, wenngleich sie seit ihrer Ankunft die ganze Zeit eine leichte Fluchttendenz in ihrem Magen spürte.

Die Zeit bis zur ersten richtigen Therapie zog sich zäh und ließ viel Platz für Zweifel und das Gefühl des Eingesperrtseins. Am Mittwochabend wollte Lena einfach nur noch nach Hause. Nun war der zweite Tag schon zu Ende und sie hatte die Ahnung, dass ihr das alles nichts bringen würde. Sie wollte weder im Entenmarsch durch die Stadt spazieren, noch sich auf alle elf anderen Frauen in ihrer Gruppe einlassen, sie verstand nicht, warum es am Mittwoch keine Therapien gab, sondern nur einen Vortrag, und konnte sich auch sonst nicht vorstellen, dass das alles einen Sinn haben sollte.

Sie fühlte sich nirgendwo richtig zugehörig. Zwar hatte sie einen zu hohen BMI, war aber nicht so gesundheitsgefährdend übergewichtig wie die Adipösen und Ergometerfahren durfte sie auch nicht. Sie sehnte sich nach dem Hungern, jedoch war sie weder magersüchtig noch untergewichtig. Ihre Diagnose war Bulimie, doch konnte sie sich mit den Bulimikern, die es bedauerten, dass die Toiletten vor dem Speisesaal *›aus gegebenem Anlass‹* gesperrt waren, nicht identifizieren. Sie war ein Zwischending und voller Zweifel.

Als sie nach dem Abendspaziergang in ihr Zimmer kam, stand auf ihrem Schreibtisch eine kleine Primel mit einem Zettel. Lena hob ihn hoch und las, was in ordentlicher Druckschrift daraufgeschrieben war: *›Übernimm Verantwortung. Für die Pflanze und für dich.‹*

»Von dir?«

Ari nickte.

»Danke, das ist ja lieb.«

»Man verliert am Anfang schnell den Mut, das ging mir auch so. Aber weißt du, im Grunde genommen ist das Klinikkonzept gar nicht schlecht. Hier wird dir nichts hinterhergetragen. Um Einzeltherapien musst du selbst bitten, dir dein Essen selbst auftragen, es basiert hier alles auf Eigenverantwortung. Auch wenn man das am Anfang nicht sieht – ich glaube, das wird uns später im Alltag mehr helfen, als wenn die uns von vorne bis hinten betüddeln würden.«

Lena nickte. »Hoffentlich hast du recht. Mir fällt es nur so schwer, auf die ersten Therapien zu warten. Ich habe die Befürchtung, dass ich hier eingesperrt bin und es nicht voran geht.«

»Warte mal ab, manchmal geht es schneller voran, als einem lieb ist.«

Ari sollte recht behalten. Ein paar Tage später war Lena plötzlich mitten drin in den Therapien und fühlte sich auch nicht mehr wie ein Zwischending, nachdem sie erfahren hatte, dass sogar in ihrer Gruppe Frauen waren, die zwischen verschiedenen Essstörungen schwankten. Zwei hatten Magersucht mit bulimischer Tendenz und eine Adipositas und Bulimie.

Seit Lena klar geworden war, dass sie nicht lehrbuchmäßig irgendwelche Diagnosekriterien erfüllen musste, sondern einfach so mit ihren Problemen, die ja zweifelsohne vorhanden waren, angenommen wurde, ging es ihr schon besser.

Und sie fand es auch gar nicht mehr unangenehm, so viele Frauen um sich zu haben. Im Gegenteil. Sie lernte viele Mitpatientinnen kennen und es fand sich immer jemand, mit dem sie reden konnte. Sobald sie in die Klinikwelt mit ihren eigenen Gesetzen und ihrem seltsamen Zusammenhalt zwischen wildfremden Menschen mit ähnlichem Schicksal eingetaucht war, störte sie die Kontaktsperre kaum noch. Sie wollte gar nicht hinaus in die Stadt. Und den Kontakt zu ihrer Familie vermisste sie auch nicht.

Nach den Gruppentherapien hatte sie genug Themen, über die sie nachdenken konnte, und die Architektur war so weit weg wie nie zuvor – sie vermisste ihren Cutter und ihren Zirkel nicht, wie es die Schwester vorausgesagt hatte.

Die Gestaltungstherapeutin war jung und nett, aber Lena erinnerten die Räume mit ihren farbbekleckssten Tischen und die Malkästen an die Grundschule. Die Gruppe teilte sich in Frauen, die gerne malten und gestalteten, und Frauen, die dafür nicht zu begeistern waren. Lena entwarf und gestaltete gerne, aber sie hatte einen professionellen Anspruch an sich, der ihrer Meinung nach nicht mit den teilweise geradezu kindlichen Bildern, die sie bisher von ihren Mitpatientinnen gesehen hatte, zu vergleichen war. Auch wenn die Gestaltungstherapeutin betonte, dass es nicht auf die Perfektion der Bilder ankomme.

In ihrer ersten Gestaltungstherapie machten sie eine Meditation zum Thema ›Innenwelt – Außenwelt‹. Lena mochte Meditationen nicht. Solche Übungen hatten etwas Esoterisches, fand sie, und Esoterik bewegte sich zu nah an Zwischenwelten und Zwischenwelten hatten zu viel mit Tod zu tun. Und Tod erinnerte sie an Gertrud, an ihre Familie und an alles, woran sie lieber nicht denken wollte.

Nach der Meditation sollten sie ein Bild zu diesem Thema malen. Den ganzen Vormittag hatten sie dafür Zeit und am Nachmittag sollten die Bilder besprochen werden. Dann saßen sie alle in der Runde und jeder durfte, wenn er wollte, etwas zu seinem Bild sagen. Ari war vor Lena an der Reihe. Ihre Bilder waren nicht perfekt, aber ausdrucksstark und sie hatte erzählt, dass ihr die Gestaltungstherapie am liebsten war. Manchmal malte sie sogar abends freiwillig auf dem Zimmer.

Lena hätte das nicht gekonnt. Einfach so Bilder zu malen ohne ein Ziel dahinter. Sie sprachen lange über Aris Bild und dann richtete sich die Aufmerksamkeit auf Lenas Werk. Sie hatte in perfekter Fluchtpunktperspektive zwei Kuben gezeichnet, einer wölbte sich mit klaren Fensterbändern nach außen, der andere bot Blick in einen Innenraum. Eine Innenwelt, eine Außenwelt, zeichnerische und perspektivische Genauigkeit, architektonische Strenge und wenig Farbe.

»Und wo bleiben die Menschen?«, fragte die Therapeutin.

Lena zuckte mit den Schultern. Von Menschen war doch gar keine Rede gewesen. Menschen zeichnete sie höchstens als Maßstab für die Proportionen von Räumen.

»Das Bild ist zeichnerisch bewundernswert perfekt, aber es macht mir Angst«, sagte Gabi.

»Warum?«

»Bitte nimm das nicht persönlich, Lena, aber dein Bild wirkt auf mich so gefühllos.«

Lena zuckte mit den Schultern. »Innenwelt – Außenwelt, ich habe doch einfach nur das Thema umgesetzt.«

»Fehlen in Ihrem Leben oft die Menschen?«, fragte die Therapeutin.

Lena empfand die Frage als provokant. Sie wollte sich nicht auf so weit hergeholte Interpretationen einlassen. Es mochte ja sein, dass Ari das gefiel, wenn in ihren Bildern solche Sachen gesehen wurden, ihr Ding war es nicht.

Ja, es fehlten Menschen, Gertrud und ihr Großvater zum Beispiel und gute Freunde auch, aber das hier war einfach nur eine architektonische Zeichnung und mehr nicht.

»In Wirklichkeit sind die Menschen ja da«, sagte Lena, »denn in der Architektur richtet sich ja alles nach dem menschlichen Maßstab aus.«

Sie musste an den Modulor von Le Corbusier denken.

Die Therapeutin fixierte sie mit einem erwartungsvollen Blick. »Aber Maßstäbe sind vereinheitlichte mathematische Ordnungen, in diesem Fall ein Proportionssystem, da ist wenig Menschliches dran. Finden Sie nicht?«

»Na ja, so gesehen ist der BMI, nach dem wir hier beurteilt werden, auch ein vereinheitlichtes Standardmaß, bei dem nicht einmal die Proportionen berücksichtigt werden.«

»Okay, ich merke, dass sie keine Menschen in ihrem Bild möchten. Das ist ja auch in Ordnung. Was mir noch auffällt, ist die Leere in Ihrer Innenwelt.«

»Ich hatte keine Zeit mehr, um Möbel hineinzumalen«, sagte Lena und grinste. In Architekturzeichnungen malte man nun mal nur selten Möbel. Und natürlich war sie innerlich leer, aber wer von den essgestörten Frauen in dieser Klinik war das nicht?

Die Gruppentherapie fand in einem schlichten, kleinen Kellerraum statt, der keine Fenster besaß und nur durch ein Oberlicht erhellt war. In den Ecken gab es niedrige quadratische Tische mit Papiertaschentüchern, die Lena dazu veranlassten, sich vorzunehmen, niemals in einer Therapie zu weinen. Dazwischen an allen Wänden und neben der Tür standen Stühle, für jedes Gruppenmitglied und die Therapeutin einer, sodass sie sich alle ansehen konnten in einer Art eckigem Stuhlkreis. An diesem Morgen fehlte Michaela, die sich erkältet und von der Ärztin Bettruhe verordnet bekommen hatte.

Jetzt saßen sie alle auf ihren Stühlen, die Gruppentherapeutin hatte mit der Befindlichkeitsrunde begonnen, die sie immer am Anfang und am Ende einer Therapie machten. Gerade erzählte Gabi, wie es ihr ging, doch Lena konnte nur auf Michaelas leeren Stuhl neben der Therapeutin starren. Er störte sie. So, wie er da stand, unerträglich leer und unnütz, fast provozierend. Er schuf eine Lücke zwischen der Therapeutin und Ari, die unüberwindbar schien. Der Kreis war gestört. Gerne wäre sie aufgestanden, hätte ihn beiseitegestellt und somit die Runde geschlossen.

»Frau Pfannkuch, wie geht es Ihnen heute Morgen?«

Lena erschrak, sie hatte gar nicht zugehört und nicht bemerkt, dass die Runde schon bei ihr angelangt war.

»Ähm, ganz gut eigentlich. Ich habe grad überlegt: Könnten wir vielleicht den leeren Stuhl von Michaela beiseiteschieben und den Kreis schließen? Das ist gemütlicher.«

Wieso hatte sie das gesagt? Jetzt haftete der analytische Blick der Gruppentherapeutin auf ihr und die anderen sahen sie erstaunt an ob dieses belanglosen Problems.

»Was stört Sie an dem Stuhl?«

»Dass der Kreis nicht geschlossen ist.«

»Und warum muss der Kreis geschlossen sein?«

»Weil das perfekter ist.«

»Muss denn jeder Stuhlkreis perfekt sein?«

Lena zuckte mit den Schultern. Wo hatte sie sich da nun wieder hineinmanövriert? Ja, sie war Perfektionistin, aber das war es diesmal nicht. Sie wollte einfach nicht, dass Sarah ...

Das war IHR Klinikaufenthalt, IHRE Therapie, da hatte Sarah nichts zu suchen. Aber das konnte sie doch nicht vor den anderen – was sollten die von ihr denken? Dass sie an Gespenster glaubte?

»Vielleicht wäre es eine gute Idee, wenn wir später das Thema Perfektionismus noch einmal aufgreifen würden«, sagte die Therapeutin und wandte sich Helen zu. Die war bestürzt über ihr Wiegeergebnis am Morgen. Sie hatte abgenommen und nun drohte ihr ein Gewichtsvertrag, der sie verpflichtete, wöchentlich ein bestimmtes Gewicht zuzunehmen und bei Nichteinhaltung künstlicher Ernährung in einem Krankenhaus zuzustimmen.

Später kam die Therapeutin auf das Thema Perfektionismus zurück und es gab niemanden in der Gruppe, der dazu nichts zu sagen wusste. Egal, welche Ausprägung die Essstörung hatte, sie alle versuchten – jede auf ihre eigene Art und Weise – den eigenen und fremden hohen Ansprüchen zu genügen. Und jede der Frauen setzte die Maßstäbe für sich selbst höher als für andere.

In der Abschlussrunde fragte die Therapeutin: »Und, stört sie der leere Stuhl nun noch immer?«

»Ja«, sagte Lena.

Später ging sie zu der Therapeutin und bat zum ersten Mal um ein Einzelgespräch. Sie hatte das Gefühl, etwas erklären zu müssen.

»Ich weiß, dass ich perfektionistisch bin und das ist sicherlich auch ein Problem von mir.«

Lena saß in dem kleinen Büro der Gruppentherapeutin und starrte auf die Papiertaschentücher auf dem schmalen Beistelltisch, die sie trotzig denken ließen, dass sie niemals vor dieser Frau weinen wollte.

»Aber das mit dem leeren Stuhl, das ist eine andere Sache.«

Sie atmete tief durch. »Bei meinen Eltern zu Hause ist immer ein leerer Stuhl für meine tote Schwester. Und ich hasse das.« Ihr Herz pochte. Sie schämte sich dafür, ihre Eltern an die Therapeutin zu verraten. »Ich wollte nicht, dass Sarah bei der Gruppentherapie dabei ist. Natürlich war sie auch so nicht dabei, aber ich habe dann ein total seltsames Gefühl wegen des leeren Stuhls, das kann ich nicht beschreiben. Ich fand das schon als Kind unheimlich. Meine Schwester war immer wie ein Gespenst.«

Jetzt war es raus, nun hatte sie es gesagt. Etwas unsicher blickte sie zu der Therapeutin hoch, die im Gegenlicht saß, hinter sich vor dem Fenster ihren vollgestellten Schreibtisch, der nach Arbeit aussah.

»Bleiben wir mal bei Ihrer Kindheit. Was ist das für eine Lena, die am Familientisch sitzt neben dem leeren Stuhl?«

»Hm, vielleicht eine schwache, ängstliche?«

»Und wovor hat diese kleine Lena Angst?«

Am Küchentisch. Der leere Stuhl vor End. Neben ihr Holger. Gegenüber die Mutter. Daneben der Vater. Lena spürte, wie sich ihr Hals zuschnürte.

»Vor diesem Gespenst Sarah, von dem alle sprechen und das alle kennen außer mir. Und davor, dass meine Mutter sie mehr liebt als mich.«

»Und hat die kleine Lena jemanden, mit dem sie reden kann?«

»Ja. Meine Cousine, die nebenan wohnt. Aber die hat keine tote Schwester, deshalb versteht sie das nicht. Sie war ein Wunschkind, weil es bei meinem Onkel und meiner Tante jahrelang nicht klappte mit einem zweiten Kind.«

»Sie waren kein Wunschkind?«

»Doch, schon, aber nur als Ersatz für meine Schwester. So fühlt sich das zumindest an. Wenn Sarah nicht ... dann gäbe es mich nicht. Das heißt, meine Schwester musste sterben, damit ich leben konnte. Uns beide zusammen hätte es nie gegeben, weil meine Eltern nur zwei Kinder wollten.«

»Sie lasten da eine Menge Schuld auf sich für Dinge, die vor Ihrer Geburt geschehen sind und für die Sie nichts können. Woher kommen diese Gefühle?«

Lena starrte auf die Pappschachtel mit den Taschentüchern. Am liebsten hätte sie sich ganz klein gemacht, wäre in die Schachtel gekrochen unter die vielen Lagen weißen Zellstoffes, so tief, dass die Therapeutin sie nicht wiedergefunden hätte.

»Ich weiß es nicht. Das war schon immer da, glaube ich. Weil die ganze Familie getrauert hat und ich mich außen vor gefühlt habe. Und meine Mutter hat mir manchmal im Streit an den Kopf geworfen, dass Sarah bestimmte Dinge besser gemacht hätte als ich. Sie war der Engel, das Gespenst, dem man nichts anhaben konnte. Über Tote redet man nicht schlecht und in der Erinnerung meiner Eltern wurde Sarah irgendwann beinahe heilig. Und ich war eben ein normales Kind, das auch mal ungezogen war – ich konnte nicht mithalten mit der Perfektion und Reinheit einer Heiligen.«

Die Therapeutin blickte sie unverbindlich analytisch an, aber als sie zu sprechen begann, hörte Lena etwas Warmes aus ihrer Stimme, das ihr zuvor noch nicht aufgefallen war.

»Ich habe das Gefühl, dass Sie das alles schon sehr gut reflektieren können. Man merkt, dass Sie schon ambulante Therapieerfahrung haben. Aber Sie wissen noch nicht, wie Sie bei Konfrontationen mit dem Thema damit umgehen sollen.«

Lena nickte.

»Ich gebe Ihnen für die nächsten Tage mal eine Aufgabe. Leere Stühle gibt es in der Klinik genug. Versuchen Sie mal, sich bewusst dieser Leere auszusetzen. Setzen Sie sich neben einen leeren Stuhl oder ihm gegenüber, betrachten Sie ihn und machen Sie sich immer wieder bewusst, dass es nur ein leerer Stuhl ist und er nichts mit Ihrer Schwester zu tun hat. Sie schreiben da einem Gegenstand unbewusst eine Kraft zu, die er gar nicht besitzt. Ein leerer Stuhl ist ein Möbelstück ohne eine Person, die darauf sitzt. Mehr nicht. Machen Sie sich das immer wieder bewusst.«

Tausend alte Bilder schossen ihr durch den Kopf und mit ihnen Dutzende neuer Gedanken. Die Therapeutin hatte recht. Sie hatte nicht nur leeren Stühlen zu viel Macht eingeräumt, sondern auch kleinen blonden Mädchen und Engeln. Ihre Eltern hatte sie für ihre Trauerrituale verachtet, dabei hatte sie selbst unbewusst Elemente aus der Trauer ihrer Eltern für ihr eigenes Leben übernommen.

Die Ernährungstherapie forderte Lena gleich in der zweiten Woche mit einem Gruppenkochen heraus. Zu zwölft standen sie mit der Ernährungstherapeutin in der Lehrküche, sie hatten sich in Kleingruppen zusammengefunden und bereiteten verschiedene Speisen nach Rezept zu. Lena war mit Ari und Michaela für den Nachtisch zuständig: Vanillepudding und Rote Grütze. So große Portionen zu kochen, rief in ihr die Gier hervor und sie merkte, dass es Ari ähnlich ging. Alle drei zierten sich, den Nachtisch abzuschmecken. Michaela, weil sie sich fürchtete zuzunehmen, und Lena und Ari, weil sie Angst davor hatten weiterzufressen. Schließlich probierte Lena aber doch, denn sie wollte den anderen ja auch einen gelungenen Nachtisch vorsetzen. Es duftete nach verschiedenen Gerichten und es lag eine ängstliche Aufregung angesichts des bevorstehenden Mittagessens im Raum.

Nach dem Kochen setzten sie sich alle um einen großen Tisch in den kleinen Speiseraum neben der Küche und warteten eine halbe Stunde, um sich nach der Hektik des Kochens beruhigen und über ihre Kocherlebnisse sprechen zu können. Dann gab es eine Vorspeise, drei Hauptspeisen und die beiden Nachspeisen. Lena probierte von allem kleine Mengen, es war auch alles sehr lecker, aber es hatte etwas Fressanfallartiges drei Gerichte durcheinanderzuessen und das sich einstellende Völlegefühl gefiel ihr nicht. Auch Ari warf ihr verzweifelte Blicke zu.

Nach dem Essen sprachen sie über ihre Befindlichkeiten und die meisten hatten mit dem großen Angebot zu kämpfen gehabt. Es blieb viel übrig. Sie schütteten alle Reste in einen Schweineeimer und Lena war dafür zuständig, das Essen hinauszutragen. Frischgekochtes gutes Essen wegschmeißen zu müssen fand sie schrecklich. Wenn die Gerichte nicht so durcheinander in diesem ekeligen Eimer gewesen wären, hätte sie sie vielleicht in sich hineingeschlungen, ihrem Drang nach dem Weiterfressen nachgegeben. Aber dieser Mischmasch aus Nachtisch und

Hauptspeise, aus Fisch, Fleisch und vegetarischem Essen war nicht mehr appetitlich. Und so übergab sie den Eimerinhalt einem größeren Trog und kehrte zurück auf ihr Zimmer.

Ari war schon da. Sie lag auf ihrem Bett und starrte an die Decke.

»Ich hab es getan.«

»Was?«

»Alles wieder erbrochen. Nach vier Wochen ohne. Ich habe mir alles kaputtgemacht, den ganzen Erfolg.«

Lena seufzte. Sie wäre ihr Völlegefühl auch gerne losgeworden, gleichzeitig beneidete sie Ari nicht um ihren Rückfall.

»Und wenn du es als Ausrutscher siehst und morgen wieder von vorne beginnst? Willst du es der Gruppentherapeutin sagen?«

»Muss ich wohl, ach scheiße, ich bin so eine Idiotin.«

»Das bist du nicht. Ich fühle mich auch schlecht nach dem Essen und wenn ich kotzen könnte, würde ich es jetzt vielleicht auch tun. Am liebsten hätte ich mir sogar das Essen, das in den Schweineeimer gekommen ist, mit aufs Zimmer genommen und weitergefressen.«

Ari drehte sich zu Lena. »Ich glaube, wenn man hier nicht immer jemanden um sich hätte, der einen verstehen kann, würde man durchdrehen.«

Lena nickte. Sie war in den letzten Tagen manchmal kurz davor gewesen, verrückt zu werden.

Zuerst hatte sie das mit den Stühlen als lächerliche Psycho-Übung gesehen. Aber dann war ihr aufgefallen, wie viele leere Stühle es in der Klinik gab und dass sie bei ihr tatsächlich leichte Magenschmerzen auslösten, wenn sie sie bewusst wahrnahm. Zumindest dann, wenn es nur ein leerer Stuhl neben vielen besetzten war. Eine ganze Reihe von leeren Stühlen war nicht so schlimm, aber einzelne lösten eine seltsame Beklemmung in ihr aus. Vor den anderen Patientinnen war ihr das peinlich, nur Ari hatte sie davon erzählt und es hatte gutgetan, dass sie es nun wusste. Sie hatte nicht darüber gelacht, sondern Lena erzählt, dass es auch für sie Dinge gebe, die Unruhe und Panik bei ihr auslösten und alte Bilder wachriefen, die ihr logisch gesehen nichts mehr anhaben konnten. Lena traute sich nicht zu fragen, was das für Bilder waren, aber vielleicht wollte sie es auch gar nicht wissen, denn sie erinnerte sich noch sehr genau daran, wie sehr Gertruds Geschichte sie damals belastet hatte.

Das Ende der Kontaktsperre rückte näher und Lena freute sich darauf, bald nicht mehr auf die Therapiespaziergänge angewiesen zu sein, sondern zu den Ausgangszeiten auch mal wie Ari mit Rodja und anderen in ein Café oder eine Kneipe gehen zu können. Die Wochenenden waren besonders langweilig, wenn alle Besuch empfingen oder unterwegs waren, während den Patienten in der Kontaktsperre nur die Therapiespaziergänge, der Fernseher und die Mahlzeiten blieben. Und ein bisschen gespannt war sie auch auf die ersten Telefonate, wenngleich sie den Kontakt zu ihrer Familie nicht sehr vermisst hatte.

Es war Dienstag, sie war nun seit zwei Wochen in der Klinik. Nach dem Therapieende um siebzehn Uhr würde ihre Kontaktsperre aufgehoben und sie ein Stückchen ihrer Freiheit zurückgewinnen.

Während der Befindlichkeitsrunde zum Ende der Gestaltungstherapie hätte sie vielleicht aufgeregt sein müssen, weil es nur noch wenige Minuten waren, bis sie das erste Mal Kontakt nach außen haben oder alleine in die Stadt gehen durfte, aber da war nichts. Sie hatte keine Lust zu telefonieren, keine Lust rauszugehen, keine Lust auf irgendetwas.

Das Einzige, was sie wollte, war Schlafen – keinen sehen, keinen hören. Diese Passivität kannte sie gut, vor dem Klinikaufenthalt hatte sie ja oft genug neben sich gestanden und nichts mehr gespürt.

Aber es konnte doch nicht sein, dass ihre Kontaktsperre endete und sie auf einmal total passiv war. Es wurde siebzehn Uhr und nun durfte sie endlich raus, aber Lena saß nur da und wusste nicht, was sie mit ihrem Leben anfangen sollte. Sie wollte nicht telefonieren und gleichzeitig fühlte sie sich verpflichtet, ihre Familie anzurufen, sie wollte nicht in die Stadt gehen und gleichzeitig kam sie sich doof vor am Ende ihrer Sperrzeit in der Klinik zu bleiben. Vollkommen willenlos und lethargisch saß sie auf ihrem Stuhl, obwohl die Hälfte der Gruppe schon den Raum verlassen hatte.

Schließlich kam Ari zu ihr. »Wollen wir einen Kaffee trinken gehen? Oder willst du erstmal alleine raus?«

Das war die Rettung. Lena sprang sofort auf, weil sie sich aus dieser Lethargie lösen musste. Und dann gingen sie hinaus in die Kälte, tranken in einem Café in der Nähe einen Cappuccino und ließen die Kalorien dieses Getränkes außer Acht.

»Was war los mit dir vorhin? Ich dachte, du freust dich, dass die Kontaktsperre vorbei ist?«, fragte Ari.

»Ja, das tue ich eigentlich auch. Aber plötzlich war da gar kein Gefühl mehr und alles nur noch taub. Seit dem Wochenende habe ich gedanklich geplant, wen ich alles um siebzehn Uhr anrufen muss und in welcher Reihenfolge. Und dann war es fünf und es funktionierte auf einmal gar nichts mehr.«

»Du setzt dich aber auch sehr unter Druck. Genieß erstmal deine neue Freiheit. Anrufe kannst du heute Abend immer noch erledigen. Du kannst doch jetzt jeden Abend telefonieren, da muss es doch nicht sofort sein.«

Lena nickte. Wahrscheinlich hatte Ari recht. Und es tat gut, in diesem Café zu sitzen und sich der ein Stückchen weit wiedergewonnen Freiheit bewusst zu werden.

Nach dem Abendessen war sie dann auch bereit zu telefonieren. Zuerst rief sie Claudi an und später ihre Mutter. Die betonte mehrmals, wie schön es doch sei, die Stimme ihrer Tochter zu hören.

Lena erzählte, was ihr einfiel: Von Ari, von ihrer Gruppe, von den Mahlzeiten, von der Klinikwelt mit ihren eigenen Regeln.

»Wirkt sich das normale Essen denn schon auf dein Gewicht aus?« Die Stimme der Mutter klang erwartungsvoll.

Lena atmete tief durch. »Mein Gewicht interessiert hier eigentlich niemanden. Mich selbst auch nicht. Hier sind so viele Menschen mit so vielen Problemen, da denkt man über andere Dinge nach.«

»Ist vielleicht auch ganz gut, dass du mal siehst, dass es anderen viel schlechter geht, oder?«

Lena wusste nicht, wie die Mutter es immer wieder schaffte, ihr verbale Dolchstöße zu versetzen. Früher hätte sie einfach »Ja« gesagt, damit die Mutter zufrieden war und Ruhe gab. Aber sie hatte gar keine Lust auf eine falsche Harmonie.

»Ich habe hier wirklich nicht das Gefühl, dass ich diejenige mit den geringsten Problemen bin.«

Stille am anderen Ende der Leitung. Ein nervöses Räuspern. »Wir kommen dich dann am Wochenende mal besuchen, dann können wir uns ja selbst ein Bild machen.«

Nein, dachte Lena, selbst wenn ihre Mutter sie in der Klinik besuchte, sie würde niemals erfahren, wie es war, wenn man ständig mit den Problemen von elf anderen aus der Gruppe konfrontiert wurde und selbst kämpfen musste.

Von dieser Käseglockenwelt, in der sich alles um Probleme drehte, würde sich niemand ein Bild machen können, der nicht selbst in sie hineingeraten war.

»Ich habe immer das Gefühl, dass ich mich anstelle.«

Lena saß im kleinen Büro der Gruppentherapeutin. Draußen regnete es in Strömen. Sie traute sich inzwischen einfach zu den Therapeuten zu gehen, wenn ihr ein Thema auf dem Herzen lag. Andere gaben sich mit den Gruppentherapien zufrieden, aber über Sarah und Gertrud wollte sie nicht vor allen reden.

»Warum meinen Sie, dass sie sich anstellen?«

»Weil ich Sarah nicht gekannt habe, ihr Tod ewig her ist und ich doch im Grunde genommen gar nichts mit ihr zu tun hatte. Oder ich stelle mich an, weil ich um eine Frau trauere, von der ich nicht einmal den Nachnamen wusste und auch sonst nicht viel. Ich denke immer, dass ich es doch eigentlich gut habe, ich habe ein vernünftiges Elternhaus, darf studieren, habe meine eigene Wohnung, aber trotzdem geht es mir schlecht.«

»Sie sind in einer Familie aufgewachsen, die den Tod ihrer Schwester nicht verarbeiten konnte. Dann begeht eine Freundin von Ihnen Suizid und kurz darauf stirbt Ihr Opa. Sie sind ohnehin schon mitten in einer Essstörung und haben vor Ort keine gefestigten sozialen Strukturen. Und da denken Sie, dass Sie sich anstellen?«

Lenas Herz pochte. Sie kam sich vor wie eine Hochstaplerin. So, als würde sie maßlos übertreiben. War das Aufwachsen in der trauernden Familie wirklich so schlimm gewesen?

Eigentlich war sie doch eine junge aufstrebende Architektin mit den besten Chancen. Auch, wenn sie das in den letzten Monaten oft verdrängt hatte.

Sie richtete sich auf und suchte den Blick der Therapeutin. »Aber es gibt ja nicht nur diese Opferrolle. Ich habe ja auch feste Zukunftspläne und denke, dass ich trotz allem stark bin. Da geht es anderen doch viel schlechter, die haben noch nicht einmal eine Ausbildung oder irgendeine Zukunftsaussicht, an der sie sich festhalten können.«

»Wissen Sie, es wird immer Menschen geben, denen es noch schlechter geht als Ihnen. Das heißt aber nicht, dass sie sich anstellen. Man kann Leid nicht vergleichen und Traumata auch nicht. Wenn ein schlechtes Gefühl oder eine Angst bei einem Menschen da ist, dann ist das eben da. Egal, wie es in Relation zu den Problemen anderer steht. Wir sagen hier in der Klinik ja auch nicht zu den

Magersüchtigen, dass die Kinder in Afrika viel schlimmer hungern.«

Am Freitagabend kam Claudi zu Besuch. Sie gingen zusammen in eine Kneipe und redeten über sich und die Welt, bis Lenas Ausgang um 22.30 Uhr endete und sie in die Klinik zurückkehren musste. Dass Claudi ein paar Wochen zuvor zugegeben hatte, sich selbst schon einmal nach einem Fressanfall übergeben zu haben, hatte viel repariert zwischen ihnen, hatte sie wieder näher zusammengebracht und Lena war froh darüber.

Am Samstagmorgen pünktlich um neun Uhr kamen die Eltern zu Besuch. Unsicher standen sie an der Rezeption, der hagere Vater und die beleibte Mutter, blickten besonders den mageren Klienten hinterher, als könnten sie nicht glauben, dass ihre Tochter dazugehören sollte. Die Begrüßungsumarmung war eher wie ein Abtasten der Unsicherheit des Gegenübers. Dann liefen sie durch den Kurpark, die Eltern stellten seltsame Fragen und die Tochter gab beruhigende Antworten.

»Sind die meisten hier magersüchtig?«

»Nein, genauso viele sind bulimisch.«

»Ist das nicht das Gleiche?«

»Nein.«

»Und was macht ihr so in den Therapien?«

»Kommt auf die Therapie an. Reden meist. In der Körpertherapie sich selbst spüren, in der Ernährungstherapie über das Essen sprechen, in der Gestaltungstherapie malen, solche Dinge eben.«

»Aha. Und wie sieht so ein Speiseplan aus?«

»Drei Hauptmahlzeiten und zwei Zwischenmahlzeiten.«

»Echt? Also ich esse nicht jeden Tag zwei Zwischenmahlzeiten. Reichen nicht drei Mahlzeiten?«

»Die werden in der Klinik schon wissen, warum die das so machen.«

»Ich meine ja nur, dass fünf Mahlzeiten ganz schön viel sind bei deinem Gewicht.«

»Das Essen ist aber für alle gleich – eine normale Portion für erwachsene Menschen. Damit sollen Untergewichtige zu-, Übergewichtige abnehmen und Normalgewichtige ihr Gewicht halten. So ist das Klinikkonzept.«

»Ja, aber wäre es nicht besser, wenn du etwas weniger essen würdest?«

Lena blieb die Sprache weg. Sie war seit Tagen bemüht die Portionen zu essen, es fiel ihr alles andere als leicht, weder zu hungern noch dem Drang zu fressen nachzugeben. Die beiden Extreme waren einfach, aber der Mittelweg bedeutete jeden Tag aufs Neue eine Anstrengung. Und nun kam die Mutter daher und bezweifelte das Ernährungskonzept der Klinik.

»Die Ärzte werden wohl schon wissen, warum sie das so machen«, sagte der Vater und Lena war ihm dankbar, dass er wenigstens einmal den Mund aufmachte.

»Ja, aber Lena ist doch auch ein bisschen zum Abnehmen hier, oder nicht?«

»Ich bin nicht zum Abnehmen hier. Das ist keine Abnehmklinik, sondern eine Essstörungsklinik.«

»Na ja, aber so als Nebeneffekt meine ich.«

Lena hätte ihre Eltern am liebsten im Park stehen gelassen und wäre zurück zur Klinik gelaufen. Sie hatte selbst lange genug gebraucht, um einzusehen, dass ihre Figur nicht im Vordergrund stehen durfte, sondern es wichtiger war, zuerst die anderen Probleme in den Griff zu bekommen.

Was brachten ihr ein paar Kilo weniger, wenn sie keine Lust hatte zu leben? Was nützte ein schlanker Körper, wenn er eine tiefe Traurigkeit umhüllte? Und was sagte eine Zahl auf der Waage über sie als Menschen aus? Sie hatte schon genug damit zu kämpfen, sich selbst immer wieder vor Augen zu führen, dass ihre Figur eben nicht im Vordergrund stand. Später saß sie mit ihren Eltern steif und schweigsam in einem Café und war froh, als sie sich schließlich gegen elf Uhr verabschiedeten.

Danach suchte sie Ari in der Klinik, aber die war mit ihrem Besuch unterwegs. Auch sonst fand sich niemand zum Reden. Sie sah nur einige der Patienten, die noch in der Kontaktsperre waren, mit denen sie aber wenig zu tun hatte.

Deshalb beschloss sie, doch noch einmal nach draußen zu gehen. Sie traf in der Fußgängerzone ein paar aus der Klinik mit ihrem Besuch, lief ziellos weiter, bog in Straßen, die sie gar nicht kannte und irgendwann war da dieser Supermarkt.

Alles, was dann geschah, lief wie automatisch ab. Die Chipstüte, die Kekspackung, die Schokolade, der Mausespeck und die Muffins wanderten über das Fließband, Lena zahlte und verschwand mit ihrer Beute in der Kälte.

Sie musste weg, dorthin, wo sie niemanden aus der Klinik traf. Sie lief und als sie sich weit genug entfernt glaubte, in einem Wohngebiet, in dem nicht viel los war, vertilgte sie die Lebensmittel im Laufen, weil es kalt war und keine Sitzgelegenheit in der Nähe. Sie stopfte alles in sich hinein, denn in die Klinik mitnehmen durfte sie ja nichts. Ihr Magen füllte sich, sie spürte richtig, wie er sich mehr und mehr nach außen wölbte. Und je mehr er sich wölbte, desto größer wurde das schlechte Gewissen.

Was hatte sie getan? War sie denn vollkommen verrückt geworden? So viel hatte sie seit Monaten nicht gefressen, das waren Mengen gewesen wie zu ihrer Binge-Eating-Zeit. Sie machte alles kaputt, sie war so eine Idiotin!

Dem Mülleimer an einer Bushaltestelle übergab sie die restlichen Beweismittel und als sie auf die Uhr sah, die die Mittagessenszeit in der Klinik erbarmungslos näher rücken ließ, wurde ihr übel. Das leuchtend rote Apotheken-A erschien ihr wie eine Erlösung. Die Apothekerin verkaufte ihr die Abführmittel mit einem Lächeln und Lena schämte sich. Ihr sah man offensichtlich nicht an, dass sie aus der

Klinik war, oder die Dame interessierte es nicht, wem sie ihre Waren verkaufte. Lena hätte es lassen können mit den Abführmitteln, aber jetzt, wo sie sowieso schon einen Rückfall gehabt hatte, erschien es ihr auch egal, zumal sie das Gefühl zu platzen so schnell wie möglich loswerden wollte.

Mit einem schlechten Gewissen, einem mit Süßigkeiten und Abführmitteln gefülltem Magen und eine Viertelstunde zu spät kam Lena in der Klinik an. Sie wollte sich zum Mittagessen schleichen, doch auf dem Flur begegnete ihr die Schwester, die sie beiseitenahm und fragte, wo sie herkäme. Eigentlich hätte sie eine Ausrede erfinden und der Schwester knallhart ins Gesicht lügen müssen oder in Tränen ausbrechen und ihre Schuld gestehen müssen. Aber sie stand einfach nur da und konnte nichts sagen, weder das eine noch das andere.

Die Schwester schob sie ins Schwesternzimmer auf einen Stuhl, fragte, was passiert sei, und irgendwann hatte Lena sich wieder gefangen und sagte leise, aber bestimmt: »Ich hatte einen Rückfall.«

In ihrer Stimme war keine Emotion, da war nur ein dumpfer Klang und sie verabscheute sich für ihre Gefühllosigkeit. Sie kam einfach nicht von dieser sachlichen Ebene herunter, konnte weder Gefühle zeigen noch weinen, musste selbst bei einem Rückfall vor der Schwester noch Haltung bewahren.

Sie erzählte kurz, was sie getan hatte, woraufhin ihr die Schwester erlaubte, vom Mittagessen fernzubleiben. Der Vorfall müsse jedoch der Gruppentherapeutin gemeldet werden. Dann drückte sie ihr einen Rückfall-Fragebogen in die Hand, mit dem sie sich über das Wochenende beschäftigen sollte.

Lena ging auf ihr Zimmer und las sich das Blatt durch. Sie sollte aufschreiben, aus welcher Situation heraus der Rückfall entstanden sei, was sie für Gefühle, Gedanken und was für ein Körperempfinden sie dabei gehabt habe, wie sich dies durch den Rückfall veränderte und ob es eine alternative Handlungsmöglichkeit zu dem Rückfall gegeben hätte.

Auf ihrem Bett entdeckte sie Kändy. Sie holte den kleinen roten Teddy aus dem Bauchbeutel des Känguru-Teddys und legte ihn auf die andere Seite des Bettes. Er war jetzt groß genug, er brauchte diese Enge nicht mehr.

Sie legte sich neben ihn, hielt ihren Bauch und stellte sich vor, wie es gewesen wäre, wenn sie ihrer Mutter einfach alles an den Kopf geknallt hätte, was sie dachte, anstatt ihre Kommentare verletzt hinzunehmen. Aber sie wusste, dass ein Zerstören der Harmonie niemals eine Alternative für sie sein würde.

Am Montagmorgen nach einem qualvollen Wochenende auf dem Klo erzählte Lena in der Gruppentherapie von ihrem Rückfall. Da schon einige aus der Gruppe Rückfälle erlebt oder den Gedanken daran hatten oder die Angst davor, redeten sie den ganzen Vormittag darüber. Die Gruppentherapeutin sprach von einer Spannungskurve, deren langsames Ansteigen man erkennen und stoppen müsse.

»Bei vielen Frauen staut sich immer mehr auf, dadurch steigt die Spannungskurve und wenn sie dann bei hundert Prozent angelangt ist, ist es zu spät«, erklärte sie. »Dann kommt es zu einem Rückfall, weil scheinbar nur noch der in der Lage ist, die Spannung zu lösen. Dabei gibt es auch andere Möglichkeiten, Spannungen herauszulassen, Weinen zum Beispiel.«

Wahrscheinlich sah sie Lena dabei an, aber Lena guckte nur auf den Boden und wusste, dass diese Therapeutin sie niemals von ihrer sachlichen Ebene holen und zum Weinen bringen würde. Niemals. Sie fühlte sich leer. Da war nur eine Oberfläche und darunter gab es nichts. Sie war eine leere Hülle, die umherirrte auf der Suche nach ihren Gefühlen.

»Wissen Sie schon, wie lange Sie in der Klinik bleiben wollen?«

Die Gruppenpsychologin hatte eine andere Art, Fragen zu stellen, als ihre Therapeutin in Wuppertal. Eigentlich ließ sie nur äußerst sparsam ihre eigene Meinung oder Einschätzung verlauten, meist stellte sie lediglich Fragen oder formulierte das, was Lena von sich gab, in anderen Worten. Von sich selbst zeigte sie noch weniger als die Therapeutin zu Hause. Manchmal kam sie Lena vor wie eine Fragenmaschine, die ihre Gedanken lenkte – mit einem unverbindlichen Lächeln und ab und zu einem Stirnrunzeln.

Wie lange sie bleiben wollte? Was sollte sie sagen? Acht Wochen waren genehmigt, aber es konnte verlängert werden. Sie hatte Angst, mit ihrer Selbsteinschätzung falsch zu liegen, aber sie hatte noch so viele Themen, über die sie sprechen, noch so viele Dinge, die sie bearbeiten wollte.

»Ich glaube, dass mir acht Wochen nicht reichen«, äußerte Lena vorsichtig und im gleichen Moment schämte sie sich, dass sie das gesagt hatte.

»Ich habe auch nicht das Gefühl, dass ich Sie nach zehn Wochen nach Hause schicken müsste.«

Lena starrte auf die gerunzelte Stirn der Therapeutin. Sie hatte tatsächlich eine Einschätzung von sich gegeben. Aber was sollte das heißen? Meinte die Therapeutin wirklich, sie bräuchte zwölf Wochen? Lena selbst wünschte sich zwar, möglichst lange in der Klinik zu bleiben, damit sie ihre Probleme und Themen alle bearbeiten und so weit wie möglich abhaken konnte, aber sie fand ihren Wunsch eigentlich übertrieben.

Manchmal war sie sich nicht sicher, ob es ihr wirklich so schlecht ging oder ob sie einfach nur eine gute Schauspielerin war. Und immer wieder kam ihr in den Sinn, dass sie ja nicht einmal Untergewicht oder krankhaftes Übergewicht hatte und nicht kotzte. Doch dann rief sie sich in Erinnerung, wie schlimm es ihr zum Schluss zu Hause ergangen war, dass sie keine Lust mehr gehabt hatte zu leben, und nun alles tun wollte, um sich nie wieder in einem solchen Zustand wiederzufinden.

»Was denken Sie gerade?«

»Ich weiß nicht, es gibt vieles, über das ich noch sprechen möchte. Und je länger ich hier bin, desto mehr merke ich, dass es mir gar nicht mehr so wichtig ist, abzunehmen. Die paar Kilo über dem Normalgewicht haben mich die ganze Zeit gestört, aber plötzlich denke ich: Was bringt es mir, wenn ich abnehme und dünn bin, aber nicht leben will?«

Die Therapeutin nickte. »Ich denke auch, dass das der richtige Weg für Sie ist – sehr viel innere und wenig äußere Bewegung.«

Am Mittwochnachmittag fand keine Therapie statt und Lena beschloss, einmal alleine spazieren zu gehen. Sie musste endlich ihren Kopf freikriegen und in Ruhe über ihre letzten Therapiegespräche nachdenken. Also ging sie an den Salinen vorbei durch den kahlen Februarwald zum Fluss. Es tat gut zu laufen und einfach mal Ruhe zu haben vor den Mitpatienten, mit denen sie sonst Tag und Nacht die Räume teilte.

Sich abzugrenzen fiel ihr schwer.

Ari konnte das besser. Die setzte sich oft einfach ins Zimmer, malte Bilder oder schrieb Tagebuch, während Lena sich bei den Zwischenmahlzeiten und im Fernsehraum immer wieder verpflichtet fühlte, für die Sorgen und Probleme der anderen ein Ohr zu haben. Nun war sie richtig stolz auf sich, dass sie alles andere abgelehnt hatte und alleine losmarschiert war.

Am Anfang hatte sie sich gefragt, ob ihr diese ganze Gruppentherapie überhaupt etwas bringen würde. Immer ging es nur um die Gruppe, um die Harmonie untereinander, um die Verteilung der Sitz- und Schlafplätze, um das Delegieren von Aufgaben. Die Gruppe hatte sie anfangs als künstlich geschaffenes zusätzliches Problem empfunden, dabei hatte jede Einzelne von ihnen doch ohnehin schon genug mit sich selbst zu kämpfen.

Doch in den letzten Tagen war ihr bewusst geworden, dass das Problem Gruppe vielleicht gar nicht so künstlich war, weil sie hier einiges über sich selbst und ihr Verhalten unter den Mitmenschen erfuhr. Oft verhielt sie sich in der Gruppe wie in ihrer Familie – sie sorgte für Harmonie und wünschte sich Anerkennung.

Lena überquerte den Fluss. Das Wasser rauschte. Die Luft war angenehm, am Himmel zogen graue Wolken, aber es regnete nicht. Im Sommer war es auf den Spazierwegen sicherlich sehr voll, aber um diese Jahreszeit begegnete sie kaum jemandem. Eigentlich ging es ihr gut.

Sie hatte das Gefühl, dass es in Ordnung war in der Klinik zu sein, dass es nicht schlimm war ein paar Wochen die Architektur zu vernachlässigen und dass es einen Weg hinaus gäbe. Er würde anstrengend sein, aber es gab ihn, da war sie sich sicher.

Plötzlich sah sie ein paar Meter vor sich Rodja aus dem Wald kommen. Sie hatte nicht erwartet, dass noch jemand aus der Klinik bei diesem grauen Wetter bis zum Fluss lief, zumal viele in die Therme zum Schwimmen gegangen waren.

»Hey, Rodja!«

Rodja drehte sich um und lächelte, als er Lena erkannte. Sie ging auf ihn zu, er wirkte unsicher und sie spürte, dass etwas nicht stimmte.

»Was machst du mitten im Wald?«

»Für kleine Jungs.«

Rodjas Blick war seltsam, unecht irgendwie und Lenas erster Gedanke war, dass er sich vielleicht zwischen den Bäumen erbrochen hatte, aber dann sah sie, dass rote Flecken seinen linken Jackenärmel zierten. Ihr Atem stockte.

»Hast du dich selbstverletzt?«

Rodja nickte stumm, seine grüngrauen Augen wirkten leer und stumpf.

»Ist es tief? Hast du es verbunden?«

Er schüttelte den Kopf. Lena zog ein Päckchen Taschentücher aus ihrer Jacke und knotete ihr Halstuch auf.

»Hier, deck wenigstens die Wunden ab, bevor da noch Pulloverfussel reinkommen. Mit dem Tuch kannst du es verbinden.«

»Das geht schon so.«

»Deine Jacke ist voller Flecken, ich kann mir nicht vorstellen, dass das unnötig ist. Soll ich das machen?«

Lena wunderte sich selbst über ihre plötzlichen medizinisch-seelsorgerischen Qualitäten. Eigentlich ekelte sie sich vor dem Blut an seiner Jacke, aber sie konnte schließlich nicht einfach so tun, als bemerke sie es nicht. Rodja ging es nicht gut, also musste sie handeln.

»Ich will nicht, dass du das siehst.«

»Komm, stell dich nicht so an. Jetzt weiß ich es doch eh.«

Rodja blickte den Weg hinauf und hinunter und, als kein Mensch zu sehen war, zog er langsam seine Jacke aus und klemmte sie zwischen die Beine. Dann krempelte er den Ärmel seines Sweatshirts hoch, der ebenfalls blutbefleckt war und Lena den Blick auf den zugerichteten Unterarm freigab.

Lena schluckte. Sie hatte noch nie einen frisch selbstverletzten Unterarm gesehen. Er hatte sich mehrere Schnitte zugefügt, aber da halbgetrocknetes Blut an der Haut klebte und eine Wunde noch immer blutete, konnte sie schlecht einschätzen, wie tief und gefährlich es war. Den alten Narben zwischen Handgelenk und Ellenbeuge nach schien es jedenfalls nicht das erste Mal gewesen zu sein. Sie faltete Taschentücher auseinander, deckte damit die Schnitte ab, nahm dann ihr Halstuch und wickelte es darum. Sein Arm war lang und schlank, seine Hände feingliedrig, die Fingernägel ganz kurz – eigentlich war es ein schöner Arm, der es nicht verdient hatte, verletzt zu werden.

Rodja krempelte seinen Ärmel wieder hinunter und zog sich seine Jacke an. »Es tut mir leid, dass du das jetzt gesehen hast.«

»Und mir tut es leid, dass du offensichtlich keinen anderen Ausweg wusstest. Magst du reden?«

Rodja zuckte mit den Schultern. Lena strich ihm behutsam über den Rücken.

»Komm, lass uns noch ein Stückchen am Fluss entlanggehen und dann zurück zur Klinik.«

Sie liefen schweigend nebeneinander her. Der Fluss rauschte und ein leichter Wind strich durch den kahlen Uferbewuchs.

»Ich hatte neulich auch einen Rückfall. Eine Fressattacke mit Abführmittelmissbrauch.«

»Echt?« Rodjas Stimme klang beinahe erleichtert, so als müsste er sich vor Lena weniger rechtfertigen, nachdem er wusste, dass sie auch schon in ihre Symptomatik zurückgefallen war.

»Ich hatte schon seit Tagen den Scheiß-Drang mir wehzutun. Und der ging einfach nicht weg. Heute Morgen wurden die Gedanken dann so schlimm, da bin ich wie in Trance in die Drogerie gegangen und habe mir Rasierklingen geholt. Ich bin erst Richtung Salinen gelaufen, aber da waren einige Jogger und Hundebesitzer, da gab es keinen einsamen Platz. Ich habe noch gedacht, dass ich umkehren könnte, die Rasierklingen in den Müll schmeißen und den Drang besiegen könnte, aber meine Füße trugen mich immer weiter und ich wusste, dass ich es nicht mehr aufhalten konnte. Dann war da dieser Weg durchs Gestrüpp und ich bin einfach abgebogen und schließlich habe ich meine Jacke ausgezogen, mich mitten in den Wald gesetzt und es einfach getan.«

»Und jetzt? Spürst du es?«

»Ich spüre den Schmerz, aber das ist, ehrlich gesagt, genau das Gefühl, das ich haben wollte.«

Sie liefen schweigsam nebeneinander her, er war einen halben Kopf größer als sie, sie blickte nicht zu ihm hinüber, sondern auf den Weg vor ihnen, während ihre Schritte vom Waldboden in Lautlosigkeit getränkt wurden.

»Bitte lass es dir von der Schwester verbinden.«

»Niemals. Ich hab das selbst gemacht, also muss ich da jetzt auch durch.«

»Du solltest das desinfizieren lassen. Außerdem wäre es auch eine Art Entschuldigung an deinen Körper, wenn du dich verarzten lässt.«

»Ich kann das auch selbst ein bisschen säubern, dazu brauche ich doch keine Schwester.«

»Das ist feige. Du wirst deinen Rückfall sowieso dem Therapeuten melden müssen, also lass bitte die Schwester einmal draufgucken.«

Sie liefen an den Salinen vorbei und näherten sich langsam der Innenstadt. Auf dem Pflaster hallten ihre Schritte wider, sie selbst blieben stumm.

Irgendwann brach Rodja das Schweigen. »Ich weiß, dass du recht hast, aber es kostet so viel Überwindung.«

»Soll ich dich begleiten?«

»Ach, Quatsch.« Sie gingen durch die Fußgängerzone und Lena blickte in die Schaufenster, die ihre etwas mollige und Rodjas lange schlanke Figur spiegelten. Wenn sie die Augen zusammenkniff und nur ihre Silhouetten sah, erinnerte sie das fast ein bisschen an ihre Eltern, wenngleich Rodja nicht ganz so groß und hager war wie der Vater und sie nicht so dick wie ihre Mutter.

»Würdest du mich wirklich begleiten? Oh Mann, ich benehme mich wie ein kleines Kind.«

Lena legte ihre Hand auf Rodjas Rücken und schob ihn sanft die Kliniktreppe hinauf.

»Und du meinst wirklich? Aber wenn die meine Schnitte sehen ...«

»Die haben so etwas sicherlich schon öfter gesehen, glaub mir, die kennen das.«

Sie gingen zur Tür des Schwesternzimmers, die halb offenstand. Die Schwester sah sie fragend an. Lena nickte Rodja zu. Er lächelte verzweifelt. Dann ließ sie ihn mit der Schwester alleine.

Am Abend lag Lena im Bett und musste an Rodja denken. Sie war alleine im Zimmer, denn Ari war für fünf Tage zu Hause, um die Realität zu erproben, damit sie eventuell auftretende Probleme in ihrer restlichen Klinikzeit noch bearbeiten konnte. Es war schon spät, auf dem Gang war es ruhig. Lena dachte an die Schnitte, an das Blut und an diesen Mann, der das doch eigentlich gar nicht nötig hatte, so beliebt, wie er unter den Mitpatientinnen war.

Wieso tat Rodja sich so etwas an? Als ob eine selbstzerstörerische Ess-Brech-Sucht nicht reichen würde. Wie konnte er sich einfach so wehtun? Woher kam dieser Selbsthass, den sie doch alle irgendwie in sich trugen? Sie sah das Blut vor sich. Es war sein rechter Arm gewesen. Vielleicht war Rodja Linkshänder. Verdammt, warum richtete sich ein Mensch selbst so zu? Warum wurde ein erwachsener gutaussehender Mann wie Rodja auf einmal sich selbst zur Gefahr? Es tat weh und machte sie traurig, dass er keinen anderen Ausweg gewusst hatte. Wieso hatte er keine andere Möglichkeit gefunden, mit seinem Druck umzugehen? Sich niemandem anvertraut? Es waren doch rund um die Uhr Schwestern da.

Plötzlich spürte Lena, wie ihre Augen nass wurden und kurz darauf Tränen ihre Wangen und das Kopfkissen benetzten.

Sie weinte.

Endlich weinte sie. Um Rodja. Und wo sie schon mal um Rodja weinte, konnte sie auch gleich noch ein bisschen für sich selbst mitweinen. Sie nahm ihren Känguru-Teddy in den Arm, drückte ihn an sich und dachte an Gertrud und daran, dass sie sie vermisste. Ebenso wie ihren Opa – die Schuld, ihn nicht noch einmal besucht zu haben, saß immer noch tief. Und dann weinte sie plötzlich um die Menschen in ihrer Familie, die doch alle irgendwie gefangen waren in dem Schicksalsschlag von damals. Die eigentlich nichts dafür konnten, dass der Tod sie beherrschte. Die es sich schließlich nicht ausgesucht hatten, eine tote Tochter zu haben. Und denen die Gabe der Trauerbewältigung vielleicht einfach nicht gegeben war.

Tränen bahnten sich ihren Weg und Lena wünschte sich plötzlich, dass sie nie wieder aufhören würde zu weinen, denn es tat gut. Es war, als löste sich all das, was sich in ihrem Körper, in ihrem Loch, ihrer Seele festgesetzt hatte. Je mehr sie weinte, desto erleichterter fühlte sie sich. Es war befreiend. Endlich. Auf diese Tränen hatte sie lange gewartet. Sie weinte alles aus sich heraus, bis sie sich leer fühlte und erschöpft mit Kändy im Arm einschlief.

Als Lena am nächsten Morgen zum Frühstück kam, lag auf ihrem Platz ein kleines Kärtchen mit gelbem Blütenmuster. Sie klappte es auf. In kleiner ordentlicher Schrift stand dort: »Danke für gestern. Rodja«

Lena blickte zu Rodja, der zwei Tische weiter saß. Er hatte sie offensichtlich die ganze Zeit beobachtet und schickte ihr ein Lächeln. Lena nickte ihm zu. Unter seinem Pulloverärmel lugte ein weißer Verband hervor. Sie konnte gar nicht glauben und fand es ziemlich untypisch, dass ein Mann sich die Mühe machte, kleine Kärtchen zu schreiben. Aber in dieser Klinik sagte man plötzlich nette Dinge zu Menschen, mit denen man im wirklichen Leben nie in Berührung gekommen wäre, man hatte Gesprächsthemen mit anderen Patienten, die man zu Hause niemals angesprochen hätte – die gemeinsame Krankheit schuf eine Verbundenheit zwischen ihnen. Haltbarkeit bis zum Ende des Klinikaufenthalts, manche hatten die Hoffnung, dass sich auch darüber hinaus eine Freundschaft entwickeln würde.

Sie beschloss, sich über das Kärtchen von Rodja zu freuen, aber es nicht überzubewerten – eine kleine Aufmerksamkeit in dieser Klinik bedeutete eben nicht, dass man im Leben draußen zu der gleichen Ehre gekommen wäre.

In den nächsten Tagen ging Lena häufiger mit Ari, Rodja und ein paar anderen abends in eine Kneipe oder sie trafen sich bei den Zwischenmahlzeiten im Speiseraum und unterhielten sich. Es regnete viel und kalt war es auch, deshalb gingen sie selten spazieren. Lena fühlte sich wohl – sie hatte Ari, sie hatte Rodja, auch die anderen aus ihrer Gruppe waren nett. Eigentlich gab es überall in dieser Klinik Menschen, mit denen man sich gut verstehen konnte und die für einen da waren. Außerdem musste sie feststellen, dass ihr Gewicht auch Vorteile hatte. Denn niemand war neidisch auf sie, niemand hatte Angst, dass sie dünner sein könnte, ihr äußeres Erscheinungsbild war etwas, das viele Unter- und Normalgewichtige unter keinen Umständen erreichen wollten, aber es war auch etwas, was sie ungefährlich machte, vertrauenswürdig, denn sie war keine Konkurrenz für die anderen. Und für die stark Übergewichtigen war sie zumindest jemand, der sie ein bisschen verstehen konnte.

Verwundert stellte Lena fest, dass sie eine beliebte Ansprechpartnerin war, wenn es darum ging, einfach mal zu reden. Sie, die zu Hause kaum noch aus dem Haus und unter Leute gegangen war, die in der Uni so oft alleine dagesessen und sich irgendwann nicht mehr für gesellschaftsfähig gehalten hatte. Mit den meisten verstand sie sich gut.

Verblüfft berichtete sie der Therapeutin, dass sie viel gesellschaftsfähiger war, als sie vermutet hatte.

»Sehen Sie«, sagte diese, »aber passen Sie auf, dass sie nicht zu sehr in eine Vermittler- und Schlichterrolle geraten und wie in ihrer Familie immer bemüht sind, für Harmonie zu sorgen. Sie dürfen auch ruhig mal Ihre Meinung sagen und Partei ergreifen.«

Lena wusste, dass sie sich manchmal mit ihrer Meinung zurückhielt, um die Harmonie zu wahren. Sie fand es bequemer, manches hinunterzuschlucken, als es offen anzusprechen und sich mit Menschen auseinanderzusetzen, die sie in ein paar Wochen sowieso nie wieder sehen würde.

»Das scheint vielleicht zunächst der einfachste Weg zu sein.« Die Gruppentherapeutin suchte ihren Blick, doch Lena sah an ihr vorbei hinaus aus dem Fenster. »Aber es ist auch ein unehrlicher Weg, denn er ist für sie selbst oft belastend und Sie müssen Ihre Gefühle verleugnen. Das ist genau das, was sie nicht tun sollten.«

An einem Dienstagmorgen wurde Ari nach zehn Wochen entlassen. Sie hatten am Abend zuvor in einer Kneipe ihren Abschied gefeiert. Es war eine seltsame Stimmung gewesen, weil sie einerseits traurig waren, dass Ari die Gruppe verließ, sich andererseits mit ihr freuten, dass sie entlassen wurde. Ari selbst war froh über das, was sie erreicht hatte – nur zwei Rückfälle in zehn Wochen –, hatte aber auch Angst davor, das, was sie gelernt hatte, zu Hause nicht umsetzen zu können. Sie hatte Lena ihre Adresse gegeben, vielleicht würden sie sich nach der Klinik schreiben.

Ein paar aus der Gruppe begleiteten Ari zum Bahnhof. Sie sahen aus wie eine traurige Karawane, als sie Aris zwei Koffer, einen Rucksack und eine riesige Kunstmappe mit ihren Bildern aus der Gestaltungstherapie auf den Bahnsteig schleppten.

In Abschiedsumarmungen flüsterten sie sich gegenseitig Mut zu, dann kam Aris Zug, der sie in ein neues Leben fahren sollte, und sie winkten ihr hinterher.

Danach gingen sie zurück zur Klinik – jetzt waren's nur noch elf – und warteten gespannt auf den Neuzugang, der Ari ersetzen würde. Besonders Lena war neugierig, denn sie würde ihr Zimmer mit der Neuen teilen müssen.

Beim Mittagessen lernte sie Liane kennen. Sie war 27, adipös, kam aus Bochum und Lena verstand sich auf Anhieb mit ihr. Liane hatte ihre Mutter verloren, als sie zwölf war, hatte sich seitdem um ihren Vater und ihre jüngeren Geschwister gekümmert, die Mutterrolle eingenommen und versucht, die Trauer der Familie aufzufangen. Je mehr sie die Familie zusammengehalten hatte, desto mehr hatte sie zugenommen, hatte ihre Gefühle und die abrupt beendete Kindheit immer mehr unter einer Schutzschicht verschwinden lassen. Liane gegenüber traute Lena sich auch von Sarah und Gertrud zu erzählen. Und sie merkte, dass es guttat, nicht nur mit der Gruppentherapeutin darüber zu reden.

Menschen kamen und gingen.

Lenas Gruppe und auch die anderen Gruppen veränderten sich. Michaela wurde entlassen und auch Helen bekam eine Neue aufs Zimmer. Sie hieß Christine, war stark anorektisch und brachte viel Unruhe in die Gruppe. Helen, die ohnehin schon mit ihrer Gewichtszunahme zu kämpfen hatte, fühlte sich getriggert, weil Christine morgens um fünf Uhr aufstand, um im Zimmer Liegestützen und Sit-ups zu machen. Tagsüber lief sie in jeder freien Minute das Treppenhaus auf und ab und je mehr die Gruppe sie zum Essen animierte, desto größer wurde ihr Bewegungsdrang. Die Zeit in den Gruppentherapien ging dafür drauf, die Konflikte mit Christine zu klären.

Liane und Lena hatten mehrmals versucht mit ihr zu reden, aber sie redeten nur mit der Anorexie, die sie kühl und überheblich aus tiefen Augenhöhlen anstarrte.

Christine kam in die Einzelessbetreuung, aber sie nahm weiter ab. Immerhin durfte Helen das Zimmer mit Gabi tauschen, damit Christine sie nicht weiter hinunterzog. Gabi nahm es gelassen.

Doch Christine war nicht zugänglich. Therapeuten, Schwestern, Mitpatientinnen – sie ließ alle an ihrer unsichtbaren Mauer abprallen. Schließlich musste sie die Klinik verlassen und zum Aufpäppeln in ein Krankenhaus, weil ihr Zustand nicht mehr tragbar war.

Von den Mitpatientinnen hatte niemand Mitleid.

Sie alle kämpften gegen ihre Dämonen und waren einfach nur erleichtert, dass endlich auch ihre Probleme in der Gruppe wieder Platz fanden.

Lena musste an Antje aus der anderen Gruppe denken, die am Anfang immer im Klinikgarten im Kreis gelaufen war. Ihr Bewegungsdrang hatte sich gelegt, sie schien gesund werden zu wollen. Die anderen aus ihrer Gruppe erzählten, wie sehr Antje kämpfte. Inzwischen hatte sie sichtbar zugenommen und sie schien damit klar zu kommen.

Die Klinik war eine Chance. Manche nutzten sie, manche nicht.

Auch Lena meinte manchmal genau zu spüren, wie die Krankheit in ihr gegen die Hoffnung kämpfte. Sie war oft deprimiert, dachte viel nach und hatte häufiger das Verlangen, wieder in alte Verhaltensmuster zu verfallen. Gleichzeitig war da aber auch Hoffnung und sie hatte das Gefühl, dass einfach alles besser werden musste.

»Hast du diese Woche in den Therapien Fortschritte gemacht?«, fragte die Mutter am Telefon.

»Weiß ich nicht«, sagte Lena, aber in ihr brodelte es. Vielleicht hatte die Mutter es nur nett gemeint, aber psychische Erkrankungen konnte man nicht so messen wie körperliche.

»Ja, Frau Pfannkuch, die Essstörung bei Ihrer Tochter ist schon etwas verheilt, wir haben jetzt noch mal den Verband gewechselt, aber es sieht schon gut aus.«

Das wäre vermutlich das gewesen, was die Mutter am liebsten gehört hätte. Fortschritte. Was waren überhaupt Fortschritte? Zumindest hatte sie diese Woche keine Rückschritte gemacht, aber waren es deshalb gleich Fortschritte?

Eigentlich waren es doch eher Erkenntnisse, die sie hier in den Therapien erlangte und die ihr vielleicht erst wieder in einem halben Jahr in den Sinn kämen und deren Bedeutung sie vielleicht erst dann erkennen und für sich umsetzen könnte.

Frustriert ging sie in den Speisesaal, wo die Zwischenmahlzeit bereitstand und ein paar Patienten Tee tranken. Sie entdeckte Rodja, der alleine an dem Tisch seiner Gruppe saß.

»Hallo, darf ich mich zu dir setzen?«

»Klar.«

»Und, wie geht's?«

»Mh. Und dir?«

»Ich habe mich gerade über meine Mutter geärgert. Sie wollte am Telefon wissen, ob ich diese Woche in den Therapien Fortschritte gemacht hätte. Was ist denn das für eine Frage?«

Rodja grinste. »Und was hast du gesagt? Dass du letzte Woche hundertmal an einen Fressanfall gedacht hast und diese Woche nur siebenundneunzig Mal?«

»Ach, ich wusste so schnell gar nicht, was ich sagen sollte. Ich hatte sofort ein schlechtes Gewissen, dass ich in der Klinik vielleicht nicht genug leiste, vielleicht nicht perfekt genug in meinem Weg aus der Essstörung bin.«

»Du kommst hier nicht gesund raus, das musst du deinen Eltern klarmachen. Vielleicht symptomfrei, aber nicht gesund.«

Lena seufzte. Sie hätte gerne selbst daran geglaubt, dass nach der Klinik alles wieder gut wäre, aber der Weg war lang.

»Ich weiß schon, warum ich den Kontakt zu meinen Eltern abgebrochen habe.« Rodja schlürfte seinen Caro-Kaffee. »Bäh! Bin ich froh, wenn ich zu Hause wieder richtigen Kaffee trinken kann.«

»Du hast den Kontakt zu deinen Eltern völlig abgebrochen?«

»Ja. Mein Alter hat eh ne neue Familie und sich nie um mich gekümmert. Und meine Mutter – nee, also das will ich mir nicht mehr antun. Ich brauche keine Familie.«

Sie saßen da, schwiegen und Lena musterte Rodja, seine dunklen wüsten Haare, die grüngrauen Augen, seine Gesichtszüge, die hager wirkten und doch sehr lebendig.

»Wenn ich hier raus bin, koche ich mir als erstes ne Kanne starken Kaffee, dann drehe ich mir nen Joint und ziehe durch Berlin. Und was machst du?«

Lena zuckte mit den Schultern. »Da habe ich mir, ehrlich gesagt, noch gar keine Gedanken drum gemacht. Das wird ja auch noch etwas dauern.«

Am nächsten Tag hatten sie Körpertherapie. Diesmal stand eine Fantasie-Massage auf dem Programm. Lena war mit Gabi und Liane in einer Gruppe. Jeweils eine durfte es sich auf einer Matte bequem machen und wurde von den anderen massiert. Dazu gab es Igelbälle, Steine, Reissäckchen, Federn, Pinsel und noch andere Dinge, die entweder einfach auf den Rücken gelegt wurden oder mit denen massiert und gestreichelt werden konnte. Lena ließ die Entspannung zu und es war angenehm. Sie hätte nie gedacht, wie gut sich ein einzelner Stein oder ein Reissäckchen, die einfach nur auf ihrem Rücken lagen, anfühlen konnten.

Dass sie sie spürte trotz ihrer Fettschicht.

Dann musste sie daran denken, wie angenehm es doch eigentlich sein konnte, wenn Körper sich berührten und wie lange sie das schon nicht mehr empfunden hatte. Und plötzlich hatte sie Rodja vor Augen, wie sie am Abend zuvor mit ihm im Speisesaal gesessen hatte. Die entspannende Massage und Rodja in ihrem Kopf, was sollte das? Sie fand ihn nett, ja, sehr sogar. Auch attraktiv. Aber das hier war eine Klinik und keine Partnervermittlung. Und was sollte sie mit einem Freund in Berlin? Noch dazu einem Essgestörten? Sie würden zusammen mit ihren jeweiligen Problemen doch nur zu einem riesigen Problem werden. Oder wurden Probleme, wenn man sie gemeinsam trug, kleiner?

»Lena, nicht einschlafen, jetzt ist Gabi dran!«, hörte sie plötzlich Lianes Stimme.

Sie schlug die Augen auf und lächelte. »Ich habe nur nachgedacht.«

»Nächste Woche haben Sie schon Ihr Familienseminar. Sind Sie aufgeregt?«

Lena sank auf ihrem Stuhl im kleinen Zimmer der Therapeutin etwas zusammen. »Ich habe Angst vor der Konfrontation.« Sie durfte gar nicht daran denken, dass ihre Eltern zwei Tage in der Klinik sein würden, ja, sogar an den Mahlzeiten teilnehmen dürften. »Bei uns hat es noch nie wirklich offene Gespräche gegeben. Immer wenn es ernst wurde, ist mein Vater aus dem Raum gegangen und meine Mutter wurde melodramatisch.«

»Glauben Sie, dass es schwierig wird mit Ihren Eltern?«

Lena musste daran denken, wie ihre Eltern vor Wochen auf den Vorschlag, ein Familienseminar zu machen, reagiert hatten.

»Meinst du wirklich, dass wir das machen müssen? Mit einer Psychologin? Also ich weiß ja nicht, Lena, letztendlich hast du ja die Essstörung und nicht wir.«

Schließlich war es Holger gewesen, der sie überredet und angeboten hatte ebenfalls mitzukommen. Doch leider war ihr Bruder noch in der Probezeit und bekam keinen Urlaub, sodass sie nun doch nur zu dritt sein würden.

»Meine Eltern sind nicht begeistert, dass wir dieses Seminar machen. Ich glaube, besonders meine Mutter findet es einfach nicht schicklich, eine Tochter in einer psychosomatischen Klinik zu haben und dann noch selbst mit zu einer Psychologin geschleppt zu werden. Und ich habe auch bei den letzten Besuchen gemerkt, dass meine Eltern in einer völlig anderen Welt leben als ich. Diese Klinikwelt ist so anders als die Welt des normalen Scheins, in der meine Eltern leben.«

»Da haben Sie recht, aber das Familienseminar ist ja auch ein bisschen dazu da, Ihren Eltern Ihre Welt etwas verständlicher zu machen und eben auch zu überlegen, wie Sie sich später wieder in die Normalität Ihrer Eltern einfügen können, ohne dass es Stress gibt.«

Lena nickte. Wahrscheinlich stimmte das. Nur konnte sie sich nicht vorstellen, wie es sein würde, zusammen mit den Eltern vor der Gruppentherapeutin zu sitzen.

»Wie schätzen Sie denn Ihre Abhängigkeit von Ihrer Familie ein?«

Lena zuckte mit den Schultern. »Eigentlich wohne ich ja seit dreieinhalb Jahren alleine und in der Zeit, als es mir so schlecht ging, hatte ich zeitweise auch sehr wenig Kontakt zu meinen Eltern, aber trotzdem fühle ich mich von ihren Kommentaren sehr abhängig. Ich will immer, dass meine Mutter endlich mal mich sieht und nicht meine Figur. Ich kann nicht sagen, dass es mir egal ist, was sie denkt. Und finanziell abhängig bin ich ja auch noch.«

»Welche Rolle nehmen Sie in Ihrer Familie ein? Können Sie das näher beschreiben?«

Lena starrte aus dem Fenster. Draußen regnete es Bindfäden. Welche Rolle – sie wollte die Therapeutin nicht angucken, denn sie mochte sich selbst nicht, wenn sie so über ihre Familie sprach. »Ich würde sagen, dass ich meist versuche, es meinen Eltern recht zu machen. Seit ich dicker geworden bin, war das aber bei meiner Mutter nicht mehr so einfach. Meine Figur entsprach nicht ihren Erwartungen. Nicht nur, dass ich mich immer mit Sarah vergleichen lassen musste – als mein Bruder nach Amerika ging, war ich auch noch das einzige Kind in greifbarer Nähe. Umso mehr wollte meine Mutter mich dünn haben. Seit mein Bruder wieder in Deutschland ist, ist er rebellischer als früher und grenzt sich mehr von meinen Eltern ab. Meiner Mutter tut das ziemlich weh, deshalb versuche ich dann oft noch zu schlichten und zu vermitteln, obwohl ich meinen Bruder auch verstehen kann.«

»Was würden Sie sich denn wünschen?«

Lena fiel es schwer, all diese Fragen spontan zu beantworten. Natürlich hatte sie Wünsche, aber sie musste sich erst einmal selbst darüber klar werden, worin diese eigentlich bestanden. Und Wünsche zu äußern war ihr noch nie leichtgefallen.

Sie atmete tief durch. »Dass meine Mutter aufhört, auf meiner Figur rumzuhacken. Und dass sie akzeptiert, dass ich erstens nie so sein werde, wie sie sich Sarah gewünscht hat, und dass sie es zweitens nicht persönlich nimmt, wenn ich mich abgrenze, ich bin schließlich dreiundzwanzig Jahre alt.«

»Und was genau möchten Sie in Ihrem Familienseminar ansprechen und auch erreichen?«

»Ich würde vielleicht gerne einmal über Sarah sprechen und über die Trauer meiner Eltern, ohne dass mein Vater gleich aus dem Zimmer läuft und ohne dass meine Mutter in Selbstmitleid versinkt. Und ich möchte meiner Mutter noch mal klar machen, dass ich kein kleines Essproblemchen habe, sondern eine ernstzunehmende Essstörung.«

Lena starrte auf den Regen und ihr kam in den Sinn, dass, wenn sie aus dieser Klinik entlassen würde, Frühling wäre und ihr das vielleicht helfen würde – schließlich war auch jeder Frühling ein Neubeginn.

»Wie kann ich Sie dabei unterstützen? Haben Sie einen konkreten Auftrag für mich für das Gespräch?«

Lena zuckte mit den Schultern. Einen Auftrag für die Therapeutin? Was sollte das sein? Die Therapeutin sollte ihr vielleicht ein bisschen beistehen, schließlich waren die Eltern zu zweit. Aber sonst fiel ihr nichts ein.

»Das Gespräch ein bisschen zu lenken und mir den Rücken zu stärken, wenn es mir schwerfällt, meinen Eltern etwas zu erklären.«

»In Ordnung«, sagte die Therapeutin und stand auf. »Wir sehen uns dann am Montag.«

Am Wochenende hatte Lena ihr erstes Einzelkochen. Samstags oder sonntags konnte man nach vorheriger Absprache mit der Ernährungstherapeutin in der Lehrküche für sich selbst kochen, anstatt im Speisesaal am Mittagessen teilzunehmen. Wie beim Gruppenkochen musste man das Essen vorher planen und dafür einkaufen, nur dass man nun ganz auf sich alleine gestellt war. Wenn sie schon den Aufwand des Kochens auf sich nahm, wollte

Lena wenigstens etwas Besonderes machen. Sie entschied sich für Kartoffelpuffer mit Apfelmus – das hatte sie immer gerne gemocht, aber noch nie selbst zubereitet.

Als sie am Samstagvormittag in die Lehrküche kam, bereitete dort schon eine ältere, adipöse Frau aus einer anderen Gruppe, die sie nur vom Sehen kannte, ihr Essen zu. Lena suchte sich einen eigenen Herd und begann die Äpfel klein zu schneiden und die Kartoffeln zu reiben. Große Lust zu kochen hatte sie nicht. Hier bekamen sie das Essen ja immer vorgesetzt, aber wie würde das erst zu Hause werden? War der Griff zur Tafel Schokolade nicht einfacher als der Griff zum Kochtopf?

»Ach nee, wer kocht denn da?« Plötzlich stand Rodja vor ihr, Lena sah auf und traf seinen grüngrauen Blick – sie hatte gar nicht gehört, dass jemand reingekommen war.

»Hast du auch heute Einzelkochen?«

»Wie du siehst«, sagte er und hob seine Einkaufstüte auf die Arbeitsplatte.

»Und was kochst du?«

»Maggi Fix für schnelle Küche.«

»Das ist nicht dein Ernst?«

»Doch klar, was anderes koche ich zu Hause auch nicht.«

»Und eure Ernährungstherapeutin hat das erlaubt?«

Rodja grinste. »Na ja, das mit dem Fix habe ich ihr jetzt nicht gesagt. Und was zauberst du da?«

»Kartoffelpuffer.«

Das kann ja ein lustiges Kochen werden, dachte Lena. Eigentlich war sie gar nicht scharf auf ihr Einzelkochen gewesen, doch die Ernährungstherapeutin hatte ihr nahegelegt, es einfach mal zu versuchen. Und als sie Rodja beobachtete, wie er seine drei Zutaten neben den Herd legte, wusste sie, dass es lustig werden würde. Die andere Frau hielt sich aus ihren Gesprächen heraus, zwar hatten sie sie kurz gefragt, was sie kochte, aber ihr Essen war dann auch um kurz vor zwölf Uhr fertig, während Lena und Rodja noch herumalberten, danach machte sie schnell ihren Kochbereich sauber und verschwand.

Lena merkte, dass sie sich mehr auf Rodja und seine Sprüche konzentrierte als auf ihr Essen. Leider musste sie dann auch feststellen, dass die Kartoffelpuffer ihr vollkommen misslangen – außen waren sie schon verbrannt, aber innen noch roh.

»Mist, guck dir das an. Die kann ich alle wegschmeißen. Solche schwarzen Dinger will doch kein Mensch essen.«

Rodja blickte belustigt auf ihre schwarz-braunen Kartoffelpuffer. »Ich weiß schon, warum ich nicht so komplizierte Sachen koche.«

»Wenigstens das Apfelmus scheint mir gelungen zu sein. Toll, da steht man so lange am Herd und hat am Ende einen kleinen Topf Apfelmus.«

Rodja rührte geschäftig in seiner Pfanne. Lena blickte verstohlen auf seinen Jeanshintern. Wenn er ein bisschen zunehmen würde, dann ... Rodja drehte sich zu ihr um. »Willst du was von meinem Jägertopf haben? Und zum Nachtisch essen wir dein Apfelmus?«

Ihr war es unheimlich, dass plötzlich ihr Herz so pochte. »Du würdest mit mir teilen? Der Sinn des Einzelkochens ist ja eigentlich, dass man für sich selbst sorgt. Aber dazu bin ich ja offensichtlich nicht in der Lage.«

»Dann sorge ich jetzt eben für dich mit. Deckst du den Tisch?«

Lena nickte und ging dann in den Essbereich nebenan, wo sie Geschirr für sich und Rodja über Eck auf den großen Tisch stellte. Komm zur Vernunft, versuchte sie sich selbst zu beschwören. Das Kribbeln in deinem Bauch ist sicherlich nur das Hungergefühl. Mit Rodja hat das nichts zu tun. Du bist in einer Klinik, das ist der unpassendste Ort und dazu die ungünstigste Zeit sich zu verlieben. Es ist nur der Hunger, es ist nur der Hunger, es ist nur der Hunger. Der Hunger nach einer Beziehung. Verdammt. Es geht hier um andere Dinge. Du kannst nicht. Einen Mann, der ebenfalls. Das geht nicht. Und dann noch so weit weg wohnt. Du denkst schon wieder viel zu weit. Bleib doch mal bei dem Moment. Genieß ihn. Verdammt, Rodja grinst dich an. Und jetzt hast du zurück – bist du verrückt? Jetzt wird erstmal gegessen. Deswegen bist du hier. Fertig. Basta. Punkt.

Sie trugen ihr Essen auf und Lena musste lachen über ihren kümmerlichen Topf Apfelmus. Als es dann ans Essen ging, wurden sie ernster, an ein romantisches Mittagessen war nicht zu denken, viel zu sehr waren beide darauf konzentriert, möglichst normal zu essen und zu genießen, ohne den Gelüsten nach einem Fressanfall nachzugeben oder die zu sich genommenen Kalorien zu bereuen. Doch anschließend beim Aufräumen und Putzen der Küche waren sie so ausgelassen wie zuvor und lachten über sich selbst und ihren Ernst beim Mittagessen.

»Und was soll ich jetzt der Therapeutin von meinem Einzelkochen berichten?«

»Dass du deine Kartoffelpuffer im Kampf mit der richtigen Brattemperatur verloren geben musstest, aber zum Glück ein edler Ritter vorbeikam, der dich an seinem Mahl teilhaben ließ.«

»Du spinnst!«, rief Lena und stupste Rodja in die Seite.

Als sie kurz darauf die Lehrküche verließen und abschlossen, war Lena auf eine unheimliche Art und Weise glücklich. Rodja bekam Besuch und sie verzog sich auf ihr Zimmer.

Das Familienseminar stand ihr bevor, aber sie machte sich keine Sorgen deswegen, denn das Kribbeln in ihrem Bauch überdeckte alle negativen Gedanken.

Am Montagmorgen war Lena in der Gruppentherapie sehr aufgeregt und konnte sich gar nicht richtig auf die Themen der anderen konzentrieren. Das ganze Wochenende lang hatte sie das Familienseminar verdrängt, aber nun überkam sie die Aufregung mit voller Wucht.

Um 11.30 Uhr durfte sie vorzeitig die Gruppentherapie verlassen, um im Foyer auf ihre Angehörigen zu warten. Die Mutter stand schon ungeduldig an der Rezeption. Sie hatte sich den Tag freigenommen. Der Vater würde später nachkommen, denn er hatte bis mittags Unterricht. Sie setzten sich auf die Sofaecke im Foyer, warteten und wussten nicht so recht, was sie sich erzählen sollten. Die Ernährungstherapeutin lief an ihnen vorbei und entdeckte Lena.

»Wie war Ihr Einzelkochen?«

»Ging so. Die Kartoffelpuffer sind mir nicht so richtig gelungen.«

»Das ist aber auch schwer. Vielleicht wäre ein einfacheres Gericht besser gewesen?«

»Ja, vielleicht.«

»Na, eigentlich kann meine Tochter schon anspruchsvolle Sachen kochen«, mischte sich die Mutter ein. »Was die früher immer alles so zubereitet hat ...«

Das waren Diätgerichte aus den Zeitschriften, dachte Lena. Nur deshalb war sie überhaupt motiviert gewesen, sie zu kochen. Aber die Mutter begann der Ernährungstherapeutin zu erzählen, was sie zu Hause immer alles gegessen hatte. Lena wäre am liebsten im Erdboden versunken. Das konnte doch nicht wahr sein, dass ihre Mutter der Ernährungstherapeutin etwas über gesundes Essen erzählte. Hilflos blickte sie die beiden an, unfähig irgendetwas zu sagen. Die Ernährungstherapeutin lächelte, verabschiedete sich dann höflich und ging.

»Was hat die für eine Essstörung?«

»Mama, das war meine Ernährungstherapeutin!«

»Ich habe mich schon gewundert, denn die sieht doch eigentlich ganz normal aus.«

Um zwölf Uhr wurden sie vom Oberarzt begrüßt. Neben Lena besuchten drei weitere Patientinnen das Angehörigenseminar – Antje mit ihren Eltern und ihrer Schwester;

Bianca, die adipös war und mit der sie sich schon ein paar Mal auf den Therapiespaziergängen unterhalten hatte, hatte ihren Vater und ihren Bruder mitgebracht und eine Margot, die Lena kaum kannte, nahm zusammen mit ihrem Ehemann teil. Der Oberarzt erklärte kurz den Sinn des Familienseminars und betonte, dass die Klärung der Schuldfrage nicht sinnvoll sei, weil sie zu nichts führe, und dass das Familienseminar eher dazu da sei, wieder ins Gespräch zu kommen und in die Zukunft zu schauen. Sie saßen im Stuhlkreis, alle sollten sich vorstellen und ihre Erwartungen formulieren.

»Anleitung kriegen, wie man mit so einer Tochter umgeht«, sagte die Mutter. »Alles, was man macht, ist ja sowieso wieder falsch. Für uns ist das auch nicht einfach.«

Der Oberarzt lächelte freundlich und Lena spürte, dass sie ihrer Mutter sein Verständnis nicht gönnte. Immer hatte sie das Gefühl, dass es ihrer Mutter im Grunde genommen nur um sich selbst ging. Um Konflikte zu vermeiden, sagte sie nach ihrer Vorstellung dann aber auch, dass sie sich mehr gegenseitiges Verständnis wünsche. Biancas Vater hatte gar keine Erwartungen und auch ihr Bruder zuckte nur mit den Schultern. Lena merkte, dass alle außer dem Oberarzt sich unwohl fühlten.

Zum Glück durften sie bald darauf in den Speisesaal. Die Patientinnen, die Familienseminar hatten, mussten nicht wie sonst an den jeweiligen Gruppentischen sitzen, sondern bekamen zusammen mit ihren Angehörigen die kleinen Tische an der Wand zur Küche zugeteilt, an denen sonst nur die Therapeuten aßen.

Lena und ihre Mutter saßen mit Margot und ihrem Mann an einem Tisch. Sie sprachen nicht viel. Die Mutter lobte das Essen und starrte zwischendurch immer wieder verstohlen zu den Tischen der anderen Patienten. Lena blickte sich nach Rodja um, der grinste, als er sie mit ihrer Mutter entdeckte. Ein bisschen fühlte sie sich wie auf dem Präsentierteller, denn zumindest die Frauen aus ihrer

Gruppe wussten nun, dass das ihre Mutter war, von der sie schon erzählt hatte.

»Ist eigentlich eine ganz nette Atmosphäre hier«, sagte die Mutter. »Und das Essen scheint vernünftig zu sein.«

Lena lächelte. Sie hätte ihre Mutter dafür umarmen können, dass sie endlich einmal etwas Positives sagte. Und ihr wurde bewusst, wie sehr sie diese mollige Frau in ihrem sorgsam gewählten Bankerinnen-Outfit doch eigentlich liebte. Schließlich war sie ihre Mutter. Verdammt, das Seminar hatte kaum angefangen und schon wurde sie sentimental ...

Sie hatte Angst vor der Therapiestunde am Nachmittag und war froh, dass sie nach dem Essen erst einmal zu einer halben Stunde Mittagspause auf ihrem Zimmer verpflichtet war. Ihre Mutter ging währenddessen im Kurpark spazieren und brachte später den Vater mit zurück zur Klinik.

Dann saßen sie alle drei auf dem Sofa an der Rezeption, warteten auf die Gruppentherapeutin, die Mutter fragte den Vater aus Verlegenheit nach seinem morgendlichen Unterricht und Lena versuchte, die Aufregung in ihrem Bauch zu kontrollieren.

»Ich fände es gut, wenn wir in die Vergangenheit gucken würden«, sagte Lena auf die Frage der Gruppentherapeutin, was sie denn mit ihren Eltern besprechen wolle.

Die Therapeutin wandte sich den Eltern zu, die unsicher auf dem Sofa in einem der Gemeinschaftsräume saßen, der nun als Gesprächszimmer diente.

»Wären Sie damit einverstanden?«

»Ja.« Die Mutter nickte. »Ich kann ja mal erzählen, wie das immer so war mit dem Essverhalten unserer Tochter und wann das aus dem Ruder gelaufen ist.«

Lena atmete tief durch. »Ich möchte gar nicht über mein Essverhalten sprechen.« Ihre Mutter zog erstaunt die Augenbrauen hoch. Lena fuhr leise fort. »Eigentlich würde ich gerne mehr über meine Schwester erfahren.«

Der Vater saß wie versteinert da, die Mutter schnappte nach Luft. »Das kannst du uns nicht antun, Lena, du weißt, wie sehr wir noch immer darunter leiden und wie schwer uns das fällt. Du kannst dir gar nicht vorstellen, was es bedeutet, sein Kind zu verlieren.«

»Eben«, sagte Lena und ihre Stimme war leise im Gegensatz zu der ihrer empörten Mutter. »Ich möchte das einfach mal verstehen und darüber sprechen.«

»Was soll denn das? Wir haben dich doch von klein auf mit einbezogen in unsere Friedhofsgänge und alles. Da gibt es doch jetzt nun wirklich keinen Redebedarf mehr.«

»Bei Ihrer Tochter gibt es aber offensichtlich Redebedarf. Lena äußert einen Wunsch und Sie fragen, wie sie Ihnen das antun kann – meinen Sie nicht, dass wir diesen Wunsch erst einmal ernst nehmen sollten?«

»Es ist eben sehr schwer für uns.« Die Haltung des Vaters war steif und angespannt. »Aber wenn Lena das wünscht ...«

Die Mutter warf dem Vater einen irritierten Blick zu. »Ja, aber ist das denn so gut, die Vergangenheit aufzuarbeiten? Sollte Lena nicht besser in die Zukunft gucken?«

»Manchmal stellen sich in Bezug auf die Vergangenheit Fragen, die einem für die Zukunft helfen können. Und ich betone noch einmal, dass es hier nicht um Schuld geht. Ich bin davon überzeugt, dass alle Eltern ihre Kinder nach bestem Wissen und auch danach, wie sie selbst Erziehung erfahren haben, erziehen.«

Sie saßen alle vier da und schwiegen. Die Therapeutin war die einzige, die sich in ihrer abwartenden Haltung wohlzufühlen schien.

»Na ja«, seufzte die Mutter schließlich. »Von mir aus. Wenn es unbedingt sein muss. Was möchtest du denn wissen?«

Lenas Herz schlug ihr bis zum Hals. Wie konnte sie mit ihren Eltern darüber sprechen, die litten ja jetzt schon, so wie sie dasaßen, fast ängstlich und voll von nie verarbeiteter Trauer. Die beiden erschienen ihr so zerbrechlich – und genau das war es vielleicht, warum sie sich immer zurückgehalten hatte bei dem Thema.

»Warum sagen Sie nichts?«

»Ich weiß nicht. Ich kann nicht. Ich will niemanden verletzen.«

Die Therapeutin musterte die Eltern, die reaktionslos auf dem Sofa saßen. »Merken Sie, dass Sie Lena ein bisschen den ›Schwarzen Peter‹ zugeschoben haben? Wenn sie jetzt eine Frage stellt und es Ihnen danach schlecht geht, ist sie schuld.«

»Ich hab doch gesagt, dass sie fragen kann.« Die Mutter hatte den Tonfall eines patzigen Kindes.

»Vielleicht darf ich Ihnen einfach mal eine Frage stellen?«

Die Eltern nickten schwach.

Lena war erleichtert, dass die Therapeutin ihr half. Sie selbst war zu sehr berührt, als sie ihre Eltern dort sitzen sah und besonders ihren Vater, in dessen Augen sie Fluchtgedanken las.

»Würden Sie mir erzählen, was genau damals mit Ihrer ersten Tochter passiert ist?«

Die Mutter schluckte und der Vater schien immer mehr in sich zusammenzusinken.

»Sarah war eineinhalb.« Die Augen der Mutter waren glasig und ihre Stimme leise geworden. »Sie war so ein fröhliches, unbeschwertes Kind. Ein richtiger kleiner Wirbelwind. Es war ein Unfall. Wir waren bei Bekannten zu Besuch. Die hatten selbst Kinder, einen großen Garten, komplett umzäunt, und einen Gartenteich, ebenfalls mit einem absolut kindersicheren Zaun. Also haben wir Sarah mit den anderen Kindern umhertollen lassen.« Die Mutter holte ein Taschentuch aus ihrer Hosentasche und schnäuzte sich.

»Es fällt mir schwer«, sagte sie entschuldigend zu der Therapeutin. Die nickte nur. »Wir saßen auf der Terrasse, hatten aber die Kinder die meiste Zeit im Blick. Unser Holger spielte mit dem Sohn der Bekannten auf der Terrasse mit Spielzeugautos, die anderen drei rannten durch den Garten. Nur ein Teil des Gartens hinter der Garage war von der Terrasse aus nicht einsehbar. Aber die älteren Kinder waren ja dabei. Doch plötzlich schrie eines der Kinder nach seinem Vater und dann Sarahs Namen. Diesen Schrei werde ich nie vergessen. Wir stürzten zu den Kindern.

Sarah war kopfüber in einen Bottich mit Regenwasser gefallen. Das Regenwasser war nur etwa zwanzig Zentimeter hoch, aber sie lag dort mit dem Gesicht nach unten und bewegte sich nicht. Die zwei Kinder der Bekannten standen ratlos daneben. Mein Mann und ich stürzten zum Bottich. Sarah war bewusstlos. Wir haben sofort Erste Hilfe geleistet und unsere Bekannten haben den Notarzt gerufen, aber es war zu spät. Der Arzt konnte dann nur den Tod feststellen.

Das war ein riesiger Schock. Der Gartenteich war schließlich umzäunt gewesen und an Wasser im Bottich hatten wir überhaupt nicht gedacht. Sarah war vornübergekippt, mit dem Gesicht ins Wasser, und muss einen Schock bekommen haben. Die beiden Kinder der Bekannten haben das auch nicht sofort bemerkt. Sie glauben gar nicht, wie viele Vorwürfe wir alle uns immer wieder gemacht haben. Es war schrecklich.«

Der Vater nickte. »Diese Bilder kriegt man nicht mehr aus dem Kopf. Sarah vornüber ... Und die Erste Hilfe vergebens.«

Lena stellte sich ihre Eltern vor, wie sie Sarah schüttelten und alles versuchten, aber sie einfach nicht zu sich kam. Sie kannte die Geschichte in ihrer kürzesten Version.

Es war eine schreckliche Geschichte.

Und vielleicht hatte Lena wirklich Glück gehabt, das nicht miterleben zu müssen. Wobei auch Holger sich kaum erinnern konnte, obwohl er damals dabei gewesen war.

Aber sie hatte kein Glück gehabt in eine trauernde Familie hineingeboren worden zu sein. Doch das konnte sie den Eltern unmöglich sagen, jetzt, wo sie das Erzählen schon wieder sichtlich belastete.

»Das war sicherlich sehr schlimm für Sie.«

Die Mutter nickte. Ja, es war schlimm, dachte Lena, aber es war inzwischen fünfundzwanzig Jahre her.

»Es ist einfach das Schlimmste, wenn so ein kleines Kind ...« Die Mutter schluchzte. »Sie war doch erst eineinhalb. Als Mutter denkt man, man hätte sie alleine gelassen. Da, wo sie nun war, konnte ich mich nicht mehr um sie kümmern. Entschuldigen Sie, dass ich jetzt weine ... Ihr Schlafsack, die Kleidung, die sie vorher angehabt hatte, ihr Bettchen – all das roch nach ihr. Ich wollte den Geruch konservieren, aber er verflog immer mehr. Ich weiß, es klingt verrückt, aber sogar ihre letzte vollgemachte Windel habe ich aufgehoben, bis sie verschimmelt ist. Aber all diese Dinge brachten uns unsere Tochter nicht wieder.

Sie entglitt uns immer mehr. Der kleine Sarg in dem großen Grab – ich musste genau wissen, wo die Stelle ist, an der sie liegt, damit ich die Blumen an den richtigen Platz lege. So ein kleines Kind kann man nicht einfach gehen lassen. Man will es doch beschützen. Manchmal habe ich ihr an ihrem Grab Kinderlieder vorgesungen. In der Wohnung mussten wir irgendwann ihre Sachen wegräumen. Ich habe eine Kiste gepackt mit ihrem Lieblingskuscheltier, ihrem ersten Strampler, dem Lieblingskleid – aber das meiste haben wir irgendwann weggegeben. Bei jedem einzelnen Kleidungsstück hatte ich das Gefühl, einen Teil meiner Tochter wegzugeben. Mir blieben nur die Kiste, die Fotos, das Grab.«

Lena ertrug es kaum, ihre Mutter so aufgelöst zu sehen. Sie selbst hätte auch gerne geweint, aber ihre Tränen blieben irgendwo in ihr stecken und füllten sie mit stummer Traurigkeit.

»Und Hilfe hatten Sie gar nicht?«

Jetzt richtete der Vater sich auf. Seine Stimme war leise und bedeckt. »Es haben zwar Leute ihre Hilfe angeboten.

Aber uns war nicht zu helfen. Was wir gerne angenommen haben, waren Betreuungsangebote für unseren Sohn, damit wir in Ruhe trauern konnten und meine Frau nicht noch mehr Belastung hatte. Aber der Rest – da mussten wir alleine durch.«

»Glauben Sie das wirklich, dass Menschen mit Problemen immer alleine dadurch müssen?«

Der Vater nickte. »Da kann niemand helfen«, sagte die Mutter.

Die Therapeutin wandte sich Lena zu. »Kannten Sie die Geschichte?«

»In der Kurzform ja.«

»Wie geht es Ihnen, wenn Sie diese Geschichte hören?«

Lena blickte auf ihre Eltern und brachte die Worte nur leise hervor. »Es tut mir leid, was meine Eltern durchmachen mussten. Aber es macht mich auch wütend.«

»Was macht Sie wütend?«

»Dass ich in diese Trauer hineingeboren und hineingezogen wurde.«

»Ja, aber Lena, was sollten wir denn tun? Dir verschweigen, dass du eine Schwester hast?« Die Mutter klang empört. »Sarah gehört nun mal zu unserer Familie. Und ich weiß auch nicht, warum du jetzt auf ihr herumhacken musst.«

»Vielleicht war das auch für dich nicht immer einfach«, sagte der Vater beschwichtigend, »das verstehe ich schon, denn du kanntest Sarah ja nicht. Aber wir konnten unsere Trauer ja auch schlecht verbergen.«

Lena atmete tief durch. Die Therapeutin musterte sie, schien abschätzen zu wollen, ob sie sich selbst äußern würde.

»Ich verstehe es, dass es schlimm ist, was ihr erlebt habt, und dass ihr ein Recht auf eure Trauer hattet. Aber manchmal frage ich mich, wieso ihr mich überhaupt noch bekommen habt.«

Die Mutter setzte sich auf. »Aber Lena, wir wollten immer zwei Kinder!«

»Eben. Ihr wolltet zwei Kinder. War ich dann ein Ersatzkind? Hättet ihr mich bekommen, wenn Sarah nicht ...?«

»So darfst du das nicht sehen!«

»Schockiert Sie das, dass Ihre Tochter glaubt, ein Ersatzkind zu sein?«

Die Mutter nickte und hatte schon wieder Tränen in den Augen.

»Ich will euch überhaupt nicht verletzen oder einen Vorwurf machen. Eigentlich möchte ich nur verstehen, warum ich so bin, wie ich bin, und warum ihr so seid, wie ihr seid. Ich versuche das mal anders zu formulieren. Früher habe ich mich oft mit Claudi verglichen. Und Tante Sylvia hat immer so glücklich erzählt, was Claudi für ein Wunschkind war. Ich hätte mir auch so eine Geschichte über meine Geburt gewünscht. Aber bei uns gab es nur Geschichten von Sarah. Als ich klein war, hatte ich Angst vor Sarah, weil eine tote Schwester mir unheimlich war. Und später hast du, Mama, mich immer mit Sarah verglichen und das konnte einfach nicht gerecht sein, weil Tote einen unantastbaren Heiligenschein haben und Lebende nicht.«

»Hast du das wirklich so empfunden, Lena?« Der Vater klang entsetzt. »Wir dachten immer, du nimmst das alles nicht so tragisch, weil du das damals ja nicht mitbekommen hast.«

Die Mutter stimmte mit ein. »Eben. Und habe ich euch denn so oft verglichen? Es ist doch klar, dass man sich fragt, was die andere Tochter in dem Alter gemacht hätte und wie sie geworden wäre.«

Lena seufzte und wünschte sich, das Thema niemals angesprochen zu haben. »Aber auf Sarah hast du all deine Wünsche projiziert und sie dir perfekt vorgestellt. Ich habe auch versucht perfekt zu sein, doch da konnte ich doch gar nicht mithalten. Manchmal habe ich mich auch einfach ausgeschlossen gefühlt, weil alle außer mir Sarah kannten.«

»Aber so haben wir das doch nicht gemeint.«

»Merken Sie, dass Sie die ganze Zeit bemüht sind sich zu rechtfertigen? Dabei glaube ich, dass Sie das gar nicht nötig haben. Ich glaube, Ihre Tochter erwartet gar nicht so sehr Erklärungen, sondern viel mehr Verständnis. Sie sind natürlich voller Trauer um Ihre erste Tochter gewesen und sind es immer noch. Aber vielleicht können Sie versuchen, auch ein bisschen traurig darüber zu sein, dass Ihre zweite Tochter so viel mitbekommen hat von Ihrer Trauer. Dass da ein kleines Kind war, das versucht hat, es Ihnen recht zu machen, perfekt zu sein, und das Gefühl hatte – ob das berechtigt war, lassen wir mal beiseite – trotzdem nicht die gleiche Anerkennung zu bekommen wie die tote Schwester.«

Der Vater strich nervös über seine Hose. »Wir haben versucht, immer alle Kinder gleich zu behandeln. Aber ein Kind, das man verloren hat – das vergisst man nicht einfach so, Sarah wird wohl immer eine Sonderstellung einnehmen. Aber wieso haben wir denn nicht gemerkt, Lena, dass du darunter gelitten hast?«

Bei dem Wort ›gelitten‹ fühlte Lena sich schlecht – so, als würde sie mal wieder maßlos übertreiben. Sie hatte doch alles gehabt, die Eltern hatten ihr doch alles ermöglicht und nun kam sie daher ...

»Aber war das denn wirklich so schlimm?« Die Mutter faltete ihr tränennasses Taschentuch zusammen und steckte es zurück in die Hosentasche. »Ich meine, wir haben dich doch auch großgekriegt.«

»Natürlich habt ihr mich großgekriegt. Ihr habt mir auch viel ermöglicht und dafür bin ich dankbar. Trotzdem habe ich mich oft gegenüber meiner toten Schwester zurückgesetzt gefühlt. Wie sollte ich das denn als kleines Kind verstehen, dass euch die Trauer zusteht?«

»Und deshalb hast du jetzt eine Essstörung oder was?«

Jetzt kamen Lena die Tränen. Sie wusste nicht mehr, wie sie sich vor ihrer Mutter dafür rechtfertigen sollte, Sarahs Tod angesprochen zu haben.

»Ich hatte Ihnen ja am Anfang gesagt, dass es nicht um Schuld geht. Sie scheinen aber alle Äußerungen des jeweils anderen doch als Vorwurf aufzufassen. Und jetzt sehe ich hier eine Mutter, die entsetzt ist, weil ihre Tochter einen kleinen Teil ihrer Kindheit hinterfragt, und eine Tochter, die ebenso fassungslos ist, weil ihre Eltern nicht verstehen, was sie ihnen sagen will.« Die Therapeutin ließ ihren Blick erst zu den Eltern gleiten und dann zu ihr. Sie saßen da, fand Lena, als hätte jeder von ihnen eine dicke Mauer um sich errichtet, um vom jeweils anderen nicht verletzt werden zu können. Der Blick der Therapeutin wich nicht von ihr und Lena wischte ihre Tränen mit dem Pulloverärmel ab.

»Was fühlen Sie jetzt?«

»Ich möchte meinen Eltern gar keinen Vorwurf machen und es tut mir leid, wenn das so ankommt. Trotzdem habe ich ein Recht darauf, in meinem Leben zu gucken, warum ich so bin, wie ich bin, und warum ich meine Probleme zum Beispiel durch eine Essstörung kompensiere. Und zu meinem Leben gehört nun mal auch meine Kindheit in einer Familie, die getrauert hat.«

»Und Sie? Wie geht es Ihnen gerade?«

Die Mutter bekam wieder glasige Augen. »Ich verstehe einfach nicht, wieso Lena das jetzt alles hinterfragt.«

»Ich verstehe das schon ein bisschen.« Der Vater räusperte sich. »Wir hatten Phasen, wo wir beide sehr niedergeschlagen waren. Das hat sich möglicherweise auch etwas auf die Kinder übertragen. Vielleicht kann man das auch gar nicht verhindern, wenn das Schicksal einer Familie so zusetzt. Sicher haben wir versucht, Holger und Lena so normal wie möglich aufwachsen zu lassen. Aber wir brauchten eben auch Raum für unsere Trauer, für die Friedhofsbesuche und solche Dinge.«

Lena wollte dem Vater dankbar zulächeln, aber alles, was sich in ihrem Gesicht Bahn brach, waren die Tränen.

»Na ja«, sagte die Mutter leise, »ich habe immer gedacht, dass Lena ja nicht so viel davon mitbekommen hat, aber vielleicht hat Sarahs Tod nicht nur Opfer von mir und meinem Mann gefordert, sondern auch von unseren beiden anderen Kindern – wahrscheinlich auch durch unsere Trauer. Das habe ich mir nie so bewusst gemacht.«

»Wissen Sie, was ich gut finde?« Die Therapeutin lächelte. »Sie haben gerade nicht wie vorhin immer gesagt: ›Aber was sollten wir denn tun?‹ Wir alle können die Vergangenheit nicht rückgängig machen. Die meisten Menschen handeln so, wie sie in dem Moment handeln müssen. Wenn man das akzeptieren kann, dann kann man vielleicht auch akzeptieren, dass das eigene Handeln vielleicht nicht perfekt war. Wie geht es Ihnen jetzt damit?«

»Etwas aufgewühlt wegen der Geschichte mit Sarah.« Die Mutter sprach leise, bevor sie ihre Stimme wieder von kraftvoller Selbstbeherrschung tragen ließ. »Aber ansonsten geht es mir nicht anders als vorher und ich glaube auch nicht, dass wir uns gleich anders als vorher unterhalten werden.«

Die Therapeutin blickte zum Vater, der einen Moment zögerte, bevor er leise sagte: »Man fragt sich jetzt natürlich schon, ob man so blind war vor Trauer, dass man nicht gemerkt hat, dass sich das jüngste Kind zurückgesetzt gefühlt hat.«

»Und wie geht es Ihnen jetzt?«

Lena holte tief Luft in der Hoffnung, dass Sauerstoff ihre Stimme nicht ganz so zittrig und unsicher klingen ließe.

»Ich bin hin- und hergerissen. Heute kann ich die Trauer meiner Eltern sehen und auch ein Stückchen weit nachempfinden. Das konnte ich als Kind nicht. Da habe ich vieles einfach nicht verstanden. Das macht mich gerade sehr traurig.«

Die Therapeutin blickte auf ihre Armbanduhr. »Okay, ich würde vorschlagen, dass wir unser Gespräch morgen fortsetzen und uns dann etwas mehr mit der Gegenwart und Zukunft beschäftigen. Sie haben ja noch den Nachmittag zusammen, vielleicht kommen Sie auch so noch etwas ins Gespräch.«

Sie liefen schweigend durch den Kurpark. Das Gespräch war anstrengend gewesen und Lena war sich nicht sicher, ob es überhaupt so viel ergeben hatte. Draußen war es kühl, aber die frische Luft tat gut. Die gepflegten Parkanlagen ließen erahnen, wie viel hier nach dem Winter blühen würde. Bestimmt war es im Sommer schön hier auf den Bänken vor der großen Fontäne. Wäre sie wegen der Architektur hier gewesen, hätte Lena genau den Stil des englischen Landschaftsgartens erkennen können, die großen Rasenflächen, die exakt angeordneten Büsche und Bäume und die geschwungenen Wege. Und sie hätte die beiden historischen Badehäuser ebenso betrachten können wie das Kurhaus, die Wandelhalle und das Theater. Aber sie war nicht wegen der Architektur hier, deshalb wurde der Kurpark zur tristen Kulisse für eine Familie, die ihren Gedanken nachhing.

»Vielleicht hätten wir es dir mehr erklären müssen«, sagte der Vater in das Schweigen hinein.

»Ich wusste einfach nicht, was Trauer ist, deshalb habe ich manches nicht verstanden.« Leise fügte Lena hinzu: »Inzwischen weiß ich es.«

Sie verließen den Kurpark an der Therme und liefen durch die Straßen.

»Das mit den Vergleichen«, sagte die Mutter plötzlich, »das war wohl nicht richtig. Aber du weißt doch, dass wir auch stolz auf dich sind und dein Studium.«

Am liebsten hätte Lena den Kopf geschüttelt, aber stattdessen nickte sie stumm.

Am nächsten Morgen kam die Mutter zunächst wieder alleine, während der Vater in der Schule unterrichtete. Um neun Uhr gab es im Konferenzraum einen Film über die Klinik. Darin wurden alle drei großen Essstörungsformen vorgestellt. Lena musste mal wieder feststellen, dass ihr Aspekte aus allen drei Essstörungen bekannt vorkamen und sie sich doch mit keiner davon hundertprozentig identifizieren konnte.

Im Anschluss gab es eine Gesprächsgruppe für die Patienten und ihre Angehörigen mit dem Nachsorgetherapeuten. Sie sprachen über das Klinik- und Therapiekonzept, über Eigenverantwortung und den Umgang mit der Krankheit. Die Angehörigen erzählten, wie sie von der Essstörung erfahren hatten und wie es ihnen damit ging. Als Lena ihre Mutter berichten hörte, wurde ihr zum ersten Mal klar, wie sehr auch die Eltern das Ganze belastete und wie hilflos auch sie waren. Letztendlich hatten es sich ja alle, die in diesem Raum saßen, nicht ausgesucht. Der Austausch mit den anderen Angehörigen war sowohl für ihre Mutter als auch für Lena aufschlussreich und als sie sich anschließend in der Fußgängerzone die Füße vertraten, sagte die Mutter: »Ob ich mich an die Art dieser Psychologin von gestern gewöhnen könnte, weiß ich nicht, aber es tat schon ganz gut, mal andere Eltern kennenzulernen.«

Am Nachmittag saßen sie wieder alle drei da – der Vater war direkt aus der Schule gekommen, die Mutter hatte sich zuvor in einem Modegeschäft eine neue Bluse gekauft und Lena hatte ihre Mittagspause mit Liane auf dem Zimmer verbracht und ihr ein bisschen vom Familienseminar erzählt.

Nachdem die Therapeutin in die Runde gefragt hatte, wie sich jeder von ihnen am Tag zuvor nach dem Gespräch gefühlt hatte, sprachen sie über den Umgang miteinander und wie es nach dem Klinikaufenthalt weitergehen könnte.

Lena wandte sich an ihre Mutter. »Als ich zugenommen habe, haben mich deine Kommentare zu meinem Gewicht immer sehr verletzt. Ich möchte in Zukunft nichts mehr über meine Figur hören, egal wie dick oder dünn ich bin.«

»Ja, aber irgendjemand musste dir doch sagen, dass es so nicht weitergehen konnte, sonst wärst du immer dicker geworden.«

Offensichtlich verstand ihre Mutter es immer noch nicht. »Ich bin aber dicker geworden, weil es mir psychisch schlecht ging, weil ich einsam war, weil ich niemandem zum Reden hatte. Mir hätte es mehr geholfen, wenn du mich gefragt hättest, wie es mir geht, anstatt auf meinem Gewicht herumzuhacken.«

»Aber warst du nicht auch unglücklich, weil du so dick warst?«

»Ich war dick, weil ich unglücklich war, und natürlich war ich auch unglücklich, weil ich zugenommen hatte. Ich habe ja auch eine Weile lang geglaubt, dass ich erst abnehmen muss, um glücklich zu werden. Aber jetzt glaube ich, dass es besser ist, erst mein Leben in den Griff zu kriegen, und dann kann ich vielleicht irgendwann auch wieder abnehmen.«

»Ich hab es ja nur gut gemeint und wollte dich damit auch nicht ärgern. Nur kenne ich es schließlich von mir, dass man mit so einem Gewicht ja auch nicht ganz glücklich ist.«

»Wenn ich mich mal einmischen darf ...« Die Therapeutin hatte die Beine übereinandergeschlagen und fixierte stirnrunzelnd die Mutter. »Sie haben auch mit Ihrem Gewicht zu kämpfen?«

»Ja, wie man sieht ... Da hilft auch nix, keine Diät und so, ich hab ja schon alles ausprobiert. Aber wenn man drei Kinder geboren hat, dann muss man sich wohl damit abfinden. Ich bin eben nicht so ein Spargel wie mein Mann, der kann ja alles essen, der wird einfach nicht dicker. Und Lena kommt offensichtlich nach mir, aber sie ist ja noch so jung.«

»Ich komme nicht nach dir. Jedes einzelne Gramm, das ich zu viel draufhabe, habe ich mir durch die Essstörung mit überschüssigen Kalorien angefressen. Das ist keine Veranlagung, das waren einfach Fressanfälle.«

»Und bei Ihnen kommt das von ganz alleine?«, fragte die Therapeutin spitz.

»Na ja, als junges Mädchen war ich auch schlank. Aber mit den Jahren ...«

Der Vater legte seine Hand auf den Oberschenkel der Mutter. »Du hattest auch immer ganz schön viel Stress und dann die Trauer ...«

»Willst du damit sagen, dass ich mir das angefressen habe?« Die Mutter klang empört.

»Fänden Sie das denn schlimm, wenn Sie sich das angefressen hätten?«

»Ja, ich bin schließlich ein disziplinierter Mensch. Und ich habe ja auch schon so viele Diäten durchgehalten. Langfristig hat das jetzt zwar nicht so viel Erfolg gebracht, aber ich denke, mit dem Alter wird das auch immer schwieriger. Ich möchte doch einfach nur, dass es Lena nicht so ergeht wie mir.«

»Das Thema Figur spielt schon eine große Rolle in Ihrer Familie, oder?«

»Bei den Männern nicht, aber meine Schwägerin und Lenas Cousine haben da auch immer genauso drauf geachtet wie wir. Na ja, bei meiner Schwägerin ist das auch alles etwas einfacher, wissen Sie, die hat studiert, ist Grundschullehrerin, außer dass die auf das zweite Kind etwas länger warten mussten, hatten die bisher sehr viel Glück im Leben.«

»Ach Christa, das klingt ja jetzt so, als ob wir mit Jürgen und Sylvia konkurrieren würden.«

»Na ja, wenn man so eng beieinander wohnt und Kinder im gleichen Alter hat, vergleicht man eben auch mal.«

Lena starrte ihre Eltern an. Nie hätte sie gedacht, dass die Mutter, die immer so selbstbewusst und herrisch schien, sich von Geschehnissen im Nachbarhaus verunsichern ließ. Sie hatte immer geglaubt, dass sie mit ihrem Neid auf Claudi, deren heile Familie und ihre glückliche Geburtsgeschichte alleine sei.

»Ich habe das Gefühl, dass Sie noch mit Ihrem Schicksal und dem Tod Ihrer Tochter hadern. Nun ist das ja schon ziemlich lange her. Haben Sie noch nie darüber nachgedacht, sich professionelle Hilfe zu holen?«

»Meinen Sie etwa, wir sind verrückt?«

»Ist Ihre Tochter verrückt, weil sie sich hier in der Klinik Hilfe gesucht hat?«

»Nein, aber was sollen denn die Leute denken? Mir reicht es ja schon, dass ich das hier überall erklären muss.«

»So eine Therapie macht man ja nicht öffentlich. Wenn Sie möchten, kann ich Ihnen gerne mal eine Liste mit Anlaufstellen heraussuchen. Ich will Ihnen auch nicht zu nahetreten, ich stelle nur fest, dass Sie es sich immer noch sehr schwer machen mit vielen Dingen.«

Der Vater schwieg und starrte auf den Boden. Die Mutter wischte sich durch die Augen. »Danke«, sagte sie leise. »Danke, dass Sie das ernst nehmen. Wissen Sie, nach so vielen Jahren müsste man eigentlich drüber hinweg sein, deshalb kann das auch niemand verstehen.«

»Es gibt nun mal Wunden, die immer wieder aufgehen und vielleicht nie verheilen. Ich möchte aber, dass Sie wissen, dass es Ihr gutes Recht ist, sich auch nach so vielen Jahren Hilfe zu holen. Da müssen Sie keine Scheu haben.«

Lena wusste, dass die Mutter die Aufmerksamkeit der Therapeutin mehr genoss, als sie zugab. Aber sie glaubte nicht, dass die Mutter sich wirklich trauen würde zu einem Psychologen zu gehen. Es war ihr auch egal, denn letztendlich war es nicht ihr Problem.

Sie hatte sich Hilfe geholt und sie kämpfte darum, mit all dem fertig zu werden – auch mit der Trauer um Gertrud und ihren Opa. Was die Eltern machten, war letztendlich deren Sache.

Plötzlich war sie sicher, in Zukunft nicht wieder so abhängig zu sein von den Kommentaren der Mutter. Sie wollte nicht mehr mit vorteilhafter Kleidung versuchen ihre Figur zu kaschieren, um den Eltern zu gefallen. Wenn sie aus der Klinik käme, würde sie ihr eigenes Leben leben.

Die Therapeutin und die Eltern überlegten, wie man Lena vor Rückfällen bewahren beziehungsweise ihr bei Rückfällen helfen könnte. Aber Lena hatte auf einmal die tiefe Gewissheit, dass weder ihre Eltern noch die Therapeutin ihr wirklich helfen konnten.

Die Macht lag ganz allein bei ihr selbst.

Sie wollte nicht mehr ihre Träume in die Zukunft verschieben, sie wollte endlich wieder leben. Und sie würde es, das wusste sie jetzt.

# 8. Du machst hier dein Ding zu Ende

Der Park war von der Landesgartenschau übriggeblieben und um diese Jahreszeit menschenleer. Es war März und die Platanen an der langen Allee sehnten sich nach der Sonne, die sie Schatten werfen ließ, die Beete dazwischen waren farblos, ihre einstige thematische Ausrichtung verblasst.

»Du bist echt fett!«, sagte Rodja.

Lena lachte. »Du auch!«

Sie hatten neben der Allee einen Spiegelgarten entdeckt und nun standen sie zwischen ein paar Bäumen vor den großen Lügnern aus Glas, die reflektierten, was nicht Wirklichkeit war. Die sie verzerrten, mit ihren Proportionen spielten, sie wachsen und schrumpfen, abmagern und zunehmen ließen.

»Jetzt sieht man uns die Essstörung wenigstens mal an«, sagte Rodja und grinste sein klapperdürres Abbild an.

»Ja«, sagte Lena mit tiefer Stimme und lachte über ihren breiten Bierbauch und ihr Doppelkinn in einem anderen Spiegel. Das Kribbeln in ihrer Magengegend wurde größer, ohne reflektiert zu werden. Es wuchs zu einer leisen Aufregung, sie blickte zu Rodja, der sich gerade mit einer Birnenfigur betrachtete, und es fühlte sich richtig an.

»Komm mal her«, rief Rodja und schob Lena dann vor einen Spiegel, der ihren Körper nach einer ausgeprägten Adipositas dritten Grades aussehen ließ.

»Selbst, wenn du so dick wärst – ich fände dich trotzdem toll.«

Lena schluckte, wusste gar nicht, was sie sagen sollte, vielleicht wurde sie rot.

»Du bist etwas ganz Besonderes, nicht so wie die anderen«, flüsterte Rodja und gab ihr einen Kuss in den Nacken.

Sie zog ihn zu sich, da waren sie, seine grüngrauen Augen und endlich waren sie nah. Sie hatte das Gefühl in seinen Blick hineingezogen zu werden. Und küsste ihn, ihre Lippen trafen sich erst vorsichtig, dann fordernd.

Einen Moment kam Lena in den Sinn, dass sie vor Kurzem noch überlegt hatte, ob sie einen Bulimiker würde küssen können, ob sie nicht immer daran denken müsste, dass ... Aber jetzt war ihr das egal, plötzlich war da nur noch Verlangen und endlich wieder jemand, der sie im Arm hielt.

Rodja nahm ihre Hand und dann liefen sie gemeinsam die Allee entlang. Rechts und links von ihnen wechselten sich jeweils neun karreeförmig zusammenstehende Platanen mit Ideengärten ab, dazwischen ein Gewächshaus. Sie sprachen nicht viel, hielten sich einfach nur fest. Etwas erhöht ragte die Allee wie ein Riegel in die Landschaft und sie fühlten sich erhaben, weil der Weg in diesem Moment nur ihnen gehörte und die Liebe auch. Eine Brücke führte sie über Baumkronen und einen tiefergelegenen Weg hinweg zum hinteren Teil der Allee, der vor einem Feld endete und sie eine schmale Rampe hinab zurück auf den Boden der Tatsachen leitete.

Sie bogen in einen Weg ein, der durch ein Biotop um einen stillen See herumführte. Noch schien der See farblos wie der Himmel, die Natur war blass, aber voller Erwartung.

»Und jetzt?«, fragte Lena.

»Wenn ich Ihnen die Klinikordnung zitieren darf, Fräulein Pfannkuch«, sagte Rodja mit gespielt hoher Stimme, »Pärchenbildung und sexuelle Kontakte sind im Interesse Ihres Therapieerfolges nicht gestattet.«

Lena prustete los. »Dann bleiben wir eben essgestört, aber dafür ein Paar.«

Sie blieben stehen, küssten sich und Rodja umklammerte ihre Taille. Lena spürte ihren Speck nicht mehr und auch Rodja schien er egal zu sein. Alles war unwichtig. Dass er in Berlin wohnte, dass sie beide Probleme hatten, dass sie sich in der Klinik eigentlich um andere Dinge kümmern sollten. Wichtig waren nur sie beide und der Moment in diesem verlassenen Park.

Alles würde gut werden, dachte sie, alles würde gut werden.

Lena konnte nicht verbergen, dass sie glücklich war. Die Therapeuten sprachen von dem Knoten, der offensichtlich bei ihr geplatzt sei. Liane hatte sie sich anvertraut, denn als ihre Bettnachbarin hätte sie sowieso mitbekommen, dass Lena sich abends häufiger aus dem Zimmer schlich. Rodja hatte ein Einzelzimmer, deshalb trafen sie sich nachts bei ihm, während sie sich tagsüber auf ihre Gruppen konzentrierten und versuchten, sich im Speisesaal nicht allzu auffällig anzugucken. Und sie gingen häufiger in den Park mit der langen Allee, weil man im Kurpark oder am Fluss viel mehr Gefahr lief, auf andere Patienten zu treffen. Trotzdem wurde über sie getuschelt, aber das war ihnen egal.

Sie waren beide nackt und verletzlich, wenn sie abends zusammen in seinem Bett lagen. Über Rodjas Körper zogen sich alte Narbenmuster und über Lenas Körper Bindegewebsrisse vom Zu- und Abnehmen. Sie tauschten Verletzlichkeit gegen Verletzlichkeit und das nahm ihnen die Scham.

»Wie gut, dass bei Ihnen endlich der Knoten geplatzt ist«, fiepte Rodja in ihr Ohr und lachte.

»Hauptsache, das Kondom platzt nicht«, flüsterte Lena und küsste ihn.

»Hauptsache, die Nachtschwester platzt nicht herein.« Rodja grinste und fuhr mit seinen Lippen über ihre Brust.

Lena zog seinen schlanken Oberkörper an sich. »Ich hoffe, du hast in deiner Wohnung in Berlin auch Platz für mich.«

»Och, in Berlin gibt es ganz viele Plätze.« Rodja fuhr mit seinen Händen über ihren Bauch. »Im Winter können wir auch Plätzchen backen. Aber ich hoffe, dass mein Platz hier in der Klinik nicht von einem allzu attraktiven neuen Mann besetzt wird, der auch Platz in deinem Herzen findet.«

»Jetzt spinnst du aber.«

Seine Augen funkelten. »Nein, ich platze gleich vor Erregung.«

Später lagen sie nebeneinander unter seiner Decke und lauschten in die Dunkelheit.

»Was meinst du, was passiert, wenn die Nachtschwester uns erwischt?«, flüsterte Lena.

»Dann müssen wir bestimmt zum Chefarzt.«

»Und was erzählt der uns dann?«

»Keine Ahnung, willst du es ausprobieren? Dann weißt du es.«

»Nein, lieber nicht.«

Es ging ihr gut.

Niemals hätte sie gedacht, dass sie in dieser Klinik so glücklich sein und sich plötzlich alles so leicht anfühlen könnte. Verliebtsein konnte vieles überdecken, dessen war sie sich bewusst, aber ihr war es schon lange nicht mehr so gut gegangen – sie musste es genießen, wollte diesen Moment, dieses Kribbeln, Rodja, einfach alles festhalten.

»Ich will nicht, dass du Dienstag entlassen wirst und ich dann hier alleine bin.«

»Ich rufe dich jeden Abend an. Und wenn du auch entlassen wirst, kommst du zu mir nach Berlin.«

»Aber wie soll ich mich denn hier noch auf die Therapie konzentrieren? Am liebsten würde ich sofort mit dir mitkommen.«

»Nutz die Zeit noch für dich. Und denk an die Dinge, wegen denen du eigentlich hier bist. Hinterher bereust du es, wenn du die letzten Wochen verplempert und nur an mich gedacht hast.«

»Ich bereue gar nichts.«

Am späten Montagnachmittag saßen sie auf der Naturbühne im Landesgartenschau-Park. Der Wind wehte kühl und eigentlich war es zu kalt zum Sitzen, aber Lena wollte ewig mit Rodja hierbleiben, wollte weder zum Abendbrot in die Klinik noch zum Abschiedfeiern mit den anderen aus Rodjas Gruppe in seine Lieblingskneipe.

»Du machst hier dein Ding zu Ende.«

»Ja, muss ich wohl.«

»Du hast mir selbst gesagt, dass es noch so viel zu klären und zu bearbeiten gibt.«

»Aber das ist mir zurzeit gar nicht mehr so wichtig.«

»Mach es trotzdem, hier hast du die Chance.«

»Hast ja recht.«

Rodja zog etwas aus seiner Jackentasche. »Ich hab endlich dein Tuch gewaschen. Das Blut ist herausgegangen.«

Lena lächelte. »Damit hat alles angefangen.«

Rodja nickte und strich über das Tuch.

»Du kannst es behalten, wenn du willst. Bis ich in Berlin bin. Aber nicht benutzen, bitte. Wenn du den Drang hast, vergiss nicht mich anzurufen.«

Er schwieg und Lena wusste, dass auch sie es nie geschafft hatte jemanden anzurufen, um dem Verlangen zu fressen einen Riegel vorzuschieben.

»Hast du Angst?«

»Ein bisschen, aber ich freue mich auch.«

»Du schaffst das schon, ganz bestimmt.«

Sie standen auf und nahmen den Weg, der unter der großen Brücke hindurch zu den Wassergärten führte, die um diese Jahreszeit noch geschlossen waren. Wenn die Saison im Park begann, dann würde sie schon bei Rodja in Berlin sein, dachte Lena.

»Ich mag keine Abschiede«, sagte Rodja. »Du kommst nachher, wenn wir aus der Kneipe zurück sind, noch mal zu mir aufs Zimmer, aber morgen früh beachtest du mich einfach nicht mehr. Ich will das nicht vor den anderen, okay?«

Der nächste Morgen war schlimm für Lena. Abends in der Kneipe war es noch lustig gewesen, später auf Rodjas Zimmer wurden sie beide immer trauriger und nun schnürte es ihr richtig die Kehle zu. Ein anderer Mann aus Rodjas Gruppe brachte ihn zum Bahnhof. Am liebsten wäre sie hinterhergelaufen und einfach mit in den ICE gestiegen.

»Sie sehen heute nicht sehr glücklich aus«, sagte die Gestaltungstherapeutin.

»Kopfschmerzen.« Lena malte lustlos an ihrem Bild.

»Oh, in Ihrem Bild sind ja auf einmal Menschen.«

Lena schnaubte innerlich. Das hatte nichts zu bedeuten. Sie wollte nicht, dass jemand an ihren Bildern heruminterpretierte. Entschlossen nahm sie schwarze Wasserfarbe und überpinselte die Menschen einfach.

»Jetzt nicht mehr«, sagte sie triumphierend.

Blöde Grundschulbilder! Wer malte schon mit Wasserfarben? Sie vermisste ihre Architekturpläne. Lineal, Zirkel, millimeterfeine Genauigkeit, Perspektive. Sie wollte wieder ihre Visionen zu Papier bringen und nicht mehr zu irgendwelchen pseudopsychologischen Themen mit Wasserfarbe herumklecksen. Die Gestaltungstherapeutin sagte nichts mehr zu ihrem Bild, sondern wandte sich der nächsten Patientin zu, die gerne ihr Bild erklärte.

Nach der Therapie, als die anderen dabei waren den Raum zu verlassen, nahm die Gestaltungstherapeutin Lena zur Seite.

»Meinen Sie nicht, dass Sie sich ein bisschen kindisch verhalten, nur weil Ihr Freund heute entlassen wurde?«

»Woher wissen Sie ...?«

»Glauben Sie, wir sind blind?«

Lena zuckte mit den Schultern.

»Sie haben schon so viel erreicht und es wäre einfach schade, wenn Sie die restliche Zeit nicht für sich nutzen würden. Ich weiß, dass die Gestaltungstherapie nicht ihre Lieblingsbeschäftigung ist. Von mir aus setzen Sie sich beim nächsten Mal hier hin und zeichnen Ihre Architekturentwürfe, aber dann nutzen Sie wenigstens die anderen Therapien für sich. Dann vergeht die Zeit auch viel schneller.«

Lena schwieg. Sie fühlte sich ertappt.

»Tun Sie sich selbst den Gefallen und schaffen Sie sich eine Stabilität, die nicht nur auf Ihrer frischen Beziehung aufbaut.«

Lena presste ihre Lippen zusammen, nickte und lief dann auf ihr Zimmer. Dort brach sie in Tränen aus und wusste nicht einmal genau, warum. Verdammt, sie durfte sich nicht so sehr von einem Mann abhängig machen. Rodja hatte nichts davon, wenn sie nur an ihn dachte und sich aus der Klinik fortwünschte. Die Therapeutin hatte recht.

Sie musste die Zeit nutzen, denn es war ihre Zeit.

An einem Samstag ließ Lena sich vom Mittagessen befreien und ging zum Bahnhof. Sie war gedanklich wieder in der Klinik angekommen, hatte mit der Gruppentherapeutin die Familientherapie nachbesprochen und brachte sich auch in den anderen Therapien wieder mehr ein. Wenn sie abends mit Rodja telefonierte, genoss sie es, aber ansonsten hatte sie sich damit abgefunden, sich noch gedulden zu müssen.

Die Essensbefreiungen am Wochenende waren eigentlich dazu da, außerhalb der Klinik essen zu gehen und den Umgang mit nicht berechneten Portionen zu üben.

Doch Lena hatte an diesem Samstag gar keinen Hunger. Sie hatte nur genug Zeit haben wollen und sich deshalb vom Mittagessen abgemeldet. Die Märzsonne traute sich an diesem Wochenende endlich hinter den Wolken hervor und es fühlte sich nach Frühling an. Lena stieg in den Zug nach Bielefeld.

Auf dem Friedhof war es ruhig. Sie kannte den Weg zum Grab genau. Ein verhasster Weg, den sie und Holger früher oft widerwillig gegangen waren. Irgendwann hatten sie die schweren Metallgießkannen für sich entdeckt und zum Leidwesen der Eltern Wasserschlachten geführt oder zwischen den Grabsteinen Verstecken gespielt.

Sarahs Grab lag im Halbschatten. »Sarah Pfannkuch« stand schwarz auf dem hellen Stein mit dem Engelbildnis. Die eineinhalb Jahre, die zwischen dem Geburts- und dem Sterbedatum lagen, mussten den Grabstein für Außenstehende zu etwas Erschreckendem machen. Lena hatte diese Zahlen so oft gelesen, war mit ihnen aufgewachsen, dass sie es schwer fand, ihre Gefühle dazu zu finden. Die ordentliche Bepflanzung, die die Eltern jeden Sonntag pflegten, machte es ihr nicht leichter. Sie wusste noch nicht einmal, wie die Blumen hießen, die dort zentimetergenau nebeneinandergesetzt waren.

Sie atmete tief durch. Es fiel ihr schwer, diesem Grab etwas abzugewinnen; aber an welchem Ort sonst ...? Sie buddelte vor dem Grabstein ein kleines Loch und steckte die Plastikvase in die Erde. Dann holte sie eine Gießkanne, füllte die Vase mit Wasser und stellte den bunten Gerberastrauß hinein. So sah das Grab schon viel freundlicher aus. Hoffentlich würden sich die Blumen ein paar Tage halten.

Verdammt, dachte Lena, sie hätte gerne eine große Schwester gehabt. Auch, wenn es sie selbst dann wahrscheinlich gar nicht gegeben hätte. Aber Sarah konnte genauso wenig etwas dafür wie sie selbst. »Dass Sie Angst vor den leeren Stühlen, vor Engeln und Gespenstern haben, lag an Ihren Eltern, nicht an Ihrer Schwester«, hatte die Therapeutin gesagt. Sie trugen beide keine Schuld daran und doch durfte es nur Sarah oder Lena geben. Und selbst wenn der Unfall nicht passiert und die Eltern noch ein drittes Kind gewollt hätten, wäre Lena nicht die Lena gewesen, die sie jetzt war.

Vielleicht hatte alles so sein müssen.

Trotzdem war es nicht gerecht. Wurden tote Kinder größer oder blieben sie immer klein? Wenn Lena an Sarah dachte, hatte sie immer das Kleinkindfoto im Kopf, dabei wäre Sarah inzwischen 26 Jahre alt. Sicherlich hätte sie studiert und wäre wie Holger in das Berufsleben eingestiegen. Dann wäre Lena das einzige Kind gewesen, das noch an der Uni war. Vielleicht hätte Sarah auch schon ein Kind gehabt und Lena wäre Patentante gewesen.

Vielleicht.

Es war seltsam, in Sarah plötzlich eine Schwester zu sehen und nicht ein Gespenst. Sie stand da vor dem kleinen Grab, betrachtete die Gerbera und merkte, dass sie keinen Groll mehr in ihrem Magen trug. Keine von ihnen hatte sich das ausgesucht – sie konnten beide nichts dafür. Verdammt, sie konnten beide nichts dafür.

Lena war in der neunten Behandlungswoche angekommen und nun stand ihr das Realitätstraining bevor. Für fünf Tage durfte sie die Klinik verlassen, nach Wuppertal fahren und ausprobieren, wie sie außerhalb der Käseglocke zurechtkam. Danach würde sie noch drei Wochen Zeit haben an den Dingen zu arbeiten, die noch nicht so gut klappten.

Es war, als stünde sie mit einem Bein in der Vergangenheit und mit dem anderen in der Zukunft. Sie hatte eine Scheiß-Angst im Bauch. Die Angst rückfällig zu werden, die Angst vor Zuhause, die Angst davor, dass es mit Rodja außerhalb der Klinik vielleicht nicht so werden würde wie zuvor. Sie hatte das Gefühl, dass ihr ganzer Körper voller Bedenken war. Rodja schien ihre Aufregung am Telefon zu bemerken und Lena gestand ihm ihre Angst.

»Ich denke, das ist normal. In der Klinik ist man nun mal in einer geschützten Welt. Und draußen ist man ausgeliefert. Aber dazu gibt es ja das Realitätstraining. Und glaub mir, so schlimm ist es gar nicht. Außerdem sehen wir uns doch in vier Tagen.«

»Ich weiß auch nicht, warum ich plötzlich so panisch bin. Eigentlich freue ich mich ja.«

»Das ist vielleicht die Aufregung. Du machst das schon.«

Rodja behielt recht. Am nächsten Morgen war die Angst verschwunden und Lena verabschiedete sich für fünf Tage aus der Käseglocke.

Zugfahren und die Landschaft an sich vorbeifliegen zu sehen hatte etwas von Freiheit. Draußen schien die Sonne, Lena hatte Musik im Ohr und war ein bisschen euphorisch. Ihre Angst vom Tag zuvor hatte sie im Hinterkopf, aber sie überwog nicht. Nach zwei Monaten in dem kleinen Kurort genoss sie die Fahrt sehr.

Als der Zug in Wuppertal einfuhr, sie das Gerüst der Schwebebahn sah und die an die Hügel gedrängten Häuser, stiegen ihr die Tränen in die Augen. Verdammt, sie hatte diese seltsame Stadt tatsächlich vermisst. Achim holte sie vom Hauptbahnhof ab und sie genoss das Gefühl, willkommen zu sein. Sie liefen durch die Fußgängerzone und Lena staunte. Der ganze Rummel, die vielen Menschen, die Hektik und Hetze – es war, als hätte sie vergessen, wie es in einer Großstadt zugeht. Dabei war sie doch nur acht Wochen lang fortgewesen. Trotzdem erschien es ihr, als würde sie das geschäftige Leben neu entdecken. Sie war euphorisch und fühlte sich gut.

Achim lud sie in ein Café ein und sie bestellte sich einen großen Salat mit Putenbrust, Früchten, Pizzabrötchen und Joghurtsoße. Eigentlich hatte sie vor Aufregung gar keinen Hunger, aber es war schließlich wichtig, dass sie ihre Mahlzeiten einhielt.

Anschließend musste sie in den Supermarkt, um sich für die nächsten Tage mit Essen zu versorgen. Erstaunt stellte Lena fest, dass es ihr fast Spaß machte, sich zu überlegen, was sie zu welcher Mahlzeit essen wollte. Sie genoss es, die Lebensmittel endlich mal wieder selbst aussuchen zu können und nicht wie in der Klinik alles vorgesetzt zu bekommen. Sogar mit den Abteilungen, in denen sie früher ihre Hunger- und Fresslebensmittel gekauft hatte, gab es kein Problem. So gut gelaunt war sie selten einkaufen gewesen.

Mit einer vollen Tüte ging sie in ihre Wohnung, vor der sie große Angst gehabt hatte. Schon im Flur war sie plötzlich überaus euphorisch, weil alles so vertraut und voller Architektursachen war. Endlich war sie wieder in ihren eigenen vier Wänden, in ihrem persönlichen Reich.

Sie öffnete die Fenster, um zu lüften, und da waren sie: Ihre Tauben saßen auf den Dachfirsten, flogen von dort in die noch märzkahlen Bäume und auf die Flach- und Sheddächer. Sie hatte diese Hinterhofwelt vermisst. Und ihre Tauben. Ein Täuberich saß direkt auf dem Hinterhofhausdach unterhalb ihres Fensters, gurrte und blies dabei seinen Hals auf. »Ruh-ruh, ruh-ruh!« Er drehte sich im Kreis und schlug zwischendurch mit den Schwingen. Jetzt entdeckte Lena das Taubenweibchen hinter dem Schornstein, das er damit offensichtlich beeindruckte. Sie brauchte eine Weile, dann erkannte sie, dass dieses Weibchen ihre Fenster-Taube war, die rechts nur zwei Zehen hatte.

»Ich füttere euch später«, sagte sie lächelnd, denn sie wollte die beiden nicht stören.

Am Nachmittag musste sie sich in der Klinik melden. Die Schwester fragte sie, ob sie gut angekommen und ob alles in Ordnung sei. Lena bejahte. Danach aß sie einen Schokoriegel als Zwischenmahlzeit und war stolz auf sich, ihn nach dem Einkauf nicht sofort gegessen, sondern erst in den Schrank gelegt zu haben, bis die Zeit der Zwischenmahlzeit gekommen war. Sie packte ihre Sachen aus, befüllte die Waschmaschine und plötzlich war die Euphorie verschwunden.

Auf einmal erschien Lena ihre eigene Wohnung seltsam, wurde ihr unangenehm. Sie fühlte sich plötzlich überhaupt nicht mehr wohl. Vielleicht hingen einfach noch zu viele Erinnerungen an die Zeit vor der Klinik zwischen den Wänden.

Diese Wohnung machte sie krank und sie hatte die Vorahnung, dass sie sich in Acht nehmen musste in diesen Räumen, um nicht rückfällig zu werden.

Während sie zwei Brötchen mit Wurst, Käse und Tomate zum Abendbrot aß, wünschte sie sich, wieder in der Klinik zu sein. Dort wäre es ihr besser gegangen. Aber erst einmal konnte ihr nichts passieren, denn zum Glück war sie abends mit Achim und Yvonne verabredet. Sie gingen gemeinsam ins Kino, unterhielten sich nett, aber Lena traute sich nicht, von der Angst vor ihrer Wohnung zu berichten.

Als sie später nach Hause kam, wurde es richtig schlimm. Sie fühlte sich nur noch unwohl, nicht zu Hause. Ihre Bettdecke war klamm, weil sie während ihrer Abwesenheit zu wenig geheizt hatte. Sie hätte nie gedacht, dass sie sich in ihrem eigenen Bett so fremd vorkommen könnte. Sie holte ihr Telefon ans Bett und rief Rodja an. Der erzählte ihr so witzige Sachen und munterte sie auf, dass sie am liebsten sofort zu ihm gefahren wäre. Nach dem Telefonat konnte sie besser schlafen und war sich sicher, dass alles gut werden würde.

Am nächsten Morgen frühstückte sie um genau die Uhrzeit, zu der es auch in der Klinik Frühstück gegeben hätte. Um 10.15 Uhr dachte sie an ihre Gruppe. Jetzt begann die Therapie und sie wäre gerne dort gewesen im geschützten Raum.

Am liebsten hätte sie gehungert. Aber sie wusste, dass sie dagegen ankämpfen musste. Wenn sie es nicht in diesen fünf Tagen schaffte, mit ihrer Symptomatik klarzukommen, wie sollte es dann erst nach der Klinik werden?

Draußen regnete es und sie fühlte sich in ihrer Wohnung gefangen. Es war seltsam – sie empfand die Freiheit (schließlich konnte sie hier machen, was sie wollte) als beengend und wünschte sich zurück in die ›Gefangenschaft‹ der Klinik.

Warum hoffte sie, dass die kurze Zeit in Wuppertal möglichst schnell vorbeiginge, damit sie nach Berlin fahren konnte, und dass die restliche Zeit in der Klinik möglichst langsam verstreichen würde? Bei ihrer Ankunft am

Tag zuvor war sie noch so euphorisch gewesen, davon überzeugt, dass alles gut klappen und ihr Realitätstraining perfekt laufen würde. Und nun empfand sie es als einen einzigen Kampf.

Um die Zeit bis zum Mittagessen herumzukriegen, ging sie in die Uni und las die Aushänge. Es waren Semesterferien und viele Neuigkeiten schien es nicht zu geben. Sie traf kaum jemanden, den sie kannte, nur einen Dozenten und ein paar Studenten aus den Semestern unter ihr. Zum Mittagessen war sie mit Hanna verabredet. Hanna hatte ihr eine nette Karte in die Klinik geschickt und Lena hatte ihr zurückgeschrieben, dass sie zum Realitätstraining in der Stadt sei. Sie gingen zusammen in die Mensa. Dort nahm Lena sich eine Frühlingsrolle mit Soße, Reis, Gurkensalat und eine Kiwi. Als sie dann mit ihrem Tablett am Tisch saß und versuchte zu essen, Hanna ihr gegenüber mit einem ebenso beladenen Tablett, kam sie sich plötzlich so ungeschützt und angreifbar vor. Sonst hatte sie immer einen dicken Panzer um sich herum gehabt, war in ihrer Hungerwelt gewesen und hatte sich stark gefühlt. Jetzt fühlte sie sich klein und schwach, weil sie gegessen hatte.

»Alles okay?«, fragte Hanna.

Lena nickte. »Es ist nur so ungewohnt, in dieser Umgebung zu essen.«

»Das ging mir damals auch so. Aber man kann sich wieder daran gewöhnen, glaub mir.«

Hanna lächelte und Lena überlegte, dass sie nach der Klinik vielleicht häufiger mit ihr in die Mensa gehen könnte.

Am Nachmittag saß sie vor ihrer alten Therapeutin und es war seltsam, wieder auf dem Stuhl am Fenster zu verharren und den Blick über das Beistelltischchen gleiten zu lassen. Lena berichtete den Stand der Dinge aus der Klinik. Und als sie so dasaß, wurde ihr plötzlich klar, wie stur und trotzig sie der Therapeutin gegenüber immer gewesen war, indem sie nie wirklich versucht hatte etwas zu ändern, weil sie ihrer Essstörung gehorchen wollte. Damit musste nun einfach Schluss sein. Sie durfte nicht mehr in die alten Verhaltensmuster fallen, aber das fühlte sich seltsam an, weil sie das schließlich immer gemacht hatte.

Sie erzählte der Therapeutin auch von Rodja und war froh, dass diese nicht sofort versuchte, ihr die Beziehung zu einem essgestörten Mann auszureden. Vielleicht freute sie sich sogar für sie. Zum Schluss fragte Lena noch, ob sie nach dem Klinikaufenthalt weiter kommen dürfe, und sie durfte.

Später ging sie auf der Hardt spazieren, weil sie nicht alleine in ihrer Wohnung bleiben wollte. Obwohl bisher essensmäßig alles ganz gut geklappt hatte, war sie deprimiert und konnte gar nichts dagegen machen. Es war ein komisches Gefühl, auf einmal für sich selbst zu sorgen, nachdem sie das jahrelang nicht richtig getan hatte.

Nie mehr würde es so werden wie vor der Klinik und das war gut so. Aber der Weg dahin war nicht einfach, das merkte sie, und das Symptomverhalten winkte ihr noch immer zu und wollte sie überreden, zu ihm zurückzukehren.

Den ganzen Abend telefonierte sie abwechselnd mit Rodja, Claudi, Holger und ihrer Mutter, um sich nicht ganz so alleine in ihrer Wohnung zu fühlen.

Den Vormittag des dritten Tages verbrachte sie in der Stadt, kaufte sich zwei neue Blusen und zunächst fühlte sich alles gut an – bis sie in ihre Wohnung zurückkehrte. Kaum war sie eine halbe Stunde dort, schon überkam sie der Drang zu fressen. Deprimiert war sie zuvor schon gewesen, aber die Gier überfiel sie mit voller Wucht und wurde immer stärker. Sie hatte auf einmal richtig Lust, sich Unmengen an Essen einzuverleiben. Aber sie durfte diesem Verlangen nicht nachgeben – nicht in diesen fünf Tagen. Und schon wieder ihre Wohnung verlassen und flüchten wollte sie auch nicht. Sie wollte diesen Kampf auch mal aushalten. Um sich abzulenken, räumte sie schließlich ihren Kleiderschrank auf. Die Winterkleidung nach hinten und die Frühjahrskleidung nach vorne. Doch der Drang zu fressen war permanent da, pochte in ihr, dröhnte in ihrem Kopf, ließ sie nicht in Ruhe. Sie fühlte sich machtlos, und wenn sie nicht zurück in die Klinik gemusst hätte und dort hätte Rechenschaft ablegen müssen, wäre sie in den nächsten Supermarkt gegangen und hätte sich mit Süßigkeiten eingedeckt.

Schließlich rief sie Rodja an.

»Komm doch einfach heute Abend schon zu mir«, sagte der.

Lena überlegte nicht lange. Zwar hatte sie eigentlich geplant, erst am nächsten Morgen nach Berlin zu fahren, aber was brachte es ihr, in Wuppertal zu sein, wenn sie nur deprimiert war? Dann doch lieber schnell zu Rodja. Sie packte ihre Sachen und nahm den nächsten ICE, der sie innerhalb von vier Stunden nach Berlin fuhr.

Rodja wartete inmitten der gläsernen Architektur des Berliner Ostbahnhofs und das war das schönste Bahnhofsbild, das Lena sich vorstellen konnte. Sie fielen sich in die Arme und ihre Angst flog unter der gewölbten Glasdachkonstruktion davon.

Es war, als wäre sie aus der Vergangenheit mit den alten Dämonen in die Zukunft gereist.

Rodja strahlte und sie hatte das Gefühl, dass es ihm gut ging. Seine WG lag in Prenzlauer Berg, in einem Hinterhofaltbau mit handgeschriebenen Klingelschildern, graffitiverzierten Wänden im Flur und ausgelatschter Holztreppe. Er wohnte im vierten Stock und als Lena sein Zimmer sah, fand sie, dass es zu ihm passte.

Zwei der hohen Altbauwände waren schwarz gestrichen, vor den beiden Fenstern hingen riesige Palästinensertücher als Gardinenersatz, im Regal standen – offensichtlich zur Zierde – leere Spirituosenflaschen. Dazwischen eine Postkarte von Bert aus der Sesamstraße, ein gelbes Quietscheentchen mit Piratenaugenklappe und in einer der Flaschen steckte eine Atomkraft-Nein-danke-Fahne. Rodja hatte Sonne-Mond-und-Sterne-Bettwäsche aufgezogen, über seinem Schreibtisch hingen eine Herzchen-Lichterkette und ein großes Foto von einem Golden Retriever. Eine sympathische Widersprüchlichkeit lag im Raum, er war hart und weich zugleich, wie Rodja, der zu sich selbst so lieblos und zu Lena so zärtlich sein konnte.

»Und, wie läuft es bei dir?«

»Mir geht's gut, das siehst du doch.« Rodja kam zu ihr und küsste sie.

Einen Moment überlegte sie, dass sie von Rodjas realem Leben eigentlich noch gar nicht viel wusste, dass sie nur den Klinik-Rodja kannte und noch so viele Fragen hatte, aber dann ergab sie sich seinen Küssen, ihre Hände bahnten sich Wege über seine warme Haut, Kleidung fiel und ihre beiden Körper bebten.

»Sind die neu?«

»Was?«

»Die Narben hier. Du hast es wieder gemacht, stimmt's?«

»Das ist doch jetzt egal.«

»Nein, es ist nicht egal, wenn es dir schlecht ging.«

Lena betrachtete die roten Linien, die sich wie ein stiller Vorwurf auf seinem Bauch wölbten. Warum tat er das immer wieder seinem Körper an?

»Ach Lena, das war auch ein bisschen Gewohnheit. Man kann nun mal nicht alles von heute auf morgen ändern. Überleg mal, warum du schon heute Abend hier bist – weil du es auch nicht geschafft hast.«

»Und das Kotzen?«

»Seit der Klinik nicht mehr.«

»Das ist doch schon mal super. Weißt du was, wir schaffen das. Zusammen kriegen wir das hin.«

Rodja küsste ihre Brust, doch Lena nahm ihr T-Shirt und zog es sich über.

»Du, es ist Abendbrotzeit. Ich möchte gerne die Mahlzeiten einhalten.«

»Ich habe vorhin schon Abendbrot gegessen.«

»Hältst du die Zeiten nicht mehr ein?«

»Nicht immer.«

Lena glaubte ihm kein Wort. Er wollte nicht mehr erbrechen, also drückte er sich auch vor dem Essen. Eigentlich war das nicht ihr Problem, aber sie merkte, wie sich alte Gedanken in ihr Bewusstsein drängten und ihr einflüsterten, dass sie mit ihrem Gewicht doch gar kein Abendessen bräuchte. Außerdem hatte sie sowieso keinen Hunger, jetzt, wo sie endlich bei Rodja war.

»Verdammt«, sagte sie und zog ihr T-Shirt wieder aus, »eigentlich habe ich viel mehr Hunger auf dich.«

Sie liebten sich.

Beide mit leerem Magen – sie mit einem schlechten Gewissen in und er mit Selbstverletzungsnarben auf dem Bauch –, krallten sie sich an den Moment, in ihren Körpern kribbelte es vor Glück und die Dämonen sahen ihnen von der Bettkante aus zu.

Die zwei Tage in Berlin waren wie ein Rausch. Sie liefen durch die Viertel, Parks und Kneipen und fühlten sich frei. Die vibrierende Metropole stürzte auf sie ein, hungrig nahmen sie sie auf und hielten sich fest.

Rodja zeigte Lena seine Welt, seine Stadt und seine Verletzlichkeit. Das Essen blendeten sie aus. Sie wussten, dass es Streit geben würde, und deshalb versuchten sie erst gar nicht, sich gemeinsam an irgendwelche Regeln zu halten. Später vielleicht, aber diese Tage sollten nur für sie beide sein. Um nicht über das Essen nachdenken zu müssen, betranken sie sich mit Rotwein, bis die Siegessäule wankte.

Lena ließ sich fallen, vertraute auf Rodja und pfiff auf die Kontrolle, die ihr sonst immer so wichtig gewesen war. Sie musste sich in der Klinik melden, aber dass sie in Berlin war, verriet sie nicht. Diese zwei Tage gehörten nur ihr und Rodja, gehörten der Weltstadt, die sie beide so annahm, wie sie waren. Jung, frei und verrückt. Zurück unter die Käseglocke käme sie noch früh genug.

Lena wusste nicht, ob sie froh oder betrübt sein sollte, als die Klinik sie am Abend des fünften Tages mit ihren Rhythmen und Regeln wieder aufnahm. Einerseits war sie erleichtert, weil sie sich Anleitung erhoffte, wie sie nach ihrer Entlassung in ihrer Wohnung und mit der Eigenverantwortung zurechtkäme, andererseits hätte das Wochenende mit Rodja ewig dauern können. Gleichzeitig war sie sich bewusst, dass es solche Wochenenden so schnell nicht mehr geben würde, denn wenn sie erst wieder studierten und arbeiteten, mussten sie sich auch wieder disziplinieren. Doch vorher standen ihr noch drei Wochen Klinik bevor.

Während ihrer Abwesenheit waren Gabi und eine andere Frau aus ihrer Gruppe entlassen worden, nun gab es zwei Neue, siebzehn und neunzehn Jahre alt. Dadurch hatte es Zimmerwechsel gegeben und Lena hatte nun ein Einzelzimmer, worüber sie froh war. Sie hoffte, dass das eine gute Übung sein würde, um nach ihrer Entlassung die Einsamkeit in ihrer Wohnung auszuhalten.

Doch durch die Neuzugänge war die Gruppe nicht mehr ihre Gruppe. Kaum jemand aus ihrer Anfangszeit war noch da, zudem beschäftigten die Neulinge Themen wie ihre Wiegeergebnisse und das Einlassen auf das Klinikkonzept, mit denen Lena längst abgeschlossen hatte.

Ihre Vergangenheit interessierte sie kaum noch, sie wollte eigentlich nur wissen, wie sie in Zukunft zurechtkommen sollte.

Manchmal versuchte sie den Neuen Mut zuzusprechen, aber oft hatte sie einfach keine Lust mehr darauf, sich immer auf andere einzustellen. Sie empfand sich wie eine Stammesälteste, deren Rat man zwar gerne einholte, die aber selbst von den anderen kaum ein offenes Ohr bekam. Nur mit Liane verstand sie sich nach wie vor gut.

Trotzdem hatte sie das Gefühl, aus der Gruppe herauszuwachsen und vielleicht war das auch genau das, was man brauchte, um sich von der Klinik trennen zu können. Aber das Schlimme war: Je mehr sie sich in der Gruppe als Fremdkörper sah, desto größer wurde ihre Sehnsucht nach Rodja. Jeden Tag sehnte sie das abendliche Telefongespräch herbei und ihre Entlassung sowieso.

»Darf ich auch ein Einzelgespräch mit Ihnen vereinbaren, ohne ein Bild zu malen?«, hatte Lena die Gestaltungstherapeutin gefragt. Auf deren erstauntes Gesicht hin hatte sie hinzugefügt: »Ich könnte natürlich auch ein Bild malen, aber mir wäre es lieber, wenn wir direkt sprechen würden und nicht über ein Bild als Umweg. Denn ich weiß sehr genau, worüber ich reden möchte.«

Die Therapeutin war einverstanden gewesen und nun saß Lena nach der Mittagspause bei ihr – ohne Bild, aber mit etwas Aufregung im Bauch.

»Ich habe lange überlegt, ob ich darüber reden soll. Aber es beschäftigt mich einfach und da Sie mich sowieso schon darauf angesprochen haben, dachte ich ...«

»Geht es um Ihren Freund?«

Lena nickte.

»Haben Sie ihn im Realitätstraining gesehen?«

»Ja, ich war in Berlin. Und nachdem ich zu Hause in meiner Wohnung gar nicht zurechtgekommen bin, bin ich auch schon früher hingefahren, als ich ursprünglich geplant hatte. Es war sehr schön und ich glaube, dass das auch nach der Klinik etwas werden kann mit uns, aber das Essen ... Ich habe keine Ahnung, wie wir das hinkriegen sollen. Wir können das Thema ja nicht immer umgehen.«

»Wovor genau haben Sie Angst?«

»Dass ich versuche, die Mahlzeiten einzuhalten und er nicht.«

»Was würde Sie denn daran stören?«

Lena musste an die Tage bei Rodja denken und wie sie das Thema Essen beiseitegeschoben hatten, obwohl es bei ihr zuvor in Wuppertal ganz gut geklappt hatte mit den regelmäßigen Mahlzeiten.

»Na ja, ich bin eben dicker als er, deshalb denke ich, dass, wenn er hungern würde, ich auch hungern müsste. Wenn ich äße und er nicht, würde ich ein schlechtes Gewissen bekommen.«

»Aber Sie wären doch dann diejenige, die für sich sorgt und auf ihren Körper achtet. Dafür sollten Sie sich loben, anstatt ein schlechtes Gewissen zu bekommen. Natürlich wäre es am besten, wenn Sie beide gemeinsam versuchen würden sich an die Mahlzeiten zu halten. Aber Sie können ihn nicht zwingen. Letztendlich ist jeder für sich selbst verantwortlich. Und wenn Sie bereit sind, diese Verantwortung zu tragen, bleiben Sie bei sich selbst und lassen Sie sich nicht beirren.«

Lena seufzte. »Aber ich würde ihm dann gerne helfen, damit er auch isst.«

»Ihre Ambitionen in Ehren, aber Sie werden Ihre Kraft für sich selbst brauchen. Sie können nicht aus der Klinik spazieren und sofort den barmherzigen Samariter spielen. Und wenn Ihr Freund nicht will, dann können Sie ihm sowieso nicht helfen.«

Lena wusste, dass die Therapeutin recht hatte, aber sie wusste auch, dass sie sich egoistisch vorkäme, wenn sie ihre Mahlzeiten durchziehen und Rodja mit seiner Angst vor dem Essen links liegen lassen würde.

»Ich hoffe ja, dass wir beide das irgendwie zusammen schaffen. Aber angenommen, ich würde das hinkriegen mit den Mahlzeiten und er nicht ... Ich glaube, ich habe Angst, dass unsere Beziehung ohne das Thema Essstörung nicht funktioniert. Dass sich einer von uns beiden weiterentwickelt und der andere nicht.«

»Ich kann Ihre Angst nachvollziehen. Ob und wie es letztendlich funktioniert, müssen Sie ausprobieren. Ich kann Ihnen nur ans Herz legen, erst einmal an sich zu denken. Denn je mehr Sie mit sich selbst im Reinen sind, desto mehr können Sie sich auch auf einen Partner einlassen.«

»Eigentlich freue ich mich ja auch und ich finde alles furchtbar aufregend. Gerade, weil er in Berlin wohnt und es dort so viel moderne Architektur gibt.«

»Haben Sie nach der Klinik eine ambulante Therapeutin, mit der Sie dann auch über Ihre Beziehung sprechen können?«

Lena nickte.

»Scheuen Sie sich bitte auch nicht davor, das anzusprechen. Genießen Sie die Beziehung, aber wenn es Probleme gibt, weil Sie beide noch instabil sind, dann wäre es sehr wichtig, dass Sie darüber reden.«

Die letzten Tage in der Klinik zogen sich hin wie Kaugummi. Einerseits genoss Lena noch den geschützten Raum, andererseits ließ sie das Wissen um ihre baldige Entlassung ungeduldig werden. Sie wollte Rodja sehen, sie wollte endlich wieder studieren, sie wollte die Käseglocke verlassen, frei sein.

Wieder bekam sie unendlich viele Fragebögen, die sie ausfüllen musste, hatte eine letzte Untersuchung bei der Ärztin und musste einen Abschlussbericht schreiben. Was hatte ihr die Behandlung gebracht? Hatte sie ihre Ziele erreicht? Welche Ereignisse und Personen waren ihr in den zwölf Wochen wichtig gewesen? Was hatte ihr an der Klinik gefallen? Wie waren ihre Zukunftspläne? Wie sah ihr aktuelles Essverhalten aus? Lena brütete lange über diesen und anderen Fragen, bevor ihr langsam bewusst wurde, wie viel besser es ihr ging als vor dem Klinikaufenthalt.

Sie wollte wieder leben.

In der Gruppe hatte sie gemerkt, dass sie noch gesellschaftsfähig war. Die Frage nach ihrem Gewicht hatte sie zurückgestellt, sich auf die regelmäßigen Mahlzeiten eingelassen. Der Drang zu fressen oder zu hungern war zurückgegangen. Ihre Eltern versuchten sie seit dem Familienseminar etwas mehr zu verstehen, ihre letzten Besuche waren richtig nett gewesen. Sie selbst hatte sich mit Sarah versöhnt. Hatte in die Vergangenheit geblickt und viele Pläne für die Zukunft entwickelt. Und sie hatte Rodja gefunden und den Willen, das Gelernte auch nach ihrer Entlassung umzusetzen.

Sie war noch nicht gesund. Die Abschlussdiagnose der Klinikärztin lautete noch immer »Bulimia nervosa F 50.2 mit Übergewichtigkeit« und dahinter ihr aktueller BMI, über den Lena sich trotz der vier abgenommenen Kilos in drei Monaten ärgerte. Sie würde weiter kämpfen müssen, aber sie hatte endlich das Gefühl, dass sie es schaffen könnte.

In der letzten Gruppentherapiestunde war es üblich, dass die anderen Gruppenmitglieder derjenigen, die entlassen wurde, noch eine Rückmeldung und vielleicht einen Wunsch mit auf den Weg gaben. Lena hätte das am liebsten übersprungen. Sie wollte eigentlich gar nicht genau wissen, was die anderen über sie dachten. Zwar verstand sie sich mit allen gut, aber sich der Meinung der anderen zu stellen, löste in ihr Unbehagen aus. Doch dann war sie überrascht, wie positiv die Rückmeldungen ausfielen. Viele fanden, dass sie gut zuhören könnte und eine gute Gesprächspartnerin sei, und wünschten ihr, dass sie lernte, nicht nur anderen, sondern auch ihrem Körper zuzuhören. Eine Mitpatientin wünschte ihr, dass sie es sich auch mal erlaubte, nicht immer perfekt sein zu müssen. Eine andere hoffte, dass sie Alternativen zum Hungern oder Fressen finden würde. Und eine der Neuen fand es sogar schade, dass sie nur so kurz zusammen in der Gruppe gewesen waren. Liane wünschte ihr, dass sie ihre Architekturträume verwirklichen, sie zu ihrem Körper stehen und ihr Leben leben könnte, und fügte hinzu, dass sie Lena vermissen werde.

Die war ganz gerührt, dass sogar Mitpatientinnen, die sie nur so kurz kannten, so viele gute Wünsche für sie hatten. Vielleicht war sie wirklich gesellschaftsfähiger, als sie sich das zutraute, und vielleicht würde sie auch zu Hause wieder mehr Menschen finden, mit denen sie etwas unternehmen konnte. Sie hoffte es.

Ein letztes Mal saß sie in dem kleinen Raum bei der Gruppentherapeutin. Draußen kämpfte die Aprilsonne gegen ein paar graue Wolken. Lena war nicht mehr aufgeregt und blickte der Therapeutin selbstbewusst in die Augen.

»Was müsste passieren, damit Sie wieder richtig tief in Ihr Symptomverhalten reinrutschen?«

Lena überlegte. Sie wusste nicht, wie viel dazu nötig war. Im Realitätstraining hatte ihre Wohnung sie schon nach kurzer Zeit fertiggemacht. Aber seitdem waren ein paar Wochen vergangen. »Ich glaube, um wieder so deprimiert und lebensmüde zu werden wie vor dem Klinikaufenthalt, müsste schon viel passieren. Beim Essverhalten denke ich allerdings, dass das nicht immer super klappen wird, wenn ich für mich alleine kochen muss, aber davon würde ich ja auch nicht sofort wieder tief reinrutschen. Auch normale Menschen essen schließlich manchmal etwas seltsam.«

»Wie würden Sie mit einem Rückfall umgehen?«

»Ich denke nicht, dass ein kleiner dummer Rückfall zwölf Wochen Klinik kaputtmachen kann – es sei denn, ich gebe ihm die Chance dazu.«

Die Therapeutin lächelte. »Das haben Sie schön gesagt. Und ich wünsche Ihnen, dass Sie Rückfällen, die immer auftreten können, diese Chance nicht geben. Eine Frage habe ich noch: Wie soll Ihr Leben in einem Jahr aussehen? Was wünschen Sie sich?«

»Ich möchte nächstes Jahr mein Studium beenden. Und danach gehe ich in irgendeine andere Stadt, hoffentlich mit einer guten Anstellung. Vielleicht nach Berlin. Nie mehr möchte ich dahin zurück, wo ich vor dem Klinikaufenthalt war. Und ich würde gerne glücklich in einer Partnerschaft sein.« Sie traute sich nicht zu sagen »in meiner

Partnerschaft«, es erschien ihr alles noch so unwirklich, weil sie bis auf das eine Wochenende das Leben außerhalb der Klinik mit Rodja noch nicht erprobt hatte.

Zum Schluss sagte die Therapeutin, dass sie ihr eine Freundin zum Reden wünsche. Und dass Lena – sollte es ihr trotz allem noch einmal so schlecht gehen – jederzeit wieder in die Klinik kommen könnte.

Für ein Abschlussgespräch fand Lena dieses Angebot nicht sehr aufbauend und sie schwor sich, dass die Therapeuten dieser Klinik sie nie wiedersehen würden. Zumindest nicht als Patientin.

Lena suchte sich einen Platz im ICE. Am Bahnsteig standen Liane und die anderen. Als der Zug sich in Bewegung setzte, winkten sie und Lena winkte zurück, bis sie nicht mehr zu sehen waren. Dann brach es aus ihr heraus. Tränen bahnten sich ihren Weg und sie bemühte sich, ihr Schluchzen vor den anderen Fahrgästen zu verbergen.

Diesen kleinen Kurort, die Klinik, die Menschen – an all das hatte sie sich gewöhnt und es liebgewonnen. Sie hatte kleine Abschiedsgeschenke bekommen und selbst verschenkt, viele gute Wünsche begleiteten sie und einige gegenseitige Versprechen, auch nach der Klinik in Kontakt zu bleiben. In einer kleinen Tüte trug sie die Primel von Ari, die in den letzten Wochen gewachsen war. Lena hatte sich auf ihre Entlassung gefreut, aber nun fiel es ihr unglaublich schwer, nach fast drei Monaten die Klinik hinter sich zu lassen.

Sie war frei, aber sie fühlte sich nicht frei. Eher wie ein kleiner Vogel, den man aus dem Nest gestoßen hatte.

Jetzt musste sie fliegen lernen, ja verdammt, bald würde sie fliegen.

# 9. Sie alleine haben das erreicht

Es passierten keine Wunder. Aber Lena lebte. Sie hatte wieder Ziele, stürzte sich in ihr Studium, auf ihrem Schreibtisch türmten sich Architekturpläne und ihr Kopf war voller Ideen. Manchmal fragte sie sich, wie die Essstörung die Architektur und ihre Ziele so hatte verdrängen können. Geometrie, Perspektive, Raumvisionen, Tragwerkslehre, Baustoffe – das war ihre Welt. Sie hatte nie daran gezweifelt und trotzdem war das alles so weit weg gewesen.

Sie sperrte die Dämonen aus ihrer Wohnung aus, wollte keine Räume mehr, in denen die triste Erinnerung herumgeisterte. Achim und Yvonne halfen ihr die weißen Wände farbig zu streichen, die Möbel umzustellen und neu zu dekorieren. An die Wand hängte sie Postkarten mit mutmachenden Sprüchen, die ihre Mitpatienten ihr zum Abschied geschenkt hatten. Daneben fand ein Rahmen mit einem Foto von Rodja und ihr vorm Brandenburger Tor Platz.

Beim Umräumen kam ihre Waage zum Vorschein. Lena hasste sie und doch gab es ihr ein gutes Gefühl, sie zu besitzen. So konnte sie sich jederzeit vergewissern, dass sie ihr Gewicht hielt.

»Meinst du nicht, du solltest die wegschmeißen?«, fragte Achim.

»Eigentlich ja, aber ...«

»Aber?«

Lena zuckte mit den Schultern. Aber dann hätte sie keine Kontrolle mehr. Sie wollte sie ja auch nicht mehr täglich haben, aber wenigstens ab und zu. Obwohl es nur dumme Zahlen waren, die nichts über ihr Körpergefühl aussagten, und sie außerdem auch an ihrer Kleidung sah, ob sie zu- oder abnahm. Andererseits: Was hatte dieses blöde Ding sie schon gequält! Wie oft hatte es ihr ein schlechtes Gewissen gemacht? Sie verrückt gemacht wegen eines halben Kilogramms! Verdammt, Achim hatte recht.

»Aber wenn, dann werfe ich sie aus dem Fenster. So richtig mit voller Wucht.«

Achim und Yvonne standen unten auf der Straße und passten auf, dass keine Fußgänger oder Autofahrer vorbeikamen. Lena hielt ihre Waage aus dem Fenster im dritten Stock. Scheißding, dachte sie. Frauenquäler, Zahlenpisser, Folterinstrument, Schlechte-Laune-Macher, Stimmungsbarometer, Besserwisser. Dann ließ sie sie fallen.

Die Waage schlug auf den Bürgersteig, zerschellte zwar nicht in tausend Stücke, wie Lena es sich erhofft hatte, aber wurde zumindest ordentlich demoliert und unbrauchbar.

Das Essen lief einigermaßen gut. Die regelmäßigen Mahlzeiten versuchte sie einzuhalten. Manchmal gelang es ihr besser, manchmal schlechter, aber sie hungerte nicht mehr und aß nur gelegentlich zu viele Süßigkeiten. Ab und zu traf sie sich mit Hanna in der Mensa – das gab ihr Sicherheit beim Essen, weil die Kommilitonin Bescheid wusste. Aber sie versuchte den Gedanken ans Essen und dem schlechten Gewissen, wenn es mal schiefging, nicht zu viel Platz einzuräumen. Es existierten so viele andere Dinge, mit denen sie sich sinnvoller beschäftigen konnte.

Einmal in der Woche war sie bei ihrer Therapeutin und sie war froh, mit ihr die immer wieder aufkommenden Ängste und Bedenken besprechen zu können. Sie hatte das Gefühl, dass es vorwärtsgehen musste, dass es einfach eine Sache der Unmöglichkeit wäre, ihrer Therapeutin irgendwann zu sagen, dass es ihr wieder so schlecht ginge wie vor dem Klinikaufenthalt.

Jedes Mal, wenn sie Gefahr lief, zu wenig zu essen, bekam sie ein schlechtes Gewissen. Sie war für ihren Körper verantwortlich, musste für sich sorgen – das hatte sich ihr in der Klinik eingebrannt.

Von den Mitpatientinnen hatte sie noch ab und zu mit Ari, Gabi und Liane E-Mail-Kontakt. Sie alle kämpften, aber niemand von ihnen konnte seinem Körper ohne schlechtes Gewissen so wenig oder so übermäßig viel zu essen geben wie vor dem Klinikaufenthalt. Vielleicht war das Verantwortungsbewusstsein dem eigenen Körper und sich selbst gegenüber sogar das Wichtigste, was sie in der Klinik gelernt hatten.

Manchmal hätte sie zwar gerne weniger gegessen und abgenommen, aber weil sie wusste, dass jede Form von Diät Rückfallgefahren bot, war sie bemüht, sich mit den paar Kilos zu viel zu arrangieren.

Wenn sie frustriert war, versuchte sie sich etwas Gutes zu tun. Eine heiße Dusche, einen Spaziergang, einen Kinobesuch. All das, was sie früher als Zeitverschwendung empfunden hatte (weil sie in der Zeit keine Leistung erbringen konnte), wollte sie nun genießen. Manchmal gelang ihr das, manchmal blieb sie doch an ihrem Schreibtisch sitzen und gönnte sich die Pause nicht.

In der Uni ging sie inzwischen auf ihre Kommilitonen zu. Und auch, wenn die nicht mehr ihre besten Freunde werden würden, so tat ein bisschen Smalltalk zwischen den Seminaren doch gut.

Manchmal trank sie wieder mit Henrike Tee. Die fragte nicht, wo Lena in den drei Monaten gewesen war. Vielleicht hatte sie ihre Abwesenheit auch gar nicht bemerkt.

Es fielen keine neuen Bekannten vom Himmel, aber weil sie die ganze Woche viel arbeitete, um an möglichst vielen Wochenenden nach Berlin fahren zu können, empfand Lena das als gar nicht so dramatisch.

»Sie fahren ziemlich häufig nach Berlin, oder?«

»Ja, wir wollen uns ja schließlich so oft wie möglich sehen.«

»War Ihr Freund denn schon mal in Wuppertal?«

Die Therapeutin hatte einen skeptischen Unterton, der Lena missfiel.

»Bisher noch nicht, aber ich hoffe, dass das demnächst mal klappt. Er arbeitet ja neben dem Studium bei einem Bekannten in dessen Videothek und da muss er auch oft freitagabends aushelfen. Deshalb ist es günstiger, wenn ich zu ihm fahre. Außerdem ist Berlin ja auch die aufregendere Stadt.«

»Berlin ist toll, ja, aber ich fände es wichtig, dass Sie auch hier Anker haben – neben ihrem Studium. Ich erinnere mich an das, was Sie mir anfangs erzählten: Dass Sie für Ihren Ex-Freund fast nur in Düsseldorf gelebt haben und dann hier in der Stadt keinen Halt hatten.«

Lena musste an Patrick denken. Das konnte man doch überhaupt nicht vergleichen. Damals war sie noch so jung gewesen.

»Das stimmt zwar, aber das war auch direkt nach dem Abitur, da bin ich von meinem Elternhaus direkt in eine Beziehung. Mit Rodja ist das etwas ganz anderes. Außerdem denke ich auch, dass in Berlin meine bzw. unsere Zukunft liegen wird – ich könnte mir gut vorstellen, nach dem Studium nach Berlin zu gehen.«

»Hm. Was studiert Ihr Freund eigentlich?«

»Philosophie, Geschichte und Psychologie. Ich glaube, er weiß selbst noch nicht genau, was er damit irgendwann mal machen will. Aber es interessiert ihn eben.«

Die Therapeutin nickte. Lena wusste, dass sie zweifelte. Hinter ihrem Blick verbarg sich Kritik. Verdammt, dachte Lena, Rodja tat ihr gut und sie würden es gemeinsam schaffen.

Berlin und Rodja gleichzeitig zu entdecken, sich in ihren Armen zu erholen und von der Zukunft zu träumen war ein unbeschreiblich gutes Gefühl. Mit den gemeinsamen Mahlzeiten bemühten sie sich, aber wenn es nicht funktionierte, versuchten sie es nicht überzubewerten.

»Das ist jetzt aber symptomatisch«, sagten sie manchmal zueinander und lachten, wenn einer von ihnen nach dem Essen unbedingt zwei Stunden spazieren gehen, die Zwischenmahlzeit durch ein Kaugummi ersetzen oder Cola light trinken wollte. Es war ihnen egal. Zu heilig war ihnen die gemeinsame Zeit – in den Stunden zu zweit wollten sie nicht mehr über ihr Essverhalten nachdenken, als sie es ohnehin schon taten. Ihre Beziehung war wie die Stadt. Es gab noch viele Baustellen – trotzdem konnten sie stundenlang Neues entdecken, langweilig wurde es nie.

Im Juni kam Rodja endlich nach Wuppertal. Lena hatte sich sehr darauf gefreut, Tage vorher überlegt, was sie ihm alles zeigen würde, ein Treffen mit Achim und Yvonne vereinbart.

»Ist ja nicht besonders groß, das Kneipenviertel«, bemerkte Rodja spitz, als sie ihn durch die Luisenstraße führte. Ihre Wohnung war ihm zu ordentlich, ihre Tauben nannte er ›Fliegende Ratten‹, Achim und Yvonne fand er zu lehrerhaft, die Hügel provinziell, die Schwebebahn war ihm nicht geheuer und die Innenstadt zu klein.

»Sag mal, was ist eigentlich los mit dir? Ich habe das Gefühl, dass du alles schlecht machen willst.«

Erst schwieg er. Aber irgendwann begann er zu reden. »Bei dir ist einfach alles so perfekt. Du ziehst dein Studium durch, hast noch Kontakt zu deinen Eltern. Meine Familie ist total zerrüttet, die würden nicht mal merken, wenn ich nicht mehr da wäre. Ich bekomme keinerlei Unterstützung von denen und ich kann einfach nicht vergessen, was alles vorgefallen ist.«

»Aber deshalb musst du doch nicht versuchen, hier alles schlecht zu machen. Gestern hast du behauptet, Achim hätte bestimmt ein Alkoholproblem, weil er gesagt hat, dass er abends gerne mal ein Gläschen Wein trinkt. Ich verstehe das nicht.«

»Es tut mir leid«, sagte Rodja.

Dann bat er Lena, für eine halbe Stunde in die Küche zu gehen. Er würde gerne eine Überraschung vorbereiten. Sie gehorchte und wusste nicht, was sie davon halten sollte. Es war spätabends und eigentlich war sie nicht mehr zu Überraschungen aufgelegt.

Irgendwann holte er sie, gab ihr einen Kuss und führte sie in ihr Zimmer. Er hatte im ganzen Raum Kerzen und Teelichte aufgestellt, dazwischen Rosenblüten auf den Boden gestreut und vor dem Bett lag ein großes Rosenherz. Lena wusste nicht, ob sie das rührend oder kitschig finden sollte. Es schmeichelte ihr, dass er so etwas für sie tat, aber woher hatte er das Geld für so viele Blumen? Und was sollte das werden?

»Komm her«, sagte Rodja und führte sie zum Bett.

Er nahm ein Blatt Papier und reichte es Lena. Es war ein in sich verschlungenes Motiv mit einem L und einem R.

»Was hältst du davon, wenn wir uns das beide tätowieren lassen? Ich kenne da ein gutes Studio in Berlin.«

Lena schluckte. »Ich weiß nicht. Das sieht ja ganz schön aus, aber ich möchte eigentlich kein Tattoo.«

»Muss ja nicht sofort sein, aber ich überrede dich schon noch«, sagte Rodja und drückte Lena sanft in die Kissen.

Er spinnt, dachte sie, aber dann ergab sie sich seinen Küssen.

An einem Wochenende im Juli starrte sie entsetzt auf Rodjas nackten Körper. Seine Arme, seine Beine und sein Bauch waren mit frischen Narben übersät, sahen so zugerichtet aus, dass es ihr für einen Moment die Sprache verschlug.

»Tut mir leid«, sagte Rodja.

Lena setzte sich neben ihm im Bett auf und zog ihr T-Shirt über.

»Warum tust du so was? Und dann so schlimm?«

Rodja lehnte sich an die Wand und zog die Bettdecke über seine Narben.

»Ich war so depressiv letztes Wochenende. Und du warst ja auch nicht da.«

»Ach, jetzt bin ich auch noch schuld? Weil ich einmal für Architektur lernen musste? Wieso rufst du mich nicht an, wenn so etwas ist?«

»Du weißt ja gar nicht, wie schlecht es mir ging.«

»Wie soll ich das auch wissen können, wenn du es mir nicht sagst? Warst du denn wenigstens in der Uni?«

Rodja schüttelte den Kopf.

»Ich geh da nicht mehr hin, das ist eh nur Gelaber.«

»Und in der Videothek?«

»Hab mich krankgemeldet.«

»Du kannst doch nicht einfach nichts machen. Kein Wunder, dass du deprimiert bist. Mann, Rodja, lass dich nicht wieder so fallen.«

»Du musst öfter kommen.«

»Ich kann nicht öfter kommen, ich hab auch noch mein Studium.«

»Aber wir sehen uns viel zu selten.«

»Dann musst du eben häufiger zu mir kommen.«

»Wenn du mir die Zugfahrt zahlst. Ich hab nicht so viel Geld.«

»Ja, glaubst du, meine Fahrkarten fallen vom Himmel? Ich muss in den Semesterferien auch erstmal wieder ein bisschen Geld verdienen.«

»Könntest du nicht deine Eltern fragen? Die verdienen doch genug.«

»Die kennen dich ja nicht einmal.« Lena seufzte. Manchmal verstand sie Rodja einfach nicht. Sie liebte diesen Menschen, wusste, dass in seiner Kindheit einiges schiefgelaufen war, und wollte ihm eine gute Partnerin sein, aber sie wurde einfach nicht schlau aus ihm. Er machte ihr die tollsten Komplimente, war manchmal so romantisch, dass es schon fast kitschig war, und sie konnten wunderbar zusammen reden und lachen. Dann machte er ihr plötzlich Vorwürfe, redete auf sie ein, bis ihr zum Heulen zumute war, stellte seltsame Forderungen und versuchte ihr Lebensumfeld schlecht zu machen. Manchmal lehnte er sich wie ein kleines Kind an sie und dann stieß er sie auf einmal weg.

»Übrigens hat mein Mitbewohner gemeint, dass du ganz schön dick seist. Aber ich habe ihm gesagt, dass ich dich so mag, wie du bist.«

Lena schluckte. »Ich glaube, ich mache uns mal was zu essen.«

Sie hatte eine Gemüsepfanne zubereitet und dazu Reis. Rodja hatte den Tisch gedeckt und dann aßen sie. Es schien ihm zu schmecken, denn er hielt sich nicht so stark zurück wie sonst. Zum Nachtisch hatte sie eine Eismischung gekauft mit Schokostückchen dazwischen. Sie aßen das Eis direkt aus der Packung, schoben sich gegenseitig die Löffel in den Mund und küssten sich. Eis, Löffel, Zunge, Kuss und kühles Verlangen. Es schmeckte gut und Lena merkte, dass sie zu viel aßen, aber sie machten immer weiter, bis die Packung leer war.

Rodja stand auf, holte eine Flasche Cola aus dem Kühlschrank und trank in großen Schlucken die halbe Flasche leer.

»Tu es nicht«, sagte Lena.

»Was? Kotzen? Du glaubst doch wohl nicht, dass ich das ganze Essen in mir behalte?«

Rodja stellte die Flasche zurück und ging ins Bad. Er schloss die Tür ab und bemühte sich nicht einmal, es leise zu tun. Lena saß versteinert auf ihrem Stuhl und fühlte sich fett. Jetzt wurde er es los und sie hatte das ganze Essen in sich. Verdammt! Manchmal befürchtete sie, dass er gar nicht gesund werden wollte. Aber sie hatten sich doch vorgenommen, zusammen zu kämpfen und sich nicht wieder gegenseitig hineinzureiten.

Rodja kam zurück und setzte sich. Lena starrte auf den Boden.

»Dass du auch so viel kochen musst!«

Ihr schossen Tränen in die Augen. »Ich dachte, wir werden zusammen gesund.«

»Gesund!« Rodja lachte. »Sag mal, wie naiv bist du eigentlich? Glaubst du, ich stelle mich in der Woche an den Herd und koche mir irgendwas oder halte mich an Essenspläne? Ich kotze die ganze Woche, nur am Wochenende, wenn du da bist, halte ich mich zurück. So, jetzt weißt du es.«

Lena heulte. Wieso tat er sich das an? Wieso tat er ihr das an? War ihm die Beziehung gar nichts wert? Sie schluchzte.

Er stand auf und nahm sie in den Arm. »Es tut mir leid«, flüsterte er. »Ich habe mich verhalten wie ein riesengroßes Arschloch. Es tut mir leid. Ich liebe dich doch.«

»Wir haben uns wieder versöhnt«, sagte Lena. »Und den Rest des Wochenendes haben wir beide einfach gehungert und gegessen, wie wir wollten. Er war auf einmal total lieb und verständnisvoll und hat sich an mich geklammert, als hätte es keinen Streit gegeben.«

Lena hatte sich den Blick der Therapeutin schon vorher ausgemalt, aber er war noch skeptischer, als sie es erwartet hatte.

»Sie können sich denken, dass ich das nicht besonders gesund für Sie finde.«

»Ich weiß.« Lena blickte zu Boden, suchte sich einen Punkt im Teppich, so wie früher. »Mit seinen Selbstverletzungen und dem Erbrechen komme ich auch überhaupt nicht klar. Er lebt seine Depriphasen richtig exzentrisch aus, so wie ich es nie tun würde. Aber dann ist er wieder so ein wunderbarer Mensch, der mich auf Händen trägt und mit dem man stundenlang reden oder durch Berlin streifen kann. Ich will ihn nicht verlieren, aber ich weiß auch nicht, ob ich ihm helfen kann.«

»Sie haben genug mit sich selbst zu tun und Sie lassen sich von ihm runterziehen, hungern, weil er nicht zu regelmäßigen Mahlzeiten bereit ist. Ich finde das verdammt gefährlich.«

Lena sah die Therapeutin nicht an. Sie wusste, dass sie recht hatte. Und doch würde sie diese Beziehung nicht einfach so aufgeben. Rodja brauchte sie. Er hatte viel mitgemacht und gerade jetzt, wo es ihm schlecht ging, konnte sie ihn doch nicht alleine lassen. Zumal er so ein toller Mensch sein konnte und sie in den vier Monaten schon eine Menge schöne Dinge zusammen erlebt hatten. Vielleicht hatte sie auch nur Glück, dass die Dämonen sie nicht so festhielten wie ihn. Oder sie war einfach disziplinierter, hatte ein klareres Ziel vor Augen. Warum auch immer es ihm schlechter ging als ihr, sie konnte ihn doch jetzt nicht alleine lassen.

Im August begann Lena ein Praktikum in Detmold. Schon eineinhalb Jahre zuvor hatte die Mutter ihr erzählt, dass die Großeltern aus der Kirchengemeinde einen Architekten kannten, bei dem sie ein Praktikum absolvieren könnte. Nun machte sie es wahr. Sie wohnte bei der Großmutter, die seit dem Tod des Großvaters sehr einsam war und sich umso mehr über den Besuch der Enkelin freute. Die Großmutter bekochte sie und so fiel es ihr während der Woche leicht, regelmäßige Mahlzeiten einzuhalten. Wenn sie jemanden zum Reden brauchte oder Lust hatte wegzugehen, hatte sie Claudi ganz in der Nähe. Und in Berlin war sie von hier aus auch schneller und günstiger.

Das Beste aber war die Arbeit in dem Architekturbüro. Lena wurde von Anfang an viel zugetraut und mit Begeisterung arbeitete sie sich in den Bereich des ökologischen Bauens ein, worauf sich das Büro spezialisiert hatte. Und je mehr sie sich mit Naturbaustoffen, Dachbegrünung, Energieeffizienz, nachhaltiger Entwässerungstechnik, Lichtleitsystemen und alternativen Heizsystemen auseinandersetzte, desto spannender fand sie es.

»Das ist so ein interessantes Themenfeld«, sagte sie zu Rodja am Telefon, »ich glaube, ich habe wirklich die Richtung gefunden, in die ich beruflich gehen will. So kann ich meinen Anspruch, schöne Architektur zu schaffen, mit dem gesellschaftlichen Nutzen der Nachhaltigkeit verbinden. Das ist auf jeden Fall ein Berufsfeld mit Zukunft.«

»Wenn die Welt eh untergeht, bringt dir auch ein begrüntes Dach nichts.«

»Sag mal, musst du immer so negativ sein? Könntest du dich nicht vielleicht mal mit mir freuen?«

»Tue ich ja.«

»Davon merke ich aber nicht viel. Und bei dir?«

»Ja.«

»Was ja?«

»Läuft.«

»Also warst du wieder nicht in der Uni?«

»Soll das jetzt ein Verhör werden?«

Lena seufzte. Die ganze Woche über beschäftigte sie sich mit Energieeffizienz, aber mit Menschen war das leider nicht so einfach wie mit Gebäuden. Rodja steckte seine gesamte Energie in selbstzerstörerische Verhaltensweisen und die Aufrechterhaltung seiner negativen Weltsicht. An den Wochenenden war er oft euphorisch und dann genoss Lena die Zeit in Berlin, aber manchmal schlug seine Stimmung auch um und dann kostete sie es ihre ganze Energie, ihn wieder aufzubauen. Stundenlang redete sie mit ihm, ob es vielleicht besser wäre, das Studium abzubrechen und eine Ausbildung zu machen, aber das wollte er auch nicht. Es hätte alles so schön sein können. Lena war sich sicher, dass er es schaffen könnte, wenn er nur endlich selbst daran glaubte.

Während der Woche hatte sie oft Angst um Rodja. Was, wenn er sich wieder selbst verletzte? Oder beim Erbrechen vor der Toilette ohnmächtig würde? Wenn die Bulimie seine Speiseröhre verätzte oder zerriss? Sie hatte Angst um ihn und manchmal machte es sie wütend, dass er all das verdrängte, was sie in der Klinik gelernt hatten.

Lena hatte sich sehr auf das Wochenende gefreut. Diesmal stand nicht er am Berliner Ostbahnhof und erwartete sie, sondern sie nahm Rodja am historischen zweigleisigen Detmolder Bahnhof in Empfang. Immer, wenn sie seine Begrüßungsküsse schmeckte und in seine grüngrauen Augen blickte, wusste sie wieder, warum sie trotz aller Schwierigkeiten mit ihm zusammen war.

Rodja brachte der Großmutter einen kleinen Blumenstrauß mit und Lena war ganz gerührt, dass er auf die Idee gekommen war. Später beim Mittagessen wurde es schwierig.

»Nun essen Sie mal ordentlich, junger Mann, Sie können das ja gut vertragen.«

»Dräng ihn doch nicht so, Oma. Rodja hat bestimmt gut gefrühstückt.«

Rodja aß. Die Großmutter wusste nicht, wo sich Lena und er kennengelernt hatten, und ihre Enkelin wollte ihr das auch ersparen. In ihrer Generation, die Krieg und Hunger erlebt hatte, hatten die Menschen schon genug Schwierigkeiten, Essstörungen überhaupt zu verstehen, da musste man sie nicht auch noch mit der männlichen Version belasten.

Es kam, wie es kommen musste. Rodja lehnte den Zuschlag der Großmutter nicht ab, aß brav auf und verschwand nach dem Essen auf der Toilette. Lena fühlte sich schlecht, wenngleich die Großmutter nicht ahnte, was sich in ihrem Badezimmer abspielte.

»Sag nichts«, entgegnete er später ihrem verzweifelten Blick, »du hast mich schließlich in die Situation gebracht.«

Er hatte ja recht. Lena musste daran denken, wie sie selbst vor der Klinik versucht hatte, jedem Essen in Gesellschaft zu entgehen. Aber sie waren nun bald ein halbes Jahr zusammen, da war es doch an der Zeit, dass er auch endlich ihre Familie kennenlernte.

Für den Nachmittag hatte sie zum Glück einen Familienausflug geplant, der zumindest nicht mit Essen und Beobachtetwerden am Tisch einhergehen würde. Die Eltern kamen nach Detmold und Lena fand, dass sie bei der Begrüßung eine gute Figur machten. Sie waren unverbindlich-höflich, stellten weder zu viele Fragen noch brachten sie Rodja in Verlegenheit. Zu viert holten sie Claudi und Olli ab und fuhren dann am Rande der Stadt durch den Wald hinauf zum Hermannsdenkmal. Vom Parkplatz aus gingen sie einen breiten Waldweg an Kiosken und Gastronomie vorbei, bis sich das patriotische Monument vor ihnen erhob. Als Kind war sie oft mit den Großeltern hier gewesen. Der Cheruskerfürst kehrte ihnen den Rücken zu und drohte mit seinem erhobenen Schwert gen Westen.

Die Mutter nahm Lena beiseite und deutete mit dem Kopf zu Rodja. »Den Männergeschmack scheinst du ja von mir geerbt zu haben.«

Lena grinste. Dann fasste sie Rodjas Hand und erklärte ihm, was sie über den Erbauer wusste. Später bestiegen sie über die schmale Wendeltreppe das Denkmal und blickten vom Umlaufbereich des Sockels auf den Teutoburger Wald und die umliegenden Orte. Rodja beugte sich über die Brüstung. »Meinst du, man ist tot, wenn man hier hinunterspringt?«

»Hör auf damit!«

Er drehte sich um und deutete auf die überlebensgroße Hermannfigur in eiserner Rüstung. »Kann man da noch weiter hoch?«

»Nein. Angeblich ist mal eine Frau mit Kinderwagen aus dem Nasenloch gefallen und seitdem ist die Figur gesperrt. Das erzählt man aber nur so.«

Lena zog Rodja an sich und küsste ihn. Sie spürte seinen Widerwillen. Einerseits war es das, was sie sich die ganze Zeit gewünscht hatte: Sie hatte endlich wie Claudi einen Partner, den sie ihrer Familie vorstellen konnte. Andererseits hatte sie Angst, dass Rodja nicht in diese Familie passte. Er verhielt sich höflich, aber sie las in seinen Augen, dass er Familienausflüge nicht mochte.

Auf dem Rückweg kamen die Eltern auf die Idee, noch in die Detmolder Innenstadt in ein Eiscafé zu fahren. Lena überlegte schon, wie sie durch vorgetäuschte Kopfschmerzen den Cafébesuch abwenden könnte, damit sie Rodja nicht in Verlegenheit brachten. Doch dann bestellte Rodja sich nur einen Kaffee, was sie beruhigte und sie aus Solidarität ebenfalls kein Eis nehmen ließ.

Sie war erleichtert, als die Eltern sie wieder bei der Großmutter ablieferten und sich verabschiedeten.

Die Großmutter erkundigte sich nach dem Ausflug und begann den Küchentisch zu decken.

»Abendbrot brauchen wir nicht, wir waren im Eiscafé.«

Lena tat es weh, die Großmutter anzulügen, aber sie wollte Rodja nicht schon wieder in Bedrängnis bringen.

Als sie spätabends in der kleinen Kammer lagen, ohne Decke und nackt, weil es viel zu warm war unterm Dach, strich Lena Rodja über seine Narbenmuster.

»Und, wie fandest du meine Eltern?«

Rodja schob ihre Hand beiseite. »Hör mir auf mit deiner verfickten heilen Familie!«

»Sei nicht ungerecht. Du weißt genau, dass bei uns auch nicht alles toll ist.«

»Doch, bei dir ist immer alles toll. Und du kommst ja ach so gut mit dem Essen klar.«

»Du weißt genau, dass ich auch kämpfe, wenn ich alleine bin.«

»Aber du kotzt wenigstens nicht.«

»Das habe ich auch noch nie gemacht und das weißt du. Deshalb bin ich auch nicht gerade dünn.«

Rodja drehte ihr den Rücken zu. »Du machst unsere Beziehung kaputt.«

»Wie bitte?«

»Du tust so, als seist du schon total gesund und verachtest mich, weil ich noch kotze. Du stellst dich über mich. So geht das nicht weiter, du musst dich ändern.«

Lena blieb die Spucke weg. Er konnte so ungerecht sein. Alles verdrehte er, dabei versuchte sie doch immer, auf ihn Rücksicht zu nehmen.

»Wenn ich deine Kilos zu viel so angucken würde wie du meine Narben, dann täte dir das auch weh. Wieso kannst du mich nicht auch einfach so lieben, wie ich bin?«

Lena seufzte. »Ich mache mir doch nur Sorgen und kann nicht zusehen, wie du dich immer weiter kaputtmachst.«

»Dein Übergewicht ist bestimmt auch nicht gesund und trotzdem sage ich nichts.«

Ihr schossen Tränen in die Augen. Warum redete er so? Sie hatte kein extremes, gesundheitsgefährdendes Übergewicht, es waren ein paar Kilo zu viel, mehr nicht. Suchte er nicht nur nach einer Rechtfertigung für seine Selbstverletzung? Alles wäre so schön gewesen, wenn er sich auch ein bisschen bemüht hätte gesund zu werden.

Sie drehte sich von ihm weg, versuchte zu schlafen und fragte sich das erste Mal, warum sie sich diese Beziehung antat.

Am nächsten Morgen weckte er sie mit den zärtlichsten Küssen der Welt und schenkte ihr einen vertraut grüngrauen Blick, der es ihr unmöglich machte, ihm weiter böse zu sein. Zu der Großmutter war er besonders höflich und das Frühstück behielt er drin. Lena vergaß den Abend zuvor und war traurig, als er wieder fahren musste.

»Sie sehen richtig zufrieden aus oder täusche ich mich da?«, fragte die Therapeutin, als Lena zurück in Wuppertal war.

»Ich bin total froh. Das Praktikum war einfach toll und die Architekten fanden meine Arbeit so gut, dass sie mir nach meinem Diplom einen festen Job in Aussicht gestellt haben. Die Kollegen waren total nett, wir sind jeden Mittag zusammen in einem Café gewesen und haben uns super verstanden. Jetzt gehe ich natürlich absolut motiviert an meine Diplomarbeit heran.«

»Und Sie könnten sich auch vorstellen, in der Kleinstadt zu wohnen?«

»Ja, die Stadt ist überschaubar, aber sie hat auch einiges zu bieten. Meine Cousine und meine Großmutter leben ja auch dort. Außerdem ist Detmold näher an Berlin.«

»Wie läuft es denn mit Ihrem Freund?«

Lena hatte gewusst, dass diese Frage kommen würde.

Und als sie der Therapeutin den Stand der Dinge erzählte, hatte sie ein schlechtes Gefühl.

Sie kam sich vor, als würde sie Rodja verraten.

Dabei war es nun mal so gewesen, dass ihre Sorgen um und ihre Auseinandersetzungen mit Rodja in den letzten Wochen das Einzige gewesen waren, was ihre gute Stimmung hatte trüben können.

»Sie wissen, dass ich Ihre Beziehung schon in der Vergangenheit skeptisch beäugt habe. Aber nach dem, was Sie jetzt erzählen, kann ich Ihnen nur dringend raten, die Beziehung zu beenden, bevor Sie daran kaputtgehen.«

»Ich wusste, dass Sie das sagen würden, aber ich liebe diesen Mann und ich kann das nicht. Wir hatten ja auch schon viele schöne Momente zusammen und werden bestimmt noch viele weitere erleben.«

Die schönen Momente kamen zurück.

An einem stürmischen Herbstwochenende in Berlin eröffnete Rodja ihr, dass er sich einen neuen Therapeuten gesucht hätte.

»Es tut mir leid, dass ich so ein Arschloch war. Ich habe dich nicht so behandelt, wie du es verdient hättest. Aber jetzt wird alles besser.«

Lena atmete auf. Wenn Rodja wieder einen Therapeuten hatte, musste sie sich nicht mehr verantwortlich fühlen.

Vielleicht hatte sie ihm auch viel zu oft die Dinge gesagt, die man schon von einem Therapeuten nicht hören wollte. Und von der eigenen Freundin erst recht nicht.

Sie gingen ins Kino und später liebten sie sich, während der Wind an den Fenstern rüttelte. Lena hatte keine Angst mehr vor dem Herbst, der bunte Blätter durch die Stadt wehen ließ. In diesem Jahr wollte sie sich den Sommer bewahren.

»Bist du noch in Therapie?«, fragte Lena, während sie im Wintergarten des *Luisencafés* saßen, mit Blick auf den schmalen Hinterhof.

Hanna lächelte. »Nein, nicht mehr.«

»Ich kann mir das gar nicht vorstellen, dass meine Therapeutin irgendwann nicht mehr für mich da ist. Es gibt immer so viel zu bereden. Vermisst du das nicht?«

Hanna nahm einen Schluck von ihrer Maracujaschorle und überlegte. »Manchmal wünsche ich es mir zurück. Das unverbindliche Lächeln, das offene Ohr, das Reden. Dann denke ich an meine Therapeutin und überlege, was ich ihr erzählen würde. Dass ich normal esse, vielleicht etwas sensibler als andere Menschen, aber normal. Dass ich nicht mehr so dünn bin wie früher vor der Essstörung. Dass mir das aber scheißegal ist. Dass ich einfach lebe und versuche auf mich zu achten.« Sie strich sich eine ihrer langen Haarsträhnen aus dem Gesicht. »Es ist wie ein Roman, von dem meine Therapeutin das Ende ja noch gar nicht kennt. Aber es geht sie auch nichts mehr an. Ich muss vor keinem fremden Menschen mehr mein Leben ausbreiten, bin niemandem mehr Rechenschaft über mein Verhalten schuldig. Und das ist gut so.«

Lena konnte sich das noch gar nicht vorstellen, allein schon bei dem Gedanken daran musste sie sich an ihrem Radler festhalten. »Ich wüsste momentan wirklich noch nicht, was ich ohne den wöchentlichen Termin machen würde. Aber mein Klinikaufenthalt ist ja auch erst ein gutes halbes Jahr her. Seltsam, dass man sich so sehr an etwas gewöhnen kann, von dem man früher meinte, es niemals nötig zu haben.«

Hanna drehte den Edelstahlring an ihrem Finger. Vielleicht hatte sie den von ihrem Freund bekommen. Lena musste an Rodjas Vorschlag mit dem gemeinsamen Tattoo denken, schob das aber schnell beiseite, um der Kommilitonin weiter zuzuhören.

»Manchmal träume ich von meiner Therapeutin und dann fühlt sich das an wie aus einem anderen Leben. Je länger es zurückliegt – bei mir sind es jetzt über drei Jahre – desto unwirklicher erscheint es mir, dass ich überhaupt mal so krank war und dermaßen gefangen von diesen Gedanken. Einerseits weiß ich noch genau, wie es sich angefühlt hat, andererseits ist es richtig weit weg. Und das wird es bei dir auch irgendwann sein.«

»Hoffentlich hast du recht.«

Ihre Diplomentwürfe wuchsen, ihr Schreibtisch war wieder voll von Skizzen und Plänen und die Modellbaumaterialien lagen über den Boden verteilt. Sie wollte einen guten Abschluss machen. Stundenlang feilte sie an ihren Entwürfen, probierte Neues aus und verbesserte ihre Konstruktion. Zum Ausgleich ging sie zum Unisport, hatte wieder einen Tanzkurs und Aerobic belegt. Es war seltsam. Seit sie wusste, dass sie die Chance hatte, nach dem Diplom in Detmold zu arbeiten, fühlte sie sich in Wuppertal nicht mehr einsam.

Sie ging auf andere Menschen zu, weil sie sich nicht mehr vorkam wie ein Bittsteller, der weder Freunde hatte noch eine Perspektive. Manchmal vergaß sie das Essen, weil sie in ihre Arbeit vertieft war, und manchmal aß sie aus Stress etwas mehr oder zu viel Süßes. Aber dann besann sie sich und versuchte, das Ganze nicht überzubewerten.

Mit Achim und Yvonne unternahm sie nur noch selten etwas. Beide waren inzwischen Lehrer, Achim hatte eine feste Stelle in Velbert bekommen, Yvonne arbeitete als Vertretungslehrerin in Wuppertal. An den Wochenenden, an denen die beiden Zeit hatten, war Lena oft in Berlin.

Als sie an einem Abend im November neben Rodja auf seinem Bett lag – sein Mitbewohner hörte laut *The Doors* und sie lauschten der Musik, die durch die dünnen Wände drang –, sagte Rodja plötzlich: »Ich habe wieder angefangen.«

»Womit?«

»Mit allem. Kotzen, Schneiden – ich halte das nicht aus, wenn du so selten kommst wegen deines dummen Diploms.«

Lena atmete tief durch. Sie hatte gehofft, dass alles besser würde. Er war sogar wieder zur Uni gegangen.

»Dann komm du doch mal wieder zu mir.«

»Wenn es mir nicht so gut geht, dann kann ich nicht auch noch rumreisen. Das packe ich nicht.«

»Wenn du immer nur in deiner Wohnung hockst, wird es aber auch nicht besser. Was sagt denn dein Therapeut dazu?«

»Ich habe die Therapie geschmissen.«

»Was?«

»Guck mich nicht so vorwurfsvoll an, ich kam sowieso nicht mit dem Typen klar.«

»Aber erst hast du doch gesagt, er sei ganz nett?«

»War er doch nicht.«

»Und jetzt?«

»Versuche ich es alleine.«

»Wo das hinführt, sieht man ja.«

»Wenn du nächstes Jahr nach Berlin ziehst, dann wird alles besser.«

Lena schluckte. »Ich ziehe aber nicht nach Berlin. Wahrscheinlich gehe ich nach Detmold. Als Berufseinsteigerin kann ich in so einem kleinen Architekturbüro viel mehr lernen.«

»Das ist nicht dein Ernst? Du willst in dieses Kaff ziehen?«

»Du wusstest doch, dass die mir eine Stelle angeboten haben.«

»Ja, aber ich dachte, du machst das sowieso nicht, sondern kommst nach Berlin.«

»Vielleicht später mal, aber für den Einstieg ist das Büro in Detmold optimal.«

»Und dass unsere Beziehung dann weiter eine Fernbeziehung bleibt, ist dir vollkommen egal?«

»Nein, aber das klappt ja jetzt auch. Und von Detmold aus bin ich viel schneller bei dir als von Wuppertal.«

»Du bist total egoistisch. Ich dachte, wir suchen uns dann zusammen eine Wohnung in Berlin.«

Lena schwieg. Wie kam er darauf? Sie waren gerade mal acht Monate zusammen und sie konnte sich nicht vorstellen, schon bald mit ihm zusammenzuziehen. Er hatte doch von dem Angebot gewusst, warum tat er plötzlich so überrascht? Und wieso hatte er die Therapie geschmissen? Sie hatte gedacht, er sei endlich mal auf dem richtigen Weg.

Rodja richtete sich auf. »Jetzt mal im Ernst. Wenn du nach Detmold ziehst, mache ich mit dir Schluss.«

»Sag mal, hast du sie noch alle? Du bist doch nicht mehr ganz normal.«

»Die Entscheidung liegt bei dir. Detmold oder ich.« Rodja sah sie herausfordernd an.

Lena setzte sich hin, nahm ihren Pullover vom Boden und zog ihn sich über. Die ganzen Monate hatte sie versucht Rodja zu helfen. Weil es ihm meist schlecht ging, war sie so oft nach Berlin gekommen, ständig hin- und hergependelt, während er bequem in seiner Wohnung saß. Es war ihr häufig schwergefallen auf sich selbst zu achten, wenn er seine Bulimie und seine Autoaggression auslebte. Nun schmiss er seine Therapie und wollte sie tatsächlich vor diese Entscheidung stellen?

Nein, schrie es in Lena. Nein!

Sie war vielleicht gutmütig und sie konnte vieles schlucken. Sie konnte vergeben und Launen aushalten. Aber erpressen lassen würde sie sich nicht. Niemals.

Sie stand auf und zog ihre Schuhe an. Dann suchte sie ihre Sachen zusammen und packte sie in ihren Rucksack.

»Was machst du?«

»Ich lasse mich nicht von dir erpressen. Wir brauchen gar nicht bis zu meinem Diplom zu warten, denn wenn du mich vor diese Entscheidung stellst, dann ist unsere Beziehung jetzt beendet.«

Rodja stand auf, lief wortlos ins Badezimmer und schloss sich ein. Einen Moment hielt sie inne. Doch dann widerstand sie dem Drang, an der Tür zu klopfen und ihn zu fragen, was los sei, nahm Jacke und Rucksack und verließ die Wohnung. Bereits im Treppenhaus schossen ihr die Tränen in die Augen und an der Haustür strömten sie bereits über ihre Wangen.

Sie lief durch Prenzlauer Berg, Novemberkälte kroch unter ihre Jacke, die Häuser bäumten sich vor ihr auf und sie wusste nicht, welches Gefühl am stärksten war. Sie war wütend auf Rodjas Therapieabbruch und seine Erpressungsversuche, hatte Angst, dass er sich etwas antat, und war gleichzeitig voller Liebe für diesen Menschen, mit dem sie es doch eigentlich hatte schaffen wollen.

Als sie am Bahnhof stand, spielte sie mit dem Gedanken, zurückzukehren, sich zu vergewissern, dass es Rodja gut ging, ihm zu verzeihen und ihre Beziehung zu kitten.

Aber dann dachte sie an die letzten Monate und plötzlich wusste sie, dass sie endlich aufhören musste ihn zu lieben.

Die Zeit danach war schrecklich. Rodja wollte sie zurückhaben. Er rief täglich bei ihr an. Sie telefonierten stundenlang und heulten beide, Lena spürte, dass sie ihn liebte, aber sie wollte hart bleiben, wollte sich entlieben, weil sie wusste, dass es keinen Sinn hatte. Manchmal war es wunderschön gewesen mit ihm, aber sie brauchte keinen Freund, der ihre Familie und ihr Studium schlecht machte, der nur forderte und selten gab, der ihren Ehrgeiz und ihre Ziele nicht verstand, weil er selber keine hatte. Endlich hatte sie das erkannt.

»Wenn du nicht zurückkommst, dann bringe ich mich um«, drohte Rodja.

»Hör auf, so etwas zu sagen. Das Ende einer Beziehung ist kein Weltuntergang.«

»Ich will ohne dich nicht leben«, sagte er und legte auf.

Lena versuchte ihn zurückzurufen, aber er ging nicht mehr ans Telefon. Sie rief seinen Freund in der Videothek an und bat ihn, bei Rodja vorbeizuschauen. Sie machte sich furchtbare Sorgen. Hatte Angst, dass er es wahrmachte, sah ihn schon blutüberströmt in seiner Wohnung und sich selbst vor seinem Grab. Schuldig bis in die Ewigkeit.

Am nächsten Tag rief Rodja wieder an, bettelte, drohte, schrie und heulte. Auch Lena weinte.

Das Loch in ihrem Magen, das seit der Trennung seine Wiedergeburt feierte, spürte sie nicht.

»Sie haben das einzig Richtige getan, auch wenn es für Sie nicht einfach war.«

»Ich weiß«, sagte Lena, aber es tat so weh.

»Auf diese Telefonate sollten Sie sich nicht mehr einlassen. Das tut Ihnen nicht gut und er wird schon darüber hinwegkommen.«

»Und wenn nicht?«

»Dann können Sie es sowieso nicht verhindern. Sie müssen jetzt an sich denken und an Ihre Diplomarbeit.«

Lena nickte. Seit einer Woche hatte sie ihre Pläne nicht mehr angerührt. Das Leben musste weitergehen, aber manchmal zweifelte sie daran, dass es ohne Rodja weitergehen konnte.

»Was macht Ihr Essverhalten? Sorgen Sie für sich?«

»Ich habe zurzeit nicht so viel Appetit.«

»Sie hungern?«

»Ja, aber ich kriege wirklich nichts hinunter.«

»Versuchen Sie es bitte, damit Sie nicht wieder in den Teufelskreis geraten.«

»Ich habe Angst«, sagte Lena, »ich habe Angst, dass all meine Erfolge auf der Beziehung aufgebaut waren und jetzt alles zerfällt.«

»Ihre guten Noten im letzten Semester, das Praktikum mit anschließendem Jobangebot, das bessere Essverhalten, das Zugehen auf andere Menschen – Sie können mir doch nicht erzählen, dass Sie glauben, diese Erfolge kämen durch Ihren Exfreund.«

»Doch, er hat mir ja auch oft am Telefon Kraft gegeben und mir Mut gemacht. Und die Wochenenden in Berlin haben mich motiviert, in der Woche meine Arbeit zu machen.«

»Und wie viele Sorgen und Gedanken um Ihre Beziehung haben sich zwischen Ihre Arbeit gedrängt? Wie oft saßen Sie hier bei mir und das einzige Problem, über das wir gesprochen haben, war Ihr Freund?«

»Ja, aber ...«

»Kein Aber und jetzt hören Sie mir mal gut zu. Sie alleine haben das erreicht, dazu brauchten Sie keinen Mann. Manchmal habe ich das Gefühl, dass Sie gar nicht wissen, wie viel Stärke Sie besitzen.«

# 10. Du wirst nicht glauben, was passiert ist

Lena freute sich auf Weihnachten. Sie freute sich auf das Festessen. Und sie freute sich auf die Plätzchen, Nüsse, Blätterkrokants und Schokokugeln, von denen sie naschen würde. Sie freute sich darauf, »normal« zu sein. Nicht zu hungern, nicht zu fressen, sondern einfach das Essen zu genießen. Und sollte es etwas mehr werden, ein bisschen zu viel Schokolade, dann gehörte sie eben zu der Mehrheit der Menschen, die an Weihnachten gerne mal über die Stränge schlugen und hinterher darüber lachten (oder eine Diät begannen). Aber sie würde sich nicht verrückt machen lassen, sich nicht wieder in gegensteuernde Maßnahmen stürzen.

Vor Kurzem hatte sie noch gehofft, Weihnachten mit Rodja am Familientisch sitzen zu können. So wie Claudi mit Olli und Achim mit Yvonne. Aber inzwischen war sie sogar ein bisschen erleichtert, dass sie sich Weihnachten nicht bei jeder Mahlzeit Gedanken um Rodja machen musste.

Irgendwann hatten seine Anrufe aufgehört.

Sie hatte sich noch einmal bei ihm gemeldet, um zu hören, wie es ihm ging, aber er wollte keinen Kontakt mehr. Und vielleicht war das auch besser so, denn sie merkte, wie sehr sie an ihm hing und dass die Telefonate sie belasteten. Langsam kam ihr Appetit zurück und auch ihre Einsicht, dass sie ihren Körper nicht für das Ende der Beziehung strafen durfte, sondern ihm die Nahrung geben musste, die er brauchte.

Jetzt würden Holger und sie wieder die Single-Kinder sein und Tante Sylvia konnte mit ihren Schwiegerkindern angeben, aber das war ihr diesmal egal.

Zur Begrüßung nahm die Mutter sie in den Arm, ohne eine spitze Bemerkung zu ihrer Figur zu machen. Und der Vater fragte sie, wie es ihr ginge mit der Trennung. Holger klopfte ihr auf die Schulter und flüsterte ihr zu: »Du wirst nicht glauben, was passiert ist.«

Der Tisch im Wohnzimmer war festlich gedeckt mit roten Servietten und grünen Kerzen. Sarah lächelte vom Kamin. Aber Halt! Eins, zwei, drei, vier. Vier? Wo war Sarahs Gedeck? Und ihr Stuhl? Lena blickte fragend erst die Mutter an, dann nacheinander den Vater und Holger.

»Sie ist ja auch so bei uns«, sagte die Mutter. »Wenn die Kinder groß und aus dem Haus sind, muss man ja auch nicht mehr für jedes Kind einen Stuhl bereitstellen.«

Lena nickte und als sie später nach dem Gottesdienst beim Essen saßen, vermisste sie den Stuhl fast ein bisschen. Irgendwie hatte er doch immer dazugehört. Aber es war nur ein Stuhl. Endlich war es für alle nur noch ein Stuhl.

»Hilfst du mir mit dem Nachtisch?«, fragte die Mutter.

Lena räumte den Tisch ab und folgte ihr in die Küche.

Die Mutter schloss die Tür, holte Schälchen aus dem Schrank und Eis aus der Gefriertruhe. »Du kannst das gleich mit den Früchten und Schokostreuseln dekorieren.« Sie kratzte runde, cremige Eiskugeln aus der Packung und verteilte sie auf die Schälchen. »Ich wollte das vorhin vor deinem Vater nicht so sagen, ihm ist das noch etwas peinlich. Aber wir machen seit einiger Zeit eine Therapie. Und ich merke erst jetzt, wie viel sich in den ganzen Jahren aufgestaut hat.«

Lena, die die Früchte symmetrisch auf den Eiskugeln verteilte, blickte erstaunt auf. »Finde ich gut.«

Da stand ihre Mutter, die ein Jahr zuvor noch nicht hatte verstehen können, warum ihre Tochter in eine Klinik wollte. Sie sah entspannt aus. Und plötzlich merkte Lena, dass sie gar keine andere als diese eine Mutter haben wollte. Auf einmal wurde ihr bewusst, wie sehr sie diese mollige und manchmal überaus direkte Frau liebte.

»Ohne deinen Klinikaufenthalt wären wir nie auf die Idee gekommen. Vielleicht sollte alles so sein.«

»Ja, vielleicht«, sagte Lena und trug die Dessertschälchen zu den beiden anderen ins Wohnzimmer.

Später, als sie alleine in ihrem ehemaligen Kinderzimmer war, öffnete sie ihre Reisetasche, holte Kändy hinaus und betrachtete ihren braunen Känguru-Teddy mit dem roten Ohr und dem kleinen Cordteddy im Beutel. Vor über drei Jahren hatte sie ihn zu sich nach Wuppertal geholt. Damals hatte er noch zusammen mit Prinzessin Barbie auf dem Regal gesessen. Inzwischen war das Zimmer zum Fitnessraum umgenutzt geworden, die Mutter hatte ihre alten Spielsachen in eine Kiste geräumt und im Schrank verstaut. Lena holte die Kiste hervor und legte Kändy neben die Barbiepuppe.

»Jetzt bist du wieder zu Hause«, flüsterte sie und lächelte.

Das *Café Engel* hatte sich in den zwei Jahren nicht verändert. Die große Theke, die Holztische, die Musik – alles war wie damals, als sie hier vergeblich gewartet hatte. Lena setzte sich an einen Tisch im Hinterraum und bestellte einen Pfefferminztee. Gertrud hatte ihn immer ohne Zucker getrunken. Und trotzdem die ganze Zeit darin gerührt.

Wenn sie wie Lena in eine Klinik gegangen wäre, sich hätte helfen lassen, vielleicht würde sie dann noch hier sitzen. Dann hätten sie gemeinsam beschließen können, auf sich zu achten und den Dämonen nie wieder so viel Raum zu geben.

Wenn. Verdammt.

Jetzt saß sie hier alleine mit einem Pfefferminztee, der an Gertrud erinnerte und sie traurig stimmte.

»Pass auf dich auf«, hatte Gertrud in ihr Abschiedskärtchen geschrieben. Aber das war nicht immer so leicht.

Jetzt, wo die Tage kurz waren und dunkel, dachte Lena manchmal daran, einfach mal wieder einen richtigen Fressanfall zu haben und alles in sich hineinzustopfen. Sie hatte dem Gedanken bisher noch nicht nachgegeben, passte auf sich auf.

»Du bist noch so jung, du kannst es schaffen«, hätte Gertrud zu ihr gesagt.

Und wenn sie so darüber nachdachte, hatte Gertrud recht. Schließlich hatte sie ein Ziel. Architektin werden, Häuser bauen, Wohnträume erschaffen. Sie durfte der Essstörung keinen Raum mehr geben, diese Gedanken passten nicht in das Leben, das sie sich wünschte. Keinen Raum mehr geben. Die Pläne einfach umzeichnen. Die Mauern verschieben. Platz gewinnen. Mehr Licht hereinlassen. Die Türen öffnen.

Bald war sie Architektin und dann würde ihr das gelingen.

# Abspann

»Ich kann gar nicht glauben, dass ich drei Jahre lang bei Ihnen war. Am Anfang dachte ich, ich komme hier zehnmal hin und dann ist alles gut.«

Die Therapeutin lächelte. »Ja, das war eine lange Zeit. Und Sie haben hart an sich gearbeitet.«

Lena starrte auf den fleckigen Teppich, die weiße Wand, den kleinen Beistelltisch – sie wollte sich alles genau einprägen. Damit sie es nicht vergaß.

Es ging so schnell. Plötzlich war die Stunde vorbei und sie gaben sich die Hand, wünschten sich gegenseitig alles Gute und das war das Ende.

Als sie kurze Zeit später auf die Straße trat, fühlte sie sich seltsam. Sie würde jetzt nicht mehr jede Woche diesen Weg gehen. Irgendwie war sie erleichtert darüber und gleichzeitig wehmütig. Was, wenn es ihr doch mal wieder schlechter ginge?

Sie lief vorbei an der Berufsschule, an der Eisdiele und dem Hotel. Es roch nach Frühling. Zu ihrer Linken lag der Hauptbahnhof. An der Bushaltestelle pickte eine Taube Essensreste auf. Als sie Lenas Schritte bemerkte, breitete sie ihre Schwingen aus und flog los in Richtung der Gleise. Lena lächelte. Bald hatte sie ihr Diplom und dann würde sie dieser Stadt den Rücken kehren. Spätestens dann hätte sie die Therapie ohnehin beenden müssen.

Rechts unter ihr lag der Busbahnhof und vor den Häusern am Wupperufer ratterte eine Schwebebahn Richtung Vohwinkel.

Sie würde diese Stadt vermissen.

Nicht die dunklen Stunden, die Verzweiflung und die Leere, die sie hier erlebt hatte. Aber sie würde es vermissen von der bauchigen Schwebebahn nach Hause getragen zu werden.

# Quellenangaben

Strom & Wasser: »Lied von der magersüchtigen Zeit«, Text: Heinz Ratz. Von dem Album »Spielt keine Rolle«, 2005. www.strom-wasser.de. Mit freundlicher Genehmigung vom Autor.

Zitat aus Rainer Maria Rilke: »Der Panther« aus »Neue Gedichte« (Leipzig 1908)

# Hilfreiche Literatur zum Thema Essstörungen

Literatur zum Thema Essstörungen ersetzt niemals eine professionelle Therapie. Sie kann aber begleitend hilfreich sein – entweder, um selbst die Dinge besser zu verstehen oder um seinen Angehörigen Einblicke geben zu können in das, was von außen so schwer verständlich ist.
Diese drei Bücher haben mir persönlich geholfen:

*Kurzgeschichten zum Nachdenken und Verstehen:*
**Nimmersatt und Hungermatt.** 36 Erzählungen über Essstörungen. von Marina Jenkner (E-Book oder gebraucht als Taschenbuch)

*Der Klassiker aus Amerika, ein bisschen esoterisch angehaucht:*
**Die Frau, die im Mondlicht aß.** Essstörungen überwinden durch die Weisheit uralter Märchen und Mythen. von Anita Johnston

*Nicht direkt zum Thema Essstörungen, aber ein Plädoyer gegen den Schlankheitswahn:* **Esst endlich normal!** Das Anti-Diät-Buch. von Udo Pollmer

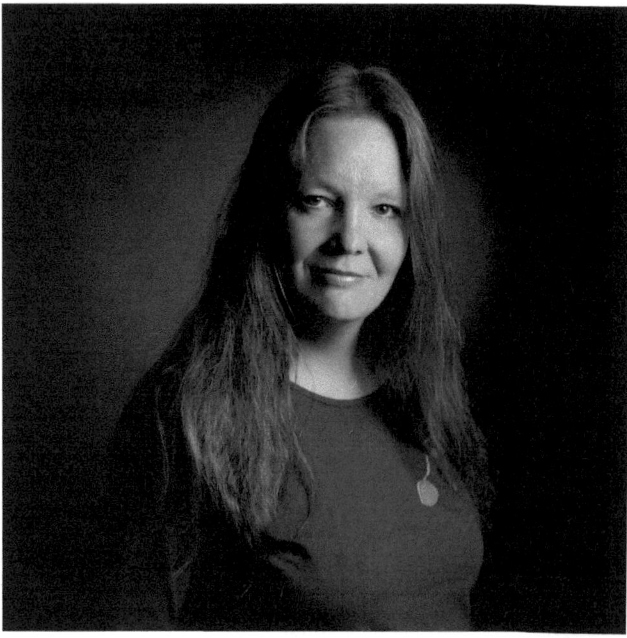

Foto: A. Rompa

# Über die Autorin:

**Marina Mare** liebt Alpenflüsse ebenso wie das Meer, vielleicht lässt sie auch deshalb so viele ihrer Gedanken aufs Papier fließen. Ihre erste Geschichte schrieb sie mit acht Jahren. Seitdem sammelt sie die Ideen auf der Straße ein und – um Geld zu verdienen – die Rechtschreibfehler anderer Leute.
Auf dem Weg zum Erwachsenwerden testete sie die Grenzen ihres Körpers aus und kam viel herum in der Welt der scheinbar Verrückten.
Während ihres Literaturwissenschaftsstudiums hatte sie einen Nebenjob als Lebensgeschichten-Tipperin in einer Psychologischen Praxis.
Weil sie der festen Überzeugung ist, dass jeder etwas zu erzählen hat, schreibt sie nicht nur selbst Jugendbücher und Romane, sondern geht auch in Schulen, um als Schreibcoach die Schülerinnen und Schüler zu animieren, ihre eigenen Geschichten aufzuschreiben. Außer der Literatur mag sie rote Kinosessel in kleinen Programmkinos, ihre Geige und den Geruch von Sommer auf der Haut.

**Marina Mare steht für Bücher, die so tiefgehen wie das Meer, Bücher, die sich nicht scheuen, psychosoziale Sachthemen in Romanform zu behandeln, Bücher, die Einblicke gewähren und zugleich unterhalten wollen.**

*instagram.com/marinamareautorin/*

# Außerdem bei ML Books:

*Ein hautnah spürbarer Kampf ums Überleben auf einer paradiesischen Südseeinsel von dem Autor von »Die Inseln, auf denen ich strande«!*

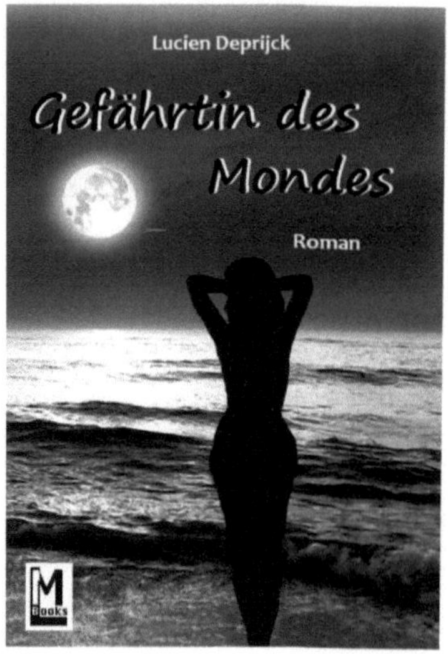


Lucien Deprijck
**Gefährtin des Mondes**
320 Seiten
Paperback
**ML Books**
ISBN
**978-3-7543-2772-2**

Acht Menschen, einander völlig fremd, stranden auf einer abgelegenen Südseeinsel, vermeintlich nur für Tage. Doch aus den Tagen werden Wochen und Monate, aus dem Abenteuer wird ein Kampf ums Überleben.
Für den jungen Leon wird es auch ein Kampf um Anerkennung, gegen die Schatten der Vergangenheit – und um eine große Liebe. Im Zuge der Ereignisse geht für ihn letztlich ein großer Traum in Erfüllung – doch um welchen Preis!

»Gefährtin des Mondes« von Lucien Deprijck ist moderner Abenteuerroman, aber auch Sozialstudie, Love-Story und filmisch erzähltes Drama.
Zwischen den Zeilen behandelt das Buch die entscheidenden Fragen um Glück, Liebe und den Sinn des Lebens – den jeder für sich selbst bestimmen kann.

**Der erste Teil von Lenas Geschichte:**

Marina Mare
**Giertochter, Gespensterkind**
304 Seiten
Paperback
**ML Books**
ISBN
978-3-7543-1519-4
eISBN
978-3-7543-8215-8

**Ein Coming-of-Age-Roman über eine ungewöhnliche Sucht.**

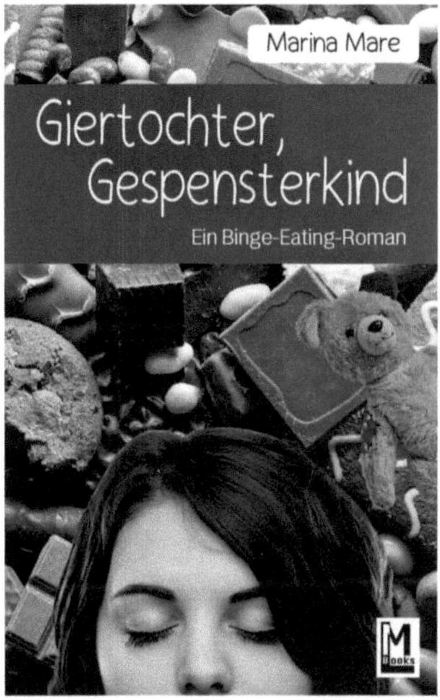


*»Kein Weg war zu weit, um diesen quälenden Heißhunger zu befriedigen, denn erst, wenn sie seinen bohrenden Befehlen das Maul gestopft hatte, gab er Ruhe.«*

Eigentlich ist Lena glückliche Architekturstudentin in einer festen Beziehung. Doch dann macht ihr Freund Schluss und Lena versucht die plötzliche Leere mit Essen zu füllen. Die Fressanfälle verselbständigen sich, Essen wird ihre Droge und ihr dicker Körper zum Anstoß der Familie. Denn die hat mehr zu verbergen als ein paar Kilo zu viel.
Lena findet heraus, dass es für ihr Verhalten einen Namen gibt: Binge Eating.
Trotz der Essstörung schafft sie es, sich selbst und andere mit einer perfekten Fassade zu belügen. Doch wie lange kann man all seine Gefühle hinunterschlucken?